Eric R. Kandel

Was ist der Mensch?

Störungen des Gehirns und was sie über die menschliche Natur verraten

Aus dem Englischen
von Sebastian Vogel

Pantheon

Die Originalausgabe erschien 2018 unter dem Titel
The Disordered Mind. What Unusual Brains Tell Us About Ourselves
bei Farrar, Straus and Giroux, New York.

Klimaneutral*
Druckprodukt
ClimatePartner.com/14044-1912-1001

MIX
Papier aus verantwortungsvollen Quellen
FSC® C083411

Penguin Random House Verlagsgruppe FSC® N001967

3. Auflage

Umschlaggestaltung: Büro Jorge Schmidt, München,
nach einem Entwurf von Designbüro Lübbeke Naumann Thoben
Umschlagmotiv: © Eve Vagg, Columbia University
Satz: Uhl + Massopust, Aalen
Druck und Bindung: CPI books GmbH, Leck
Printed in Germany
ISBN 978-3-570-55412-8

www.pantheon-verlag.de

Für Denise, meine treue Gefährtin, meine härteste Kritikerin
und meine ständige Quelle der Inspiration

Die Psyche gleicht einem Eisberg:
Nur ein Siebtel ihrer Masse schwimmt über Wasser.

Sigmund Freud zugeschrieben

Inhaltsverzeichnis

Einleitung 11

Kapitel 1
Was uns Störungen des Gehirns über die menschliche Natur verraten 17

Kapitel 2
Unsere höchst soziale Natur: der autistische Formenkreis 49

Kapitel 3
Emotionen und die Integrität des Ichs: Depression und bipolare Störung 79

Kapitel 4
Die Fähigkeit, zu denken, Entscheidungen zu treffen und umzusetzen:
Schizophrenie 115

Kapitel 5
Das Lagerhaus des Ichs: Gedächtnis und Demenz 145

Kapitel 6
Unsere angeborene Kreativität: psychische Störungen und Kunst 173

Kapitel 7
Bewegung: Parkinson- und Huntington-Krankheit 209

Kapitel 8
Das Wechselspiel zwischen bewussten und unbewussten Gefühlen:
Angst, posttraumatischer Stress und falsche Entscheidungsprozesse 231

Kapitel 9
Lustprinzip und Wahlfreiheit: Suchterkrankungen 259

Kapitel 10
Sexuelle Differenzierung des Gehirns und Geschlechtsidentität 279

Kapitel 11
Bewusstsein: das letzte große Rätsel des Gehirns 299

Zum Schluss: Der Kreis schließt sich 329

Anmerkungen 337
Danksagung 351
Register 353
Bildnachweis 365

Einleitung

Während meiner ganzen Berufslaufbahn habe ich mich darum bemüht, die innere Funktionsweise des Gehirns und die Motive des Verhaltens von Menschen zu verstehen. Nachdem ich als kleiner Junge kurz nach der Besetzung durch Hitler aus Wien geflohen war, faszinierte mich eines der größten Rätsel im Dasein der Menschen: Wie kann eine der am höchsten entwickelten und kultiviertesten Gesellschaften auf Erden sich so abrupt dem Bösen zuwenden? Wie treffen Einzelne ihre Entscheidungen, wenn sie vor einem moralischen Dilemma stehen? Lässt sich das gespaltene Ich durch geschickte Interaktionen mit anderen Menschen heilen? Ich wurde Psychiater, weil ich hoffte, solche schwierigen Fragen zu verstehen und entsprechend handeln zu können.

Als mir jedoch bewusst wurde, wie schwer die Probleme des menschlichen Geistes zu fassen sind, wandte ich mich Fragen zu, die mit wissenschaftlicher Forschung eindeutiger zu beantworten waren. Ich konzentrierte mich auf kleine Ansammlungen von Neuronen bei einer sehr einfachen Tierart und entdeckte dabei schließlich einige grundlegende Prozesse, die hinter den elementaren Formen von Lernen und Gedächtnis stehen. Meine Arbeit machte mir viel Spaß und wurde auch von anderen überreichlich gewürdigt, aber mir ist klar, dass meine Befunde nur einen kleinen Schritt auf dem Weg darstellen, mit dem wir am Ende das komplexeste Gebilde im Universum verstehen wollen: den Geist des Menschen.

Es ist ein Vorhaben, das Philosophen, Dichter und Ärzte seit Anbeginn der Menschheit beschäftigt. Am Eingang des Apollotempels in Delphi war das Motto »Erkenne dich selbst« in Stein gehauen. Seit Sokrates und Platon erstmals über das Wesen des menschlichen Geistes nachdachten, haben sich Denker in jeder Generation aufs Neue darum bemüht, die Gedanken, Gefühle, Verhaltensweisen, Erinnerungen und kreativen Kräfte zu verstehen, die uns zu dem machen, was wir sind. In früheren Zeiten beschränkten sich solche Bestrebungen auf den intellektuellen Rahmen der Philosophie, beispielhaft verkörpert im »Ich denke, also bin ich« des französischen Gelehrten René Descartes im 17. Jahrhundert. Descartes ging von der Leitidee aus, dass unser Geist vom Körper getrennt ist und unabhängig von ihm funktioniert.[1]

Einer der großen Fortschritte der Neuzeit war die Erkenntnis, dass Descartes das Pferd von hinten aufgezäumt hatte: In Wirklichkeit muss es heißen »Ich bin, also denke ich«. Diese Umkehr wurde gegen Ende des 20. Jahrhunderts vollzogen, als eine philosophische Schule, die sich mit dem Geist beschäftigte (mit John Searle und Patricia Churchland als wichtigsten Vertretern), mit der Kognitionspsychologie[2], der Wissenschaft des Geistes, verschmolz; anschließend verschmolzen beide mit der Neurowissenschaft, das heißt der Wissenschaft vom Gehirn. Das Ergebnis war eine neue, biologische Herangehensweise an den Geist. Es war eine ganz neue Art, den Geist zu erforschen. Sie basiert auf dem Konzept, dass unser Geist ein System von Prozessen ist, die vom Gehirn vollzogen werden, und das Gehirn ist seinerseits eine erstaunlich komplizierte Rechenmaschine, die unsere Wahrnehmung der Außenwelt konstruiert, unsere inneren Erlebnisse erzeugt und unsere Tätigkeiten steuert.

Die neue Biologie des Geistes ist der letzte Schritt in einer intellektuellen Entwicklung, die 1859 mit Darwins Erkenntnissen über die Evolution unserer körperlichen Gestalt begann. In seinem klassischen Werk *On the Origin of Species* (*Über die Entstehung der Arten*) formulierte Darwin den Gedanken, dass wir keine einzigartigen Wesen sind, die von einem allmächtigen Gott erschaffen wurden, sondern biologische Lebewesen, die durch Evolution aus einfacheren Tieren – unseren Vorfahren – hervorgegangen sind und mit ihnen eine Kombination instinktiver und erlernter Verhaltensweisen gemeinsam haben. Genauer arbeitete Darwin diesen Gedanken in seinem 1872 erschienenen Buch *The Expression of the Emotions in Man and Animals* (*Der Ausdruck der Gemütsbewegungen bei dem Menschen und den Tieren*)[3] aus. Darin formulierte er einen noch radikaleren, tiefgreifenderen Gedanken: Unsere geistigen Prozesse sind durch Evolution mehr oder weniger auf die gleiche Weise aus Vorstufen bei unseren tierischen Vorfahren hervorgegangen wie unsere morphologischen Merkmale. Das heißt, unser Geist ist nichts Ungreifbares; man kann ihn mit biologischen Begriffen erklären.

Schon bald wurde den Gehirnforschern, darunter auch mir, eines klar: Wenn einfachere Tiere ähnliche Emotionen haben wie wir und beispielsweise auf die Gefahr körperlicher Schädigungen oder eine schlechtere soziale Stellung mit Furcht und Angst reagieren, sollten wir in der Lage sein, Aspekte unserer eigenen Gefühlszustände an solchen Tieren zu studieren. Im weiteren Verlauf wurde durch Forschungsarbeiten an Tiermodellen klar, dass sogar unsere kognitiven Prozesse – einschließlich primitiver Formen des Bewusstseins – durch Evolution aus Vorstufen bei unseren tierischen Vorfahren entstanden sind, wie Darwin es vorausgeahnt hatte.

Dass wir manche Aspekte unserer mentalen Vorgänge mit einfacheren Tieren gemeinsam haben, sodass wir die Funktionsweise des Geistes auf einer elementaren Ebene an solchen Tieren studieren können, ist ein Glück, denn das Gehirn des Menschen ist erstaunlich komplex. Am deutlichsten – und rätselhaftesten – zeigt sich diese Komplexität in unserem Ichbewusstsein.

Das Ichbewusstsein führt uns zu der Frage, wer wir sind und warum wir existieren. Unsere unzähligen Schöpfungsmythen – Geschichten, die jede Gesellschaft über ihren Ursprung erzählt – entstanden aus dem Bedürfnis, das Universum und unseren Platz darin zu erklären. Antworten auf solche existenziellen Fragen zu suchen, ist ein wichtiger Teil dessen, was uns als Menschen ausmacht. Und die Frage, wie die komplizierten Wechselbeziehungen der Gehirnzellen das Bewusstsein und unsere Selbstwahrnehmung entstehen lassen, ist das letzte große Rätsel der Gehirnforschung.

Wie erwächst das Wesen des Menschen aus der physischen Materie des Gehirns? Das Gehirn kann ein Bewusstsein für das Ich herstellen und seine bemerkenswert schnellen, genauen Rechenleistungen ausführen, weil seine 86 Milliarden Nervenzellen – die Neuronen – untereinander über sehr präzise Verknüpfungen kommunizieren. Im Laufe meiner Berufslaufbahn konnten meine Kollegen und ich an einem einfachen wirbellosen Tier, der Meeresschnecke *Aplysia*, zeigen, dass sich diese Verknüpfungen, auch Synapsen genannt, durch Erfahrungen verändern. Das ist der Grund, warum wir lernen, uns an Veränderungen unserer Umwelt anzupassen. Die Verknüpfungen zwischen den Neuronen können aber auch durch Verletzungen oder Erkrankungen verändert werden; und manche Verknüpfungen bilden sich schon während der Entwicklung nicht normal oder überhaupt nicht. In solchen Fällen ist eine Störung der Gehirnfunktion die Folge.

Die Erforschung von Störungen und Erkrankungen des Gehirns liefert uns heute wie nie zuvor neue Erkenntnisse über die normalen Funktionen unseres Denkorgans. Was wir über Autismus, Schizophrenie, Depressionen und Alzheimer in Erfahrung bringen, kann uns nicht nur helfen, solche Erkrankungen zu verstehen, sondern es liefert auch neue Aufschlüsse über die Neuronenschaltkreise, die an Gedanken, Gefühlen, (Sozial-)Verhalten, Gedächtnis und Kreativität mitwirken. Ganz ähnlich wie Computerkomponenten, deren wahre Funktion erst deutlich wird, wenn sie defekt sind, so werden in einem umfassenderen Sinn auch die Funktionen der Neuronenschaltkreise im Gehirn auf dramatische Weise klar, wenn sie versagen oder nicht mehr richtig funktionieren.

Dieses Buch geht der Frage nach, wie die Prozesse im Gehirn, die unseren Geist entstehen lassen, durcheinandergeraten können, was dann zu den verschiedenen schweren Krankheiten führt, von denen die Menschheit heimgesucht wird: Autismus, Depression, bipolare Störung, Schizophrenie, Alzheimer, Parkinson und posttraumatische Belastungsstörung. Es erklärt, warum Wissen über solche fehlgeleiteten Prozesse nicht nur unentbehrlich ist, wenn wir neue Therapien für die Krankheiten finden wollen, sondern auch, um die normale Funktionsweise des Gehirns besser zu verstehen. Außerdem macht es deutlich, dass wir unsere Kenntnisse über die Funktionsweise des Gehirns erweitern können, wenn wir normale Varianten der Gehirnfunktion untersuchen, beispielsweise die Vorgänge, durch die sich das Gehirn in der Entwicklung differenziert und so unsere sexuelle Orientierung und Geschlechtsidentität festlegt. Und schließlich zeigt es, wie wir mit einer biologischen Herangehensweise an den Geist nach und nach auch die Geheimnisse von Kreativität und Bewusstsein lüften können. Insbesondere werden wir bemerkenswerte Fälle von Kreativität bei Menschen mit Schizophrenie und bipolarer Störung kennenlernen, und wir werden feststellen, dass ihre Kreativität aus den gleichen Verknüpfungen zwischen Gehirn, Geist und Verhalten hervorgeht, die auch bei allen anderen Menschen vorhanden sind. Aktuelle Untersuchungen am Bewusstsein und seinen Störungen lassen darauf schließen, dass das Bewusstsein keine einzelne, einheitliche Funktion des Gehirns ist; vielmehr besteht es in unterschiedlichen Zusammenhängen aus unterschiedlichen Geisteszuständen. Ähnliches hatten schon frühere Wissenschaftler entdeckt, und insbesondere Sigmund Freud hatte darauf hingewiesen: Unsere bewussten Wahrnehmungen, Gedanken und Handlungen sind von unbewussten mentalen Prozessen durchdrungen.

In einem umfassenderen Sinn ist die biologische Erforschung des Geistes mehr als nur ein Wissenschaftszweig, der gewaltige Aussichten auf die Erweiterung unserer Erkenntnisse über das Gehirn und auf die Entwicklung neuer Therapien für Menschen mit Störungen und Erkrankungen des Gehirns bietet. Die Fortschritte in der biologischen Erforschung des Geistes eröffnen auch die Möglichkeit eines neuen Humanismus: In ihm verschmelzen die Naturwissenschaften, die sich mit der Welt der Natur befassen, und die Geisteswissenschaften, deren Gegenstand der Sinn menschlichen Erlebens ist. Dieser neue wissenschaftliche Humanismus, der seine Grundlage zu einem beträchtlichen Teil in biologischen

Erkenntnissen über Unterschiede der Gehirnfunktion hat, wird unsere Sichtweise für uns selbst und füreinander grundlegend verändern. Schon heute fühlt sich jeder von uns dank seines Ichbewusstseins einzigartig, aber eines Tages werden wir auch die biologische Bestätigung unserer Einzigartigkeit haben. Das wiederum wird zu neuen Einsichten über das Wesen des Menschen führen, aber auch zu einem tieferen Verständnis und einer neuen Wertschätzung für unser gemeinsames und individuelles Menschsein.

Kapitel 1

Was uns Störungen des Gehirns über die menschliche Natur verraten

Wie erwachsen die Geheimnisse der menschlichen Natur – die sich in unserem individuellen Welterleben widerspiegeln – aus der physischen Materie des Gehirns? Diese Frage zu beantworten, ist die größte Herausforderung der gesamten Wissenschaft. Wie lassen codierte Signale, die in unserem Gehirn von Milliarden Nervenzellen abgegeben werden, Bewusstsein, Liebe, Sprache und Kunst entstehen? Wie bringt ein unvorstellbar komplexes Netz von Verknüpfungen unser Gefühl der Identität hervor, ein Ich, das sich entwickelt, wenn wir heranreifen, und doch über alle unsere Lebenserfahrungen hinweg bemerkenswert konstant bleibt? Diese Rätsel des Ichs beschäftigen Philosophen schon seit Generationen.

Ein Ansatz zur Lösung solcher Rätsel besteht darin, die Frage anders zu formulieren: Was geschieht mit unserem Ichgefühl, wenn das Gehirn nicht ordnungsgemäß funktioniert, sondern von einem Trauma oder einer Krankheit heimgesucht ist? Die dabei entstehende Auflösung oder der Verlust des Ichgefühls wurde von Ärzten beschrieben und von Dichtern beklagt. In jüngerer Zeit sind Neurowissenschaftler der Frage nachgegangen, was mit dem Ich geschieht, wenn das Gehirn geschädigt wird. Ein berühmtes Beispiel ist Phineas Gage, ein Eisenbahnarbeiter aus dem 19. Jahrhundert, dessen Persönlichkeit sich drastisch veränderte, nachdem ein Eisenstab durch den vorderen Teil seines Gehirns gedrungen war. Wer ihn vor seiner Verletzung gekannt hatte, sagte nur: »Gage ist nicht mehr Gage.«

Ein solcher Ansatz setzt voraus, dass es sowohl für den Einzelnen als auch für Menschen im Allgemeinen eine Reihe »normaler« Verhaltensweisen gibt. Die Trennlinie zwischen »normal« und »anormal« wurde im Laufe der Geschichte an verschiedenen Orten und von verschiedenen Gesellschaften unterschiedlich gezogen. Menschen mit geistigen Abweichungen wurden manchmal als »(mit einer besonderen Gabe) gesegnet« oder »heilig« angesehen, häufiger aber hielt man sie für »abartig« oder »besessen«, und dann wurden sie zu Opfern entsetzlicher Grausamkeit und Stigmatisierung. In der modernen Psychiatrie bemüht man sich darum, psychische Störungen zu beschreiben und in Kategorien einzuteilen, doch der Umstand, dass verschiedene Verhaltensweisen vom Normalen zum Gestörten »gewandert« sind, ist ein Beleg dafür, dass die Trennlinie unscharf ist und sich verschieben kann.

Alle diese Verhaltensvarianten – von solchen, die als normal gelten, bis zu jenen, die man für anormal hält –, ergeben sich aus individuellen Unterschieden in unseren Gehirnen. Genau genommen ist jede Tätigkeit, die wir verrichten, jedes Gefühl und jeder Gedanke, der uns unser Gefühl der Individualität vermittelt, eine Folge unserer Hirntätigkeit. Wenn wir einen Pfirsich schmecken, eine schwierige Entscheidung treffen, uns melancholisch fühlen oder uns beim Anblick eines Gemäldes eine Welle freudiger Emotionen durchströmt, erleben wir ausschließlich den biologischen Apparat unseres Gehirns in Aktion. Unser Gehirn macht uns zu dem, was wir sind.

Die meisten Menschen vertrauen wahrscheinlich darauf, dass sie die Welt so sehen, wie sie ist – dass der Pfirsich, den sie sehen, schmecken und berühren, so ist, wie sie ihn wahrnehmen. Wir verlassen uns darauf, dass unsere Sinne uns zutreffende Informationen vermitteln, sodass unsere Wahrnehmung und unsere Handlungen sich auf eine objektive Realität gründen. Aber das ist nur ein Teil der Wahrheit. Die Sinne liefern uns zwar die Informationen, die wir brauchen, um zu handeln, sie präsentieren dem Gehirn aber keine objektive Realität. Vielmehr liefern sie dem Gehirn die Information, die es braucht, um die Realität zu *konstruieren.*

Jede Sinneswahrnehmung entspringt einem anderen System im Gehirn, und jedes dieser Systeme ist fein darauf abgestimmt, einen bestimmten Aspekt der Außenwelt wahrzunehmen und zu interpretieren. Die bei den Sinnesorganen ankommenden Informationen werden von Zellen aufgenommen, die so gestaltet sind, dass sie noch das schwächste Geräusch, die leichteste Berührung oder Bewegung aufnehmen, anschließend werden sie über eine dafür vorgesehene Leitungsbahn in eine Gehirnregion weitergeleitet, die auf das jeweilige Sinnesorgan spezialisiert ist. Das Gehirn analysiert die Eindrücke, zieht einschlägige Emotionen und Erinnerungen an frühere Erfahrungen hinzu und konstruiert aus alledem eine innere Abbildung der Außenwelt. Diese – teils unbewusst, teils bewusst – selbst erzeugte Realität bildet den Leitfaden für unsere Gedanken und unser Verhalten.

In der Regel überschneidet sich unsere innere Abbildung der Welt in hohem Maße mit der der anderen Menschen, denn das Gehirn unseres Nachbarn hat sich in der Evolution so entwickelt, dass es die gleichen Aufgaben erfüllt wie unser eigenes; oder anders gesagt: Im Gehirn jedes Menschen bilden die gleichen neuronalen Schaltkreise die Grundlage der gleichen geistigen Prozesse. Ein Beispiel ist die Sprache: Die Nervenschaltkreise, die für das Hervorbringen von Sprache verantwortlich sind, liegen in einem bestimmten Gehirnareal, die für das Verstehen von Sprache in einem anderen. Wenn sich diese Schaltkreise während der Entwicklung nicht normal ausbilden oder später geschädigt werden, geraten unsere geistigen Prozesse für Sprache durcheinander, mit der Folge, dass wir die Welt anders erleben als andere Menschen – und auch anders handeln.

Störungen der Gehirnfunktion können beängstigend und tragisch sein – das kann jeder bestätigen, der schon einmal Zeuge eines epileptischen Grand-Mal-Anfalls geworden ist oder die Düsternis einer tiefen Depression gesehen hat. Schwere psychische Erkrankungen können sowohl für die Betroffenen als auch für ihre Angehörigen verheerende Folgen haben, und weltweit verursachen solche Krankheiten unermessliches Leid. Aber manche Störungen in den Gehirnschaltkreisen können auch positive Wirkungen entfalten und die Individualität eines Menschen verstärken. Erstaunlich viele Menschen, die in den Augen anderer an einer Störung leiden, würden – wenn sie die Wahl hätten – diesen Aspekt des eigenen Ichs keineswegs aufgeben wollen. Unser Ichgefühl kann für uns so wichtig und so machtvoll sein, dass wir selbst auf diejenigen Teile davon nicht verzichten mögen, die uns leiden lassen. Eine Therapie solcher Zustände beeinträchtigt häufig das Ichgefühl. Medikamente können unseren Willen, unsere Aufmerksamkeit und unsere Denkprozesse erheblich dämpfen.

Störungen und Erkrankungen des Gehirns bieten uns einen Einblick in das typische gesunde Gehirn. Je mehr Wissenschaftler und Ärzte – durch die Beobachtung von Patienten, aber auch durch neurowissenschaftliche und genetische Forschung – über solche Funktionsstörungen wissen, desto besser verstehen sie, wie der Geist funktioniert, wenn alle Gehirnschaltkreise ordnungsgemäß funktionieren, und desto eher sind sie dann auch in der Lage, wirksame Behandlungsmethoden zu entwickeln, wenn manche dieser Schaltkreise versagen. Je mehr wir über den ungewöhnlichen Geist wissen, desto eher sind wir als Einzelne und als Gesellschaft in der Lage, Menschen zu verstehen, die anders denken als wir, und Mitgefühl mit ihnen zu haben. Entsprechend weniger werden wir sie stigmatisieren oder ausgrenzen.

Pioniere der Neurologie und der Psychiatrie

Bis ungefähr 1800 galten nur Krankheiten, die auf sichtbare, das heißt bei der Obduktion nachweisbare, Schäden des Gehirns zurückzuführen waren, als medizinische Störungen; solche Krankheiten bezeichnete man als neurologisch. Für Störungen von Denken, Fühlen und Stimmung war jedoch ebenso wie für Drogensucht kein Zusammenhang mit Gehirnschäden erkennbar, und deshalb betrachtete man sie als moralische und charakterliche Mängel. Die Behandlungsmethoden für solche gemüts- und geisteskranken oder »schwachsinnigen« Menschen sollten dazu dienen, sie zu »stärken«; dazu isolierte man sie in Irrenhäusern, schmiedete sie mit Ketten an die Wände und setzte sie Entbehrungen oder sogar der Folter aus. Wie nicht anders zu erwarten, war diese Methode medizinisch nutzlos und psychologisch zerstörerisch.

Im Jahr 1790 begründete der französische Arzt Philippe Pinel offiziell das Fachgebiet, das wir heute als Psychiatrie bezeichnen. Er behauptete, psychische Störungen seien keine Charakterschwäche, sondern Krankheiten, deshalb solle man die Psychiatrie als Teilgebiet der Medizin betrachten. Am Hôpital de la Salpêtrière, dem großen psychiatrischen Krankenhaus in Paris, befreite Pinel die Patienten von ihren Ketten und führte humane, psychologisch orientierte Methoden ein, die Vorläufer der heutigen Psychotherapie.

Pinel vertrat die Ansicht, psychische Störungen würden Menschen betreffen, die eine erbliche Veranlagung dazu haben und dann übermäßigen gesellschaftlichen oder psychologischen Belastungen ausgesetzt sind. Diese Sichtweise ist der, mit der wir heute seelische Erkrankungen betrachten, erstaunlich nahe.

Pinels Ideen hatten große moralische Auswirkungen auf das Fachgebiet der Psychiatrie, weil die Patienten nun menschlicher behandelt wurden; weitere Fortschritte im Verständnis psychischer Störungen machte man aber erst Anfang des 20. Jahrhunderts, als der große deutsche Psychiater Emil Kraepelin die moderne wissenschaftliche Psychiatrie begründete. Kraepelins Einfluss kann man nicht hoch genug einschätzen, und ich werde seine Geschichte so in dieses Buch hineinweben, wie sie sich durch die gesamte Geschichte der Neurologie und Psychiatrie zieht.

Kraepelin war ein Zeitgenosse von Sigmund Freud, aber während Freud glaubte, seelische Erkrankungen hätten zwar ihre Grundlage im Gehirn, würden aber durch Erlebnisse – oftmals traumatische Erlebnisse in der Kindheit – verursacht, vertrat Kraepelin eine völlig andere Sichtweise. Nach seiner Ansicht haben alle Erkrankungen des Geistes eine biologische Ursache, das heißt eine genetische Grundlage. Deshalb, so seine Überlegung, lassen sich psychische Krankheiten ebenso voneinander unterscheiden wie andere gesundheitliche Störungen: durch Beobachtung ihrer anfänglichen Ausdrucksformen, ihres klinischen Verlaufs und ihrer langfristigen Folgen. Diese Überzeugung veranlasste Kraepelin, ein modernes System zur Einteilung geistiger Krankheiten aufzustellen, und dieses System ist noch heute in Gebrauch.

Die Anregung, Erkrankungen des Geistes aus biologischer Sicht zu betrachten, bezog Kraepelin von den beiden Ärzten Paul Broca und Carl Wernicke, die als Erste deutlich gemacht hatten, dass wir bemerkenswerte Erkenntnisse über uns selbst gewinnen können, wenn wir Störungen des Gehirns studieren. Broca und Wernicke entdeckten, dass man bestimmte neurologische Störungen auf einzelne Gehirnareale zurückführen kann. Ihre Untersuchungen führten zu der Erkenntnis, dass sich auch die mentalen Funktionen, die hinter normalen Verhaltensweisen stehen, in bestimmten Arealen und Arealgruppen des Gehirns lokalisieren lassen. Damit legten sie die Grundlagen für die moderne Gehirnforschung.

Anfang der 1860er-Jahre fiel Broca auf, dass einer seiner Patienten – er hieß Leborgne und litt an Syphilis – eine besondere Sprachstörung hatte. Leborgne verstand Sprache ausgezeichnet, konnte sich aber selbst nicht verständlich machen. Er nahm auf, was man ihm sagte – dies zeigte sich daran, dass er Anweisungen buchstabengetreu ausführte –, aber wenn er sprechen wollte, kam nur ein unverständliches Murmeln heraus. Die Stimmbänder des Mannes waren nicht gelähmt: Er konnte ohne Weiteres eine Melodie summen, sich aber nicht mit Worten ausdrücken. Auch schriftlich konnte er sich nicht äußern.

Nachdem Leborgne gestorben war, obduzierte Broca sein Gehirn und suchte nach Anhaltspunkten für die Störung. Im vorderen Teil der linken Hirnhälfte fand er eine Region, die offensichtlich durch eine Krankheit oder Verletzung in Mitleidenschaft gezogen war. Am Ende fand Broca noch acht weitere Patienten mit der gleichen Sprachstörung und stellte fest, dass bei allen die gleiche Region auf der linken Seite des Gehirns geschädigt war – das Areal wurde später als Broca-Zentrum bezeichnet (Abbildung 1.1). Die Befunde veranlassten ihn zu der Schlussfolgerung, dass unsere Fähigkeit zu sprechen in der linken Gehirnhälfte angesiedelt ist, oder, wie er es formulierte: »Wir sprechen mit der linken Hemisphäre.«[1]

Wernicke beobachtete 1875 das Spiegelbild zu Leborgnes Defekt. Er traf auf einen Patienten, dem die Worte aus dem Mund strömten, ohne dass er aber Sprache verstand. Wenn Wernicke ihm sagte, er solle »den Gegenstand A auf den Gegenstand B stellen«, hatte der Mann keine Ahnung, was von ihm verlangt wurde. Wernicke führte das mangelnde Sprachverständnis auf Schäden im hinteren Teil der linken Gehirnhälfte zurück, einem Areal, das man heute Wernicke-Zentrum nennt (Abbildung 1.1).

Wernicke hatte eine wichtige Erkenntnis: Ihm wurde klar, dass komplexe geistige Funktionen wie die Sprache nicht in einem einzigen Gehirnareal angesiedelt sind, sondern mehrere miteinander verknüpfte Regionen erfordern. Diese Schaltkreise bilden die neuronale »Verdrahtung« unseres Gehirns. Wernicke zeigte nicht nur, dass Sprachverständnis und Sprachbildung getrennt verarbeitet werden, sondern auch, dass sie durch eine Leitungsbahn verbunden sind, den *Fasciculus arcuatus* oder »Bogenstrang«. Die Information, die wir beim Lesen aufnehmen, wird von den Augen an die Sehrinde übertragen, und akustische Information fließt von den Ohren zur Hörrinde. Anschließend fließen die Informationen aus den beiden Rindenarealen im Wernicke-Zentrum zusammen und werden dort in einen neuronalen Code zum Sprachverständnis übersetzt. Erst danach wird die Information zum Broca-Zentrum weitergeleitet, das uns in die Lage versetzt, uns auszudrücken (Abbildung 1.1).

Wernicke prophezeite, eines Tages werde jemand eine Sprachstörung finden, bei der die beiden Areale einfach nicht gekoppelt sind. Die Vorhersage erwies sich als richtig: Menschen, bei denen der Bogenstrang zwischen den beiden Arealen geschädigt ist, können Sprache verstehen und ausdrücken, aber beide Funktionen arbeiten unabhängig voneinander. Es ist ein wenig wie bei einer Pressekonferenz des Präsidenten: Information

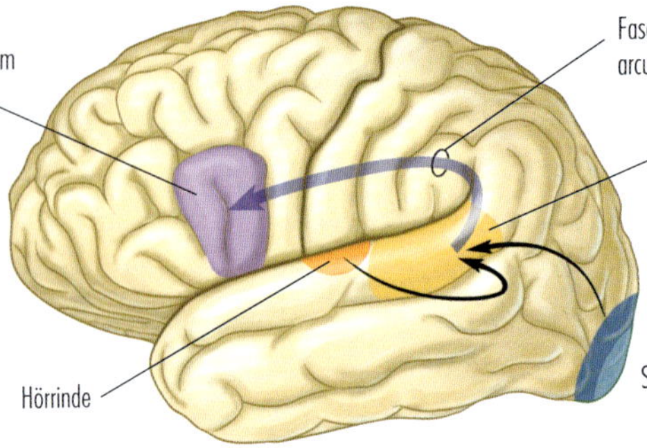

Abb. 1.1: Der anatomische Weg für Sprachverständnis (Wernicke-Zentrum) und Sprachproduktion (Broca-Zentrum). Die beiden Areale sind durch den Bogenstrang (Fasciculus arcuatus) verbunden.

kommt herein, Information geht hinaus, aber zwischen beiden besteht keine logische Verbindung.

Wie wir heute wissen, setzen auch andere komplexe kognitive Fähigkeiten die Mitwirkung mehrerer abgegrenzter, aber miteinander verknüpfter Gehirnareale voraus.

Zwar hat sich mittlerweile herausgestellt, dass die Schaltkreise für die Sprache noch komplexer sind, als Broca und Wernicke geglaubt hatten, aber ihre ursprünglichen Entdeckungen bildeten die Grundlage unserer heutigen Sicht auf die neurologischen Ursachen von Sprache und damit letztlich auch auf neurologische Störungen. Dass beide die Bedeutung der Lage eines Areals betonten, führte zu wichtigen Fortschritten in der Diagnose und Therapie neurologischer Krankheiten. Außerdem sind die Schäden, die von typischen neurologischen Krankheiten verursacht werden, im Gehirn leicht zu sehen; deshalb erkennt man sie weitaus einfacher als die meisten psychischen Störungen, bei denen die Schäden viel subtiler sind.

Auf recht drastische Weise vorangebracht wurde die Suche nach der Lokalisierung von Gehirnfunktionen in den 1930er- und 1940er-Jahren durch den angesehenen kanadischen Neurochirurgen Wilder Penfield. Er studierte Menschen, die an Epilepsie litten, weil sich im Gehirn nach einer Kopfverletzung Narbengewebe gebildet hatte. Penfield versuchte, eine Aura auszulösen, die Empfindung, die viele Epilepsiepatienten vor einem Anfall erleben. Wenn ihm das gelang, wusste er recht genau, welchen winzigen Teil des Gehirns er entfernen musste, um die Anfälle seiner Patienten zu lindern, ohne dass er dabei andere Funktionen wie Sprache oder Bewegungsfähigkeit beeinträchtigte.

Penfields Patienten waren während der Operation wach – das Gehirn besitzt keine Schmerzrezeptoren – und konnten ihm sagen, was sie empfanden, wenn er verschiedene Gehirnareale reizte. Im Laufe der nächsten Jahre und im Rahmen von fast 400 Operationen kartierte Penfield die Gehirnareale, die für die Berührungs-, die Seh- und die Hörempfindung sowie für die Bewegungen einzelner Körperteile verantwortlich sind. Seine Karten der sensorischen und motorischen Funktionen sind heute noch in Gebrauch.

Wahrhaft verblüffend war aber eine andere Entdeckung von Penfield: Wenn er den Schläfenlappen – den Gehirnteil, der unmittelbar über dem Ohr liegt – stimulierte, sagte sein Patient unter Umständen plötzlich: »Mir fällt etwas ein, als wäre es eine Erinnerung. Ich höre Töne, Lieder, Teile von Sinfonien.« Oder: »Ich höre das Schlaflied, das meine Mutter mir immer vorgesungen hat.« Nun fragte sich Penfield, ob es wohl möglich ist, einen so komplexen, rätselhaften mentalen Prozess wie die Erinnerung in bestimmten Regionen des physischen Gehirns zu lokalisieren. Am Ende konnten er und andere feststellen, dass es so war.

Neuronen: die Bausteine des Gehirns

Dank der Entdeckungen von Broca und Wernicke war klar, *wo* bestimmte mentale Funktionen im Gehirn angesiedelt sind, aber noch konnten sie nicht erklären, *wie* das Gehirn sie ausführt. Ihnen fehlten die Antworten auf grundlegende Fragen: Wie ist das Gehirn aufgebaut? Wie funktioniert es?

Die Biologen wussten bereits, dass der Körper aus vielen einzelnen Zellen zusammengesetzt ist, aber das Gehirn schien anders zu sein. Als

Wissenschaftler mit ihren Mikroskopen das Gehirngewebe studierten, sahen sie eine verworrene Masse, die keinen Anfang und kein Ende zu haben schien. Deshalb hielten viele Wissenschaftler das Nervensystem für ein einziges, ununterbrochenes Netz aus verflochtenem Gewebe. Ob es so etwas wie einzelne abgegrenzte Nervenzellen gibt, war nicht geklärt.

Dann aber, im Jahr 1873, machte der italienische Arzt Camillo Golgi eine Entdeckung, die für das Wissen über das Gehirn eine Revolution darstellte. Er spritzte Silbernitrat oder Kaliumdichromat in Gehirngewebe und beobachtete, dass ein winziger Teil der Zellen – aus Gründen, die wir bis heute nicht verstehen – den Farbstoff aufnahm und sich deutlich schwarz färbte. Plötzlich trat in einem undurchdringlichen Block von Nervengewebe die feine, elegante Struktur einzelner Neuronen deutlich hervor (Abbildung 1.2).

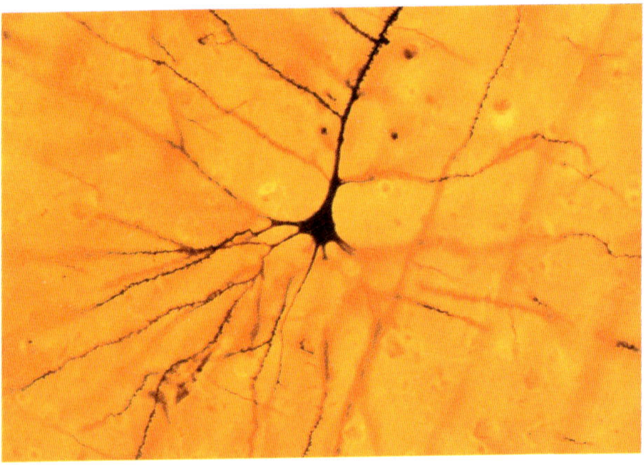

Abb. 1.2: Mit der Golgi-Methode gefärbtes Neuron

Der erste Wissenschaftler, der sich Golgis Entdeckung zunutze machte, war ein junger Spanier namens Santiago Ramón y Cajal. Er wandte Ende des 19. Jahrhunderts die Golgi-Färbung auf das Gehirngewebe neugeborener Tiere an. Das war eine kluge Entscheidung: Im Frühstadium der

Entwicklung enthält das Gehirn weniger Neuronen, und ihre Form ist einfacher, sodass man sie leichter sehen und untersuchen kann als die Neuronen eines ausgereiften Gehirns. Nachdem Cajal das unreife Gehirn der Golgi-Färbung unterzogen hatte, konnte er einzelne Zellen identifizieren und eine nach der anderen studieren.

Cajal sah Zellen, die an die verzweigten Kronen alter Bäume erinnerten, andere endeten in kompakten Büschen, und von wieder anderen gingen Zweige aus, die in unsichtbare Regionen des Gehirns liefen, und die Zellformen unterschieden sich völlig von den einfachen, gut abgegrenzten Zellen in anderen Teilen des Körpers. Aber trotz der verblüffenden Vielgestaltigkeit konnte Cajal feststellen, dass jedes Neuron die gleichen vier anatomischen Grundbestandteile besitzt (Abbildung 1.3): den Zellkörper, die Dendriten, das Axon und die präsynaptischen Endungen, die in den Synapsen enden, wie wir sie heute nennen. Der größte Bestandteil des Neurons ist der Zellkörper, er enthält den Zellkern (wo die Gene der Zelle aufbewahrt werden) und den größten Teil des Cytoplas-

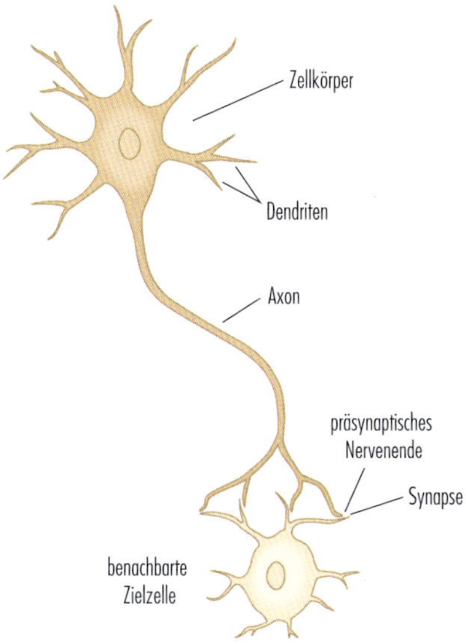

Abb. 1.3: Aufbau eines Neurons

mas. Die vielen dünnen Fortsätze des Zellkörpers, die wie schlanke Äste eines Baumes aussehen, sind die Dendriten. Sie nehmen Informationen von anderen Nervenzellen auf. Der einzelne dicke Fortsatz, das Axon, kann mehrere Meter lang werden. Das Axon überträgt Informationen an andere Zellen. An seinem Ende liegen die präsynaptischen Endplatten. Diese spezialisierten Strukturen bilden Synapsen mit den Dendriten von Zielzellen aus und übertragen die Informationen über eine kleine Lücke, den synaptischen Spalt, dorthin weiter. Bei den Zielzellen kann es sich um Nachbarzellen handeln, aber auch um Zellen in einem anderen Gehirnbereich oder um Muskelzellen in der Körperperipherie.

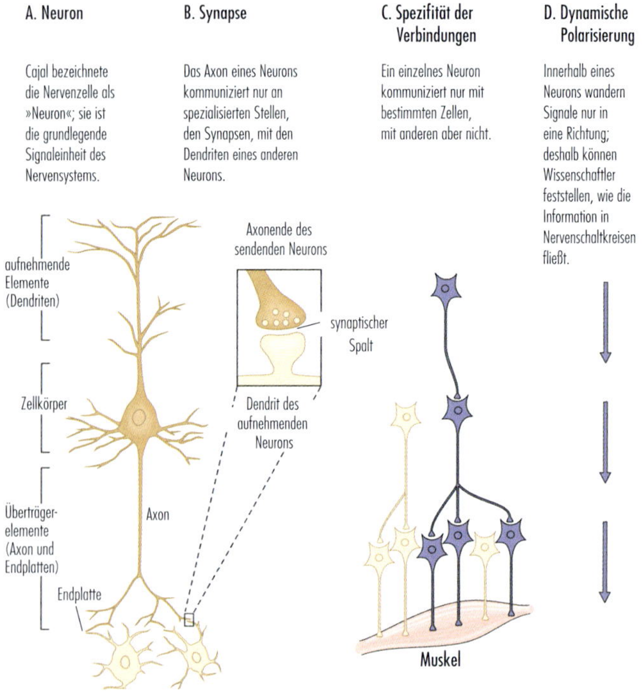

Abb. 1.4: Die vier Prinzipien von Cajals Neuronenlehre

Am Ende fasste Cajal seine vier Prinzipien in einer Theorie zusammen, die heute als Neuronenlehre bezeichnet wird (Abbildung 1.4). Das erste Prinzip lautet: Jedes Neuron ist ein abgegrenztes Element, das als Grundbaustein und Signalübertragungseinheit des Gehirns dient. Zweitens treten die Neuronen nur an den Synapsen in Wechselbeziehung. Auf diese Weise bilden sie die komplizierten Netzwerke oder neuronalen Schaltkreise, die sie in die Lage versetzen, Informationen von einer Zelle zur anderen zu übertragen. Das dritte Prinzip besagt, dass Neuronen solche Verknüpfungen nur mit ganz bestimmten Zielneuronen an ganz bestimmten Stellen ausbilden. Diese *Verknüpfungsspezifität* ist die Erklärung für die erstaunlich präzisen Schaltkreise, die hinter den komplexen Vorgängen von Wahrnehmung, Handeln und Denken stehen. Das vierte Prinzip schließlich leitet sich von den drei anderen ab: Information fließt stets nur in einer Richtung, nämlich von den Dendriten über den Zellkörper zum Axon und dann am Axon entlang zur Synapse. Diesen Informationsfluss im Gehirn bezeichnen wir heute als Prinzip der *dynamischen Polarisierung*.

Beim Blick durch das Mikroskop hatte Cajal lediglich eine feste Anordnung von Neuronen gesehen, dass es ihm dann gelang, sich vorzustellen, wie das Nervensystem funktioniert, war eine außerordentliche Leistung wissenschaftlicher Intuition. Im Jahr 1906 erhielten er und Golgi den Nobelpreis für Physiologie oder Medizin – Golgi für seine Färbemethode und Cajal dafür, dass er mit diesem Verfahren die Struktur und die Funktion der Neuronen aufgeklärt hatte. Erstaunlicherweise haben Cajals Erkenntnisse von 1900 bis heute Bestand.

Die geheime Sprache der Neuronen

Damit Neuronen Information verarbeiten und Anweisungen für das Verhalten geben können, müssen sie mit anderen Neuronen und dem übrigen Körper kommunizieren. Das ist unabdingbar, damit das Gehirn ordnungsgemäß funktioniert. Aber wie »sprechen« die Neuronen miteinander? Antworten auf diese Frage kristallisierten sich erst Jahre später allmählich heraus.

Im Jahr 1928 legte Edgar Adrian, ein Pionier der elektrophysiologischen Erforschung des Nervensystems, der 1932 den Nobelpreis für Physiologie oder Medizin erhielt, chirurgisch einen der vielen kleinen Nerven (ein Axonbündel) im Hals eines narkotisierten Kaninchens frei. Anschließend entfernte er alle Axone bis auf zwei oder drei und legte an diese eine Elektrode an. Daraufhin beobachtete Adrian jedes Mal, wenn das Kaninchen einatmete, eine Welle der elektrischen Aktivität. Als er an die Elektrode einen Lautsprecher anschloss, hörte er sofort Klickgeräusche, ein schnelles Tackern ähnlich einem Morsecode. Jedes Klickgeräusch entsprach einem elektrischen Signal, einem *Aktionspotenzial*, der Grundeinheit der Neuronenkommunikation. Adrian hörte der Sprache der Neuronen zu.

Wie wurden die Aktionspotenziale, die Adrian hörte, erzeugt? Die Membran, die ein Neuron einschließlich seines Axons umgibt, trägt auf ihrer Innenseite relativ zur Außenseite eine schwache negative elektrische Ladung. Sie entsteht durch eine ungleiche Verteilung von Ionen – elektrisch geladener Atome – beiderseits der Zellmembran. Wegen dieser Asymmetrie ähnelt jedes Neuron einer winzigen Batterie: Es speichert Energie, die jeden Augenblick freigesetzt werden kann.

Wenn das Neuron angeregt wird – beispielsweise durch ein Lichtphoton, eine Schallwelle oder die Aktivität anderer Neuronen –, öffnen sich überall auf seiner Oberfläche sogenannte *Ionenkanäle*, mikroskopisch kleine »Tore«, die den Ionen in beiden Richtungen den Durchtritt durch die Membran gestatten. Durch diesen ungehinderten Ionenstrom kehrt sich die elektrische Polarität der Zellmembran um: Die Ladung im Inneren des Neurons wechselt von negativ zu positiv, und die elektrische Energie der Zelle wird frei.

Durch die schnelle Energieentladung entsteht am Neuron ein Aktionspotenzial. Dieses elektrische Signal pflanzt sich schnell vom Zellkörper bis zur Spitze des Axons fort. Wenn Wissenschaftler sagen, Neuronen seien in einer bestimmten Gehirnregion aktiv, meinen sie damit, dass sie Aktionspotenziale »abfeuern«. Immer, wenn wir etwas sehen, berühren, hören oder denken, stehen am Anfang diese winzigen Elektrizitätswellen, die von einem Ende eines Neurons zum anderen rasen.

Als Nächstes zeichnete Adrian die elektrischen Signale einzelner Axone im Sehnerven einer Kröte auf. Er verstärkte die Signale so, dass er sie auf einem frühen Modell eines Oszilloskops als zweidimensionale Grafik darstellen konnte. Dabei entdeckte er, dass die Aktionspotenziale jedes Neurons in Größe, Form und Dauer recht konstant sind. Es sind immer die gleichen kleinen Spannungsspitzen. Außerdem stellte er fest, dass die Reaktion eines Neurons auf einen Reiz immer ein Alles-oder-nichts-Vorgang ist: Das Neuron erzeugt entweder ein vollständig ausgeprägtes Aktionspotenzial oder es feuert überhaupt nicht. Einmal in Gang gesetzt, wandert das Aktionspotenzial unaufhaltsam von den Dendriten der Empfängerzelle zum Zellkörper und von dort am Axon entlang zur Synapse. Das ist beispielsweise bei einer Giraffe eine beträchtliche Leistung, denn ihre Axone beginnen im Rückenmark und erstrecken sich über mehrere Meter bis zu den Muskeln an den Enden der Beine.

Die Tatsache, dass Aktionspotenziale Alles-oder-nichts-Ereignisse sind, wirft zwei interessante Fragen auf. Erstens: Wie signalisiert ein Neuron, das auf Sinnesreize reagiert, eine unterschiedliche Intensität des Reizes? Wie unterscheidet es zwischen einer leichten Berührung und einem kräftigen Schlag oder zwischen schwachem und hellem Licht? Und zweitens: Bedienen sich Neuronen, die Informationen von unterschiedlichen Sinnen – Seh-, Tast-, Hör-, Geschmacks- oder Geruchssinn – weiterleiten, unterschiedlicher Signaltypen?

Wie Adrian feststellte, signalisiert ein Neuron die Intensität nicht durch Änderungen in Stärke oder Dauer seiner Aktionspotenziale, sondern durch Schwankungen der Frequenz, mit denen es sie abfeuert. Ein schwacher Reiz veranlasst die Zelle dazu, nur wenige Aktionspotenziale abzugeben, ist der Reiz dagegen stärker, feuert sie wesentlich häufiger. Außerdem konnte er die Dauer des Reizes messen, indem er beobachtete, wie lange die Aktionspotenziale abgefeuert wurden (Abbildung 1.5).

Als Nächstes zeichnete Adrian die Aktionspotenziale von Neuronen in Augen, Haut, Zunge und Ohren auf, weil er wissen wollte, ob sie unter-

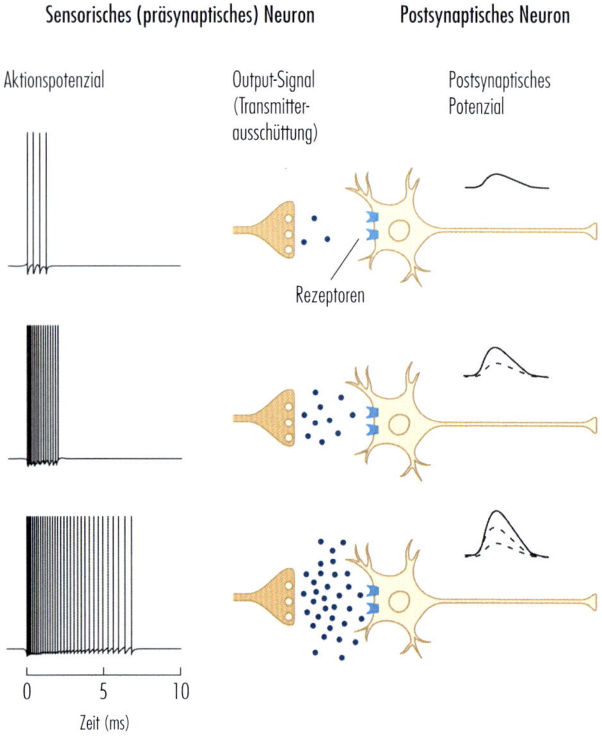

Abb. 1.5: Häufigkeit und Dauer der Aktionspotenziale bestimmen die Stärke des nachgeschalteten chemischen Signals eines Neurons.

schiedlich waren. Wie er dabei feststellte, fallen die Signale – unabhängig davon, woher sie kommen oder welche Art von Sinnesinformation sie transportieren – immer ähnlich aus. Dass sich das Sehen vom Tasten und der Geschmack vom Hören unterscheidet, liegt an der jeweiligen neuronalen Leitungsbahn, die das Signal weiterträgt, und an ihrem Bestimmungsort. Die Sinnesinformationen jedes Typs werden über einen eigenen neuronalen Weg zu einer entsprechenden Region im Gehirn geleitet.

Wie setzt ein Aktionspotenzial in einem Neuron das Aktionspotenzial des nächsten Neurons in dem Schaltkreis in Gang? Wie die beiden jungen britischen Wissenschaftler Henry Dale und Wilhelm Feldberg beobachteten, geschieht etwas Erstaunliches, wenn ein Aktionspotenzial in der Zelle, die es ausgesandt hat, das Ende des Axons erreicht: Die Zelle setzt dort einen Schwall chemischer Substanzen in den synaptischen Spalt zwischen der sendenden präsynaptischen und der empfangenden postsynaptischen Zelle frei. Diese Substanzen, die man heute *Neurotransmitter* nennt, durchqueren den Spalt und binden an Rezeptoren auf den Dendriten der Zielzelle. Jedes Neuron ist über Tausende von Synapsen mit seinen Zielzellen verbunden und empfängt seinerseits Informationen über Tausende von Verknüpfungen, die von anderen Neuronen kommen. Das empfangende Neuron addiert alle Signale, die es über diese Verknüpfungen aufgenommen hat, und wenn sie stark genug sind, setzt es sie in ein neues Aktionspotenzial um, ein neues elektrisches Alles-oder-nichts-Signal. Das so entstandene Signal wird an alle Zielzellen weitergegeben, mit denen das empfangende Neuron verknüpft ist. Anschließend wiederholt sich der ganze Vorgang. Auf diese Weise können Neuronen fast augenblicklich Informationen an andere Neuronen und Muskelzellen weiterleiten, und das sogar über große Entfernungen.

Für sich betrachtet, mag dieser einfache Rechenvorgang nicht besonders beeindruckend wirken, aber wenn Hunderte oder Tausende von Neuronen zu Schaltkreisen verbunden sind und Signale von einem Gehirnareal zum anderen leiten, stehen am Ende Wahrnehmung, Bewegung, Denken und Gefühl. Die Tatsache, dass das Gehirn von seinem Wesen her eine Rechenmaschine ist, verschafft uns sowohl einen Plan als auch eine Logik, mit denen wir Störungen der Hirnfunktion analysieren können. Indem wir Fehler in den neuronalen Schaltkreisen untersuchen, können wir in die Rätsel des Gehirns vordringen und herausfinden, wie elektrische Schaltkreise Wahrnehmung, Erinnerung und Bewusstsein erzeugen. Darüber hinaus eröffnen uns solche Störungen die Möglichkeit herauszufinden, wie die Prozesse im Gehirn den Geist erschaffen und wie auch die meisten unserer anderen Erfahrungen und Verhaltensweisen in diesem Wunder der Rechenkunst verwurzelt sind.

Die Kluft zwischen Psychiatrie und Neurologie

Obwohl die Gehirnforschung im 19. Jahrhundert so große Fortschritte machte – Fortschritte, die zur Grundlage der modernen Neurologie wurden –, beschäftigten sich Psychiater und Suchtforscher nicht mit der Anatomie des Gehirns. Warum nicht?

Lange Zeit hielt man psychische Störungen und Suchtkrankheiten für etwas grundsätzlich anderes als neurologische Erkrankungen. Wenn Pathologen das Gehirn eines Patienten nach dessen Tod obduzierten und offenkundige Schäden fanden, wie etwa nach Schlaganfällen oder Kopfverletzungen, aber auch bei Syphilis und anderen Gehirninfektionen, ordneten sie die Krankheit als biologisch oder neurologisch ein. Waren solche eindeutigen anatomischen Schäden nicht zu erkennen, hielt man das Leiden für eine funktionelle oder psychische Erkrankung.

Den Pathologen fiel auf, dass die meisten psychischen Störungen – Schizophrenie, Depression, bipolare Störung und Angstzustände – nicht mit sichtbaren abgestorbenen Zellen oder Löchern im Gehirn einhergingen. Da sie keine offenkundigen Schäden erkannten, gingen sie davon aus, dass es sich entweder um nichtkörperliche Krankheiten handelte (das heißt um Krankheiten des Geistes, aber nicht des Körpers) oder dass die Schäden zu geringfügig waren und deshalb nicht nachgewiesen werden konnten.

Da psychische Störungen und Suchtkrankheiten keine erkennbaren Schäden im Gehirn verursachten, hielt man sie von ihrem Wesen her für Verhaltensstörungen, die der Kontrolle des Betroffenen unterliegen sollten – das war die moralistische, nichtmedizinische Ansicht, die Pinel beklagte. Ihretwegen zogen Psychiater den Schluss, dass die gesellschaftlichen und funktionellen Bestimmungsfaktoren seelischer Erkrankungen auf einer anderen »geistigen Ebene« wirken als die biologischen Determinanten neurologischer Störungen. Das Gleiche, so glaubte man zu jener Zeit, gelte für alle Abweichungen von den akzeptierten Normen des heterosexuellen Gefühlslebens und Verhaltensrepertoires.

Viele Psychiater hielten Gehirn und Geist für vollkommen getrennte

Gebilde; deshalb suchten sie ebenso wie die Suchtforscher nicht nach einem Zusammenhang zwischen den Problemen ihrer Patienten auf Gefühls- und Verhaltensebene auf der einen Seite und Fehlfunktionen oder Abweichungen der neuronalen Schaltkreise im Gehirn auf der anderen. Entsprechend war für Psychiater jahrzehntelang kaum zu erkennen, wie die Erforschung elektrischer Schaltkreise ihnen helfen könnte, die komplexen Eigenheiten von Verhalten und Bewusstsein der Menschen zu erklären. Noch 1990 war es üblich, psychische Krankheiten entweder als organisch oder als funktionell zu klassifizieren, und manchmal wird diese veraltete Terminologie noch heute verwendet. Descartes' Leib-Seele-Dualismus zu erschüttern, erwies sich als schwierig, weil er widerspiegelt, wie wir uns selbst erleben.

Neue Ansätze für das Verständnis von Störungen des Gehirns

Die neue Biologie des Geistes, die sich gegen Ende des 20. Jahrhunderts herauskristallisierte, geht von der Annahme aus, dass alle unsere geistigen Prozesse vom Gehirn vermittelt werden. Das Spektrum reicht von den unbewussten Prozessen, die unsere Bewegungen steuern, wenn wir einen Golfball schlagen, über die komplizierten kreativen Vorgänge, die hinter der Komposition eines Klavierkonzerts stehen, bis hin zu den sozialen Abläufen, die uns in die Lage versetzen, miteinander in Wechselbeziehung zu treten. Entsprechend betrachten Psychiater unseren Geist heute als eine Reihe von Funktionen, die vom Gehirn ausgeführt werden, und alle Störungen in diesem Bereich, ob psychisch oder Sucht, werden als Erkrankungen des Gehirns eingestuft.

Diese moderne Vorstellung geht auf drei wissenschaftliche Fortschritte zurück. Der erste war die Erforschung der genetischen Grundlagen psychischer Störungen und Suchtkrankheiten. Hier leitete der in Deutschland geborene Psychiater Franz Kallmann, der 1936 in die Vereinigten Staaten auswanderte und an der Columbia University tätig war, Pionierarbeit. Kallmann dokumentierte die Rolle der Vererbung bei psychischen

Krankheiten wie Schizophrenie und bipolarer Störung; damit war gezeigt, dass sie tatsächlich biologischer Natur sind.

Der zweite Fortschritt war die Darstellung des Gehirns mit bildgebenden Verfahren: Jetzt konnte man zeigen, dass bei verschiedenen psychischen Störungen unterschiedliche Gehirnsysteme beteiligt sind. Heute kann man beispielsweise erkennen, dass manche Areale des Gehirns bei Menschen mit Depression anormal funktionieren. Außerdem geben die bildgebenden Verfahren den Wissenschaftlern die Möglichkeit, die Wirkung von Arzneistoffen im Gehirn zu verfolgen und sogar zu sehen, welche Folgen es hat, wenn man Patienten mit Medikamenten oder mit Psychotherapie behandelt.

Der dritte Fortschritt schließlich war die Entwicklung von Tiermodellen für Krankheiten. Tiermodelle schafft man, indem man die Gene eines Tiers manipuliert und dann die Auswirkungen beobachtet. Solche Modelle haben sich für die Erforschung psychischer Erkrankungen als unschätzbar wertvoll erwiesen, denn sie liefern Erkenntnisse darüber, wie Gene, Umwelt und die Wechselwirkungen zwischen beiden Gehirnentwicklung, Lernen und Verhalten beeinträchtigen können. Besonders nützlich sind Mäuse und andere Tiermodelle, wenn man erlernte Furcht oder Angst studieren will, denn diese Zustände kommen auch bei Tieren von Natur aus vor. An Mäusen kann man aber auch Depression oder Schizophrenie erforschen, wenn man in ihr Gehirn veränderte Gene einschleust, die bekanntermaßen bei Menschen zu solchen Störungen beitragen.

Wir wollen nun nacheinander die genetischen Grundlagen psychischer Störungen, die Darstellung von Gehirnfunktionen mit bildgebenden Verfahren und schließlich die Tiermodelle betrachten.

Genetik

Obwohl es einem vorkommt wie das reinste Wunderwerk, ist und bleibt das Gehirn ein Organ unseres Körpers – und wie alle biologischen Strukturen wird es von Genen aufgebaut und gesteuert. Gene sind abgegrenzte

Abschnitte der DNA, die zwei bemerkenswerte Eigenschaften haben: Sie liefern den Zellen die Anweisungen, mit denen sie einen neuen Organismus aufbauen können, und sie werden von einer Generation zur nächsten weitergegeben, sodass auch die Nachkommen des Organismus über die gleichen Anweisungen verfügen. Jedes Gen ist in nahezu jeder unserer Körperzellen und auch in den Generationen, die nach uns kommen, mit einer Kopie vertreten.

Jeder Mensch besitzt ungefähr 21 000 Gene, und rund die Hälfte davon wird im Gehirn exprimiert. Wenn wir sagen, ein Gen werde »exprimiert«, meinen wir damit, dass es eingeschaltet ist und die Synthese von Proteinen steuert. Jedes Gen codiert ein bestimmtes Protein, das heißt, es enthält die Anweisungen für dessen Herstellung. Proteine wiederum bestimmen Struktur, Funktion und andere biologische Eigenschaften jeder unserer Körperzellen.

Gene verdoppeln sich in der Regel zuverlässig, aber wenn das einmal nicht geschieht, ist eine Mutation die Folge. Eine solche Veränderung eines Gens kann sich hin und wieder als nützlich für den Organismus erweisen, sie kann aber auch zur Überproduktion, zum Verlust oder zur Fehlfunktion des in diesem Gen codierten Proteins führen. Das wiederum beeinträchtigt Struktur und Funktion der Zellen und hat möglicherweise Krankheiten zur Folge.

Jeder Mensch besitzt zwei Kopien jedes Gens, eine von der Mutter und eine vom Vater. Die Genpaare sind auf 23 Chromosomenpaaren in einer präzisen Reihenfolge angeordnet. Deshalb können Wissenschaftler jedes Gen an seiner Lage, auch Locus genannt, auf einem bestimmten Chromosom erkennen.

Die mütterliche und die väterliche Kopie eines Gens werden als *Allele* bezeichnet. In der Regel sind die beiden Allele eines Gens nicht genau gleich: Jedes von ihnen besteht aus einer bestimmten Reihenfolge oder Sequenz von *Nucleotiden*, den vier Typen von Molekülbausteinen, aus denen sich der DNA-Code zusammensetzt. Die Nucleotidsequenz in den Genen, die wir von der Mutter geerbt haben, gleicht also nicht ganz genau der in den Genen vom Vater. Außerdem sind die Nucleotidsequenzen, die wir erben, auch keine genauen Kopien der elterlichen Sequenzen; sie enthalten einige Unterschiede, die zufällig aufgetreten sind, als das Gen des jeweiligen Elternteils kopiert wurde. Solche Unterschiede führen zu Abweichungen in Aussehen und Verhalten.

Aber trotz der vielen Abweichungen, die uns das Gefühl von Individualität vermitteln, ist die gesamte genetische Ausstattung, das *Genom* zweier Menschen, immer zu mehr als 99 Prozent identisch. Der Unterschied ergibt sich aus den zufälligen Abweichungen in einem oder mehreren Genen, die wir von den Eltern geerbt haben (allerdings gibt es seltene Ausnahmen, von ihnen wird in Kapitel 2 noch die Rede sein).

Nahezu alle Zellen in unserem Körper enthalten also sämtliche Anweisungen für alle Zellen. Wie kommt es dann, dass eine Zelle zur Nierenzelle wird, eine andere zu einem Teil des Herzens? Oder, wenn wir das Gehirn betrachten: Wie wird eine Zelle zu einem Neuron im Hippocampus, das am Gedächtnis mitwirkt, und eine andere zu einem Motoneuron im Rückenmark, das sich an der Bewegungssteuerung beteiligt? In allen diesen Fällen wurde in der Vorläuferzelle eine charakteristische Genausstattung aktiviert und setzte die Mechanismen in Gang, die der Zelle ihre besondere Identität verleihen. Welche Genkombination jeweils aktiviert wird, hängt von den Wechselwirkungen der Moleküle in der Zelle und den Wechselwirkungen der Zelle mit Nachbarzellen und der äußeren Umwelt des Organismus ab. Wir haben nur eine endliche Zahl von Genen, aber durch das Ein- und Ausschalten unterschiedlicher Gene zu unterschiedlichen Zeitpunkten ergibt sich eine nahezu unendliche Komplexität.

Wenn Wissenschaftler eine Störung oder Erkrankung des Gehirns vollständig verstehen wollen, bemühen sie sich, die dahinterstehenden Gene zu ermitteln und herauszufinden, wie Abweichungen in diesen Genen und ihre Interaktionen mit der Umwelt die Krankheit entstehen lassen. Sobald wir eine ungefähre Vorstellung davon haben, was schiefgegangen ist, können wir nach Wegen suchen, einzugreifen und die Krankheit zu verhüten oder zu lindern.

Seit Kallmann in den 1940er-Jahren seine ersten Untersuchungen anstellte, haben genetische Studien an Familien immer wieder gezeigt, wie häufig genetische Einflüsse an psychiatrischen Erkrankungen beteiligt sind (Tabelle 1). Von genetischen »Einflüssen« sprechen wir, weil psychische Störungen auf komplexe Weise vererbt werden: Ein einzelnes Gen, das Schizophrenie oder eine bipolare Störung verursachen würde, gibt es nicht. Kallmann fand aber heraus, dass eine Person mit Schizophrenie mit größerer Wahrscheinlichkeit ein Elternteil oder ein Geschwister hat, das ebenfalls an der Krankheit leidet, als ein Gesunder. Noch überzeugender war sein zweiter Befund: Ein eineiiger Zwilling eines Menschen, der an Schizophrenie oder bipolarer Störung leidet, bekommt die gleiche Krankheit mit größerer Wahrscheinlichkeit als ein zweieiiger Zwilling. Da eineiige Zwillinge alle ihre Gene gemeinsam haben, zweieiige aber nur die Hälfte, belegt dieser Befund, dass nicht die gemeinsame Umwelt, sondern die gemeinsamen Gene der eineiigen Zwillinge die Ursache für die höhere Häufigkeit dieser Störungen sind.

Wie sich in solchen Zwillingsstudien gezeigt hat, gibt es auch beim Autismus eine starke genetische Komponente: Wenn ein eineiiger Zwilling Autist ist, besteht für den anderen eine Wahrscheinlichkeit von 90 Prozent, ebenfalls die Krankheit zu bekommen. Bei einem anderen Geschwister aus derselben Familie, auch wenn es sich um einen zweieiigen Zwilling handelt, entwickelt sich der Autismus mit beträchtlich geringerer Wahrscheinlichkeit, und bei Personen aus der allgemeinen Bevölkerung besteht nur eine sehr geringe Chance, die Krankheit zu bekommen (Tabelle 1).

Tab. 1: Häufigkeit von Autismus und psychischen Störungen bei eineiigen Zwillingen und Geschwistern betroffener Personen

Krankheit	**Eineiige Zwillinge**	**Geschwister**	**Gesamtbevölkerung**
Autismus	90%	20%	1-3%
Bipolare Störung	70%	5-10%	1%
Depression	40%	<8%	6-8%
Schizophrenie	50%	10%	1%

Vieles von dem, was wir über die Mitwirkung der Gene bei medizinischen Störungen wissen, haben wir durch die Analyse von Familiengeschichten gelernt. Auf der Grundlage solcher Geschichten kann man genetisch bedingte Leiden in zwei Gruppen einteilen: einfache und komplexe Krankheiten (Abbildung 1.6).

Eine einfache genetisch bedingte Störung (wie beispielsweise die Huntington-Krankheit) wird durch eine Mutation in einem einzigen Gen verursacht. Wer diese Mutation trägt, bekommt die Krankheit, und wenn ein eineiiger Zwilling sie hat, hat der andere sie auch. Die Anfälligkeit für komplexe genetisch bedingte Krankheiten wie bipolare Störung oder Depression beruht dagegen auf den Wechselbeziehungen mehrerer Gene miteinander und mit der Umwelt. Dass die bipolare Störung komplex ist, wissen wir, weil sie bei einem eineiigen Zwilling nicht unbedingt ausbrechen muss, wenn der andere sie hat. Demnach müssen

A.

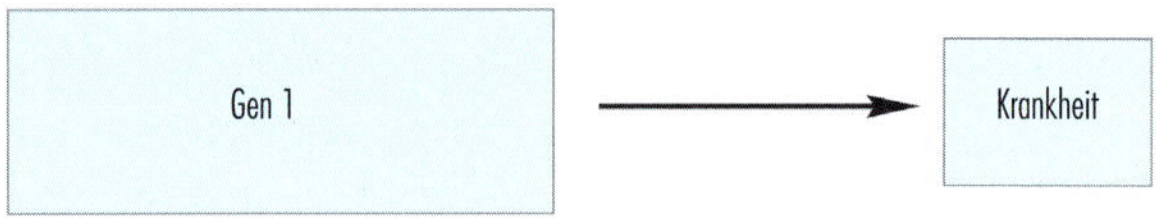

B.

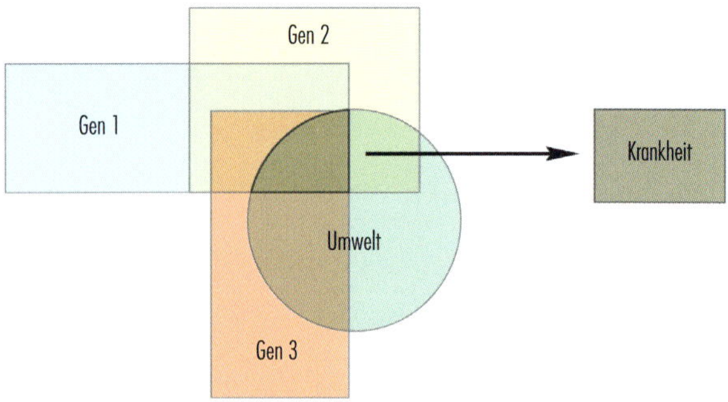

Abb. 1.6: An einer einfachen genetisch bedingten Krankheit ist unter Umständen nur die Mutation eines einzigen Gens (A) beteiligt, an komplexen genetisch bedingten Krankheiten dagegen wirken mehrere Gene und auch Faktoren aus der Umwelt mit (B).

Umweltfaktoren hier eine Schlüsselrolle spielen. Wenn sowohl die Gene als auch die Umwelt beteiligt sind, ist es in der Regel einfacher, zunächst *Kandidatengene* zu finden: Dazu ermittelt man mit groß angelegten Studien, welche Gene mit der Depression und welche mit der Manie in Verbindung stehen, und dann versucht man, den Beitrag der Umwelt zu entschlüsseln.

Bildgebende Verfahren und das Gehirn

Bis zu den 1970er-Jahren standen den Medizinern für die Untersuchung des lebenden Gehirns nur begrenzte Hilfsmittel zur Verfügung: Röntgenstrahlen zeigten den Knochenaufbau des Schädels, aber nicht das Gehirn selbst, die Angiografie sagte etwas über die Blutversorgung des Gehirns aus, und mit der Pneumoencephalografie konnte man die Gehirnventrikel (Hohlräume, die mit Hirnflüssigkeit gefüllt sind) erkennen. Mit solchen groben radiologischen Methoden und auch mit Obduktionen untersuchten Wissenschaftler jahrelang depressive und schizophrene Menschen, aber Schäden im Gehirn fanden sie dabei nicht. In den 1970er-Jahren führten dann zwei neue Kategorien bildgebender Verfahren dazu, dass sich unser Wissen über das Gehirn dramatisch veränderte: die strukturelle (anatomische) und die funktionelle Bildgebung.

Mit der *strukturellen Bildgebung* betrachtet man die Anatomie des Gehirns. Bei der Computertomografie (CT) wird eine Reihe von Röntgenbildern aus verschiedenen Winkeln aufgenommen und dann zu einem Querschnittbild zusammengesetzt. Mit solchen Aufnahmen erkennt man die unterschiedliche Dichte verschiedener Gehirnteile, beispielsweise der Axonbündel, aus denen die weiße Gehirnsubstanz besteht, aber auch der Zellkörper und neuer Dendriten der Neuronen in der grauen Gehirnsubstanz der Hirnrinde.

Eine ganz andere Technik ist die Magnetresonanztomografie (MRT): Sie wertet die unterschiedlichen Reaktionen verschiedener Gewebe auf ein Magnetfeld aus. Das so entstehende Bild liefert detailliertere Informationen als die Computertomografie. Wie sich beispielsweise durch die MRT gezeigt hat, sind die seitlichen Gehirnventrikel bei Menschen mit Schizophrenie vergrößert, die Hirnrinde ist dünner und der Hippocampus ist kleiner.

Noch einen Schritt weiter geht die *funktionelle Bildgebung*: Sie bezieht die zeitliche Dimension mit ein. Mit der funktionellen Bildgebung können Wissenschaftler die Aktivität im Gehirn eines Menschen beobachten, der gerade eine kognitive Aufgabe ausführt, beispielsweise indem er ein Kunstwerk betrachtet, etwas hört, denkt oder sich erinnert. Mit der funktionellen Magnetresonanztomografie (fMRT) weist man Veränderungen der Sauerstoffkonzentration in den roten Blutzellen nach. Wenn ein Gehirnareal aktiver wird, verbraucht es mehr Sauerstoff, und um den Bedarf zu decken, verstärkt sich die Durchblutung des betreffenden Bereiches. Mit der fMRT kann man »Landkarten« zeichnen, auf denen zu erkennen ist, welche Gehirnteile bei verschiedenen mentalen Tätigkeiten besonders aktiv sind.

Die funktionelle Bildgebung erwuchs aus Studien, mit denen Seymour Kety und seine Kollegen Pionierarbeit leisteten. Kety entwickelte 1945 die erste leistungsfähige Methode, um die Durchblutung im lebenden Gehirn zu messen. In einer Reihe klassischer Studien verfolgte er den Blutstrom im Gehirn von Menschen, die wach waren oder schliefen, und legte damit die Grundlagen für spätere Untersuchungen mit der funktionellen Bildgebung. Nach Ansicht von Marcus Raichle – auch er ein Pionier in der Untersuchung des Gehirns mit bildgebenden Verfahren – kann man die Bedeutung von Ketys Studien für unsere Kenntnisse über die Durchblutung und den Stoffwechsel des menschlichen Gehirns gar nicht hoch genug einschätzen.

Im weiteren Verlauf studierte Kety dann die normale und die gestörte Gehirnfunktion. Wie er feststellte, ist bei einem überraschend großen Spektrum verschiedener Zustände – vom tiefen Schlaf bis zum völligen Wachsein, vom Kopfrechnen bis zum mentalen Organisationsverlust bei Schizophrenie – in der Durchblutung des Gehirns keine Veränderung zu erkennen. Deshalb hegte er den Verdacht, dass sich wichtige Änderungen, die in einzelnen Gehirnarealen vielleicht stattfinden, nicht in der Durchblutung des gesamten Gehirns widerspiegeln. Deshalb suchte er nun nach Wegen, um die Durchblutung einzelner Gehirnregionen zu messen.

Im Jahr 1955 entwickelte Kety zusammen mit Louis Sokoloff, Lewis Rowland, Walter Freygang und William Landau ein Verfahren, um die Durchblutung in 28 verschiedenen Arealen des Katzengehirns sichtbar zu machen.[2] Die Arbeitsgruppe machte eine bemerkenswerte Entdeckung: Visuelle Stimulation lässt die Durchblutung *nur* in den Bestandteilen des Sehsystems ansteigen, so in der Sehrinde, dem Areal der Hirnrinde, das der Verarbeitung visueller Informationen dient. Damit hatte man das erste Indiz, dass Veränderungen der Durchblutung in unmittelbarem Zusammenhang mit der Gehirnaktivität und vermutlich auch mit dem Gehirnstoffwechsel stehen. Sokoloff entwickelte 1977 eine Technik zur Messung der regionalen Stoffwechselaktivität und kartierte mit ihrer Hilfe die Lage einzelner Funktionen im Gehirn; damit hatte man einen unabhängigen Weg, mit dem Wissenschaftler die Gehirnfunktionen lokalisieren konnten.[3]

Sokoloffs Entdeckung wurde zur Grundlage für die Positronenemissionstomografie (PET) und die Einzelphotonen-Emissions-Computertomografie (SPECT), die bildgebenden Verfahren, mit denen man Gehirnfunktionen bei denkenden Menschen sichtbar machen konnte. Die PET brachte die Erkenntnisse über die chemischen Vorgänge im Gehirn voran, weil man nun bestimmte Neurotransmitter, die von Nervenzellen verschiedener Typen genutzt werden, ebenso markieren konnte wie die Rezeptoren auf den Zielzellen, auf die diese Transmitter wirken.

Mit solchen bildgebenden Verfahren zur Darstellung von Struktur und Funktion stand den Wissenschaftlern ein neuer Weg für die Untersuchung des Gehirns zur Verfügung. Heute können sie sehen, welche Gehirnareale – und manchmal auch, welche Nervenschaltkreise innerhalb dieser Areale – nicht ordnungsgemäß funktionieren.

Das sind unentbehrliche Informationen, denn in der heutigen Sichtweise sind psychiatrische Störungen auch Störungen der neuronalen Schaltkreise.

Tiermodelle

Ein Tiermodell einer Krankheit kann man auf zweierlei Weise erzeugen. Eine Methode haben wir bereits kennengelernt: Man identifiziert bei einem Tier die Gene, deren Entsprechungen beim Menschen zu einer Krankheit beitragen, verändert diese Tiergene und beobachtet dann die Auswirkungen auf das Tier. Zweitens kann man aber auch ein menschliches Gen in das Genom eines Tiers einschleusen und dann feststellen, ob es dort die gleichen Wirkungen hervorruft wie beim Menschen.

Tiermodelle wie Würmer, Fliegen und Mäuse sind für unsere Kenntnisse über Störungen und Erkrankungen des Gehirns von entscheidender Bedeutung. Solche Modelle haben uns Einblicke in den neuronalen Schaltkreis für Furcht ermöglicht, der hinter dem Stress steht und damit einen wichtigen Beitrag zu mehreren psychischen Störungen leistet. An Tiermodellen des Autismus konnten Wissenschaftler beobachten, wie die Expression menschlicher Gene, die an der Krankheit mitwirken, das Sozialverhalten der Tiere in verschiedenen Zusammenhängen verändert.

Mäuse sind die Tiere, die in den meisten Fällen als Modelle für Erkrankungen des Gehirns verwendet werden. An Mausmodellen konnte man wichtige Erkenntnisse darüber gewinnen, wie seltene Strukturveränderungen von Genen bei Autismus und Schizophrenie zu anormaler Gehirnaktivität führen. Außerdem erweisen sich gentechnisch veränderte Mäuse als höchst wertvoll, wenn man die kognitiven Defizite bei der Schizophrenie studieren will. Mit ihrer Hilfe kann man Risikofaktoren aus der Umwelt nachstellen: Dazu setzt man die Mäuse bereits vor der Geburt verschiedenen Gefahren wie Stress der Mutter oder Aktivierung des mütterlichen Immunsystems aus (die auftreten kann, wenn sich die Mutter eine Infektion zuzieht) und untersucht dann, wie sich solche Faktoren auf Entwicklung und Funktion des Gehirns auswirken. Tiermodelle machen kontrollierte Experimente möglich, mit denen man Zusammenhänge zwischen Genen, Gehirn, Umwelt und Verhalten aufdecken kann.

Die Kluft zwischen psychischen und neurologischen Krankheiten wird kleiner

Die Aufklärung der biologischen Grundlagen neurologischer Erkrankungen hat auch unser Wissen über die normale Gehirnfunktion – das heißt über die Art, wie das Gehirn den Geist entstehen lässt – erheblich erweitert. Über die Sprachfähigkeit haben wir durch die Broca- und die Wernicke-Aphasie etwas gelernt, über das Gedächtnis durch die Alzheimer-Krankheit, über Kreativität durch die frontotemporale Demenz, über Bewegungen durch die Parkinson-Krankheit und über die Verbindung zwischen Denken und Handeln durch Rückenmarksverletzungen.

Mittlerweile zeigen immer mehr Studien, dass manche Krankheiten, die sich mit unterschiedlichen Symptomen äußern, auf die gleiche Weise entstehen können, das heißt, sie haben einen gemeinsamen molekularen Mechanismus. So sind zum Beispiel sowohl die Alzheimer-Krankheit, die vorwiegend das Gedächtnis beeinträchtigt, als auch die Parkinson-Krankheit, die sich vorwiegend auf die Bewegungsfähigkeit auswirkt, und die Huntington-Krankheit, von der Bewegungen, Stimmungslage und Kognition betroffen sind, auf fehlerhafte Proteinfaltung zurückzuführen – mehr darüber werden wir in späteren Kapiteln erfahren. Die drei Krankheiten äußern sich durch verblüffend unterschiedliche Symptome, weil von der anormalen Faltung sowohl unterschiedliche Proteine als auch unterschiedliche Gehirnareale betroffen sind. Auch bei anderen Krankheiten werden wir zweifellos gemeinsame Mechanismen entdecken.

Vermutlich entstehen alle psychischen Krankheiten dadurch, dass manche Teile der neuronalen Schaltkreise im Gehirn – manche Neuronen und die Schaltkreise, zu denen sie gehören – überaktiv, inaktiv oder nicht zu effizienter Kommunikation in der Lage sind. Ob derartige Fehlfunktionen auf mikroskopisch kleine, beim Blick auf das Gehirn nicht erkennbare Verletzungen, auf Veränderungen der Synapsenverknüpfungen oder eine fehlerhafte Verdrahtung des Gehirns während der Entwicklung zurückzuführen sind, wissen wir nicht. Klar ist aber, dass alle psychischen Beeinträchtigungen die Folge ganz bestimmter Veränderungen in der Funktion von Neuronen und Synapsen sind, und ebenso wissen wir, dass Psychotherapie – wenn sie hilft – ihre Wirkung durch die Beeinflussung von Gehirnfunktionen entfaltet, das heißt weil sie physische Veränderungen im Gehirn bewirkt.

Heute ist also bekannt, dass psychische Krankheiten genau wie neurologische Störungen auf Anomalien im Gehirn zurückzuführen sind.

Aber worin unterscheiden sich psychische und neurologische Störungen? Der derzeit offenkundigste Unterschied betrifft die Symptome, die sich bei den Patienten bemerkbar machen. Neurologische Krankheiten haben in der Regel ungewöhnliche Verhaltensweisen zur Folge, oder das Verhalten zerfällt in verschiedene Bruchstücke wie ungewöhnliche Kopf- oder Armbewegungen, oder die motorische Kontrolle geht verloren. Die wichtigsten psychischen Krankheiten dagegen sind häufig durch Übertreibungen alltäglicher Verhaltensweisen gekennzeichnet. Wir alle fühlen uns hin und wieder bedrückt, aber bei einer Depression ist dieses Gefühl dramatisch verstärkt. Jeder Mensch ist einmal begeistert, wenn alles gut klappt, aber dieses Gefühl schlägt in der manischen Phase der bipolaren Störung über die Stränge. Furcht und das ganz normale Streben nach Vergnügen kann in eine Spirale mit schweren Angstzuständen und Sucht münden. Selbst manche Halluzinationen und Wahnvorstellungen, wie sie bei der Schizophrenie auftreten, haben eine gewisse Ähnlichkeit mit Ereignissen, die sich in unseren Träumen abspielen.

Sowohl neurologische als auch psychische Störungen können mit Funktionseinschränkungen verbunden sein. So tritt beispielsweise bei der Parkinson-Krankheit ein Verlust der Bewegungssteuerung ein, bei der Alzheimer-Krankheit kommt es zum Gedächtnisverlust, beim Autismus ist die Fähigkeit zur Verarbeitung sozialer Anhaltspunkte vermindert, und bei der Schizophrenie leidet die Kognitionsfähigkeit.

Ein zweiter scheinbarer Unterschied betrifft die Sichtbarkeit physischer Schäden im Gehirn. Wie wir bereits erfahren haben, sind Schäden, die durch neurologische Krankheiten entstehen, bei der Obduktion oder mit struktureller Bildgebung häufig leicht zu erkennen. Schäden, die psychische Störungen verursachen, sind häufig weniger offensichtlich, aber nachdem sich das Auflösungsvermögen der bildgebenden Verfahren heute immer weiter verbessert, können wir auch im Gehirn von Menschen mit Schizophrenie drei Strukturveränderungen nachweisen: vergrößerte Ventrikel, eine dünnere Hirnrinde und einen kleineren Hippocampus. Dank der Verbesserungen in der funktionellen Bildgebung können wir heute auch bestimmte Veränderungen der Gehirnaktivität erkennen, die für Depressionen und andere psychische Störungen charakteristisch sind. Und nachdem mittlerweile Verfahren zum Nachweis noch kleinerer Schäden an den Nervenzellen zur Verfügung stehen, sollten wir ähnliche Schäden im Gehirn aller Menschen mit psychischen Störungen finden.

Der dritte scheinbare Unterschied ist die Lokalisierung. Da sich die Neurologie traditionell auf die Anatomie konzentriert hat, wissen wir über neurologische Erkrankungen, was die neuronalen Schaltkreise angeht, viel mehr als über psychische Störungen. Außerdem liegen den psychischen Störungen komplexere neuronale Schaltkreise zugrunde als den neurologischen Krankheiten. Erst in jüngster Zeit hat man mit der Erforschung der Gehirnareale begonnen, die an Denken, Planung und Motivation mitwirken, den mentalen Prozessen, die bei der Schizophrenie sowie bei Stimmungs- und Gefühlszuständen wie der Depression in Unordnung geraten.

Zumindest manche psychischen Störungen sind anscheinend nicht mit dauerhaften Strukturveränderungen im Gehirn verbunden und lassen sich deshalb mit größerer Wahrscheinlichkeit rückgängig machen als Krankheiten, die durch offenkundige physische Schäden verursacht werden. Wie man beispielsweise festgestellt hat, wird eine gesteigerte Aktivität in einem bestimmten Gehirnareal bei einer erfolgreichen Depressionstherapie rückgängig gemacht. Neuere Behandlungsverfahren könnten allerdings selbst bei neurologischen Krankheiten die physischen Schäden beheben – dies gelingt heute bereits bei manchen Patienten mit Multipler Sklerose.

Mit weiteren Fortschritten der Erforschung von Gehirn und Geist scheint es immer wahrscheinlicher zu werden, dass es in Wirklichkeit zwischen neurologischen und psychischen Krankheiten keine tiefgreifenden Unterschiede gibt, sondern dass sich mit der Erweiterung unserer Kenntnisse immer mehr Ähnlichkeiten herauskristallisieren werden. Dieser Vorgang des Zusammenwachsens wird zu einem neuen wissenschaftlich begründeten Humanismus führen: Damit bietet sich die Chance zu erkennen, wie unsere individuellen Erfahrungen und Verhaltensweisen ihre Wurzeln in den Interaktionen von Genen und Umwelt haben, die unser Gehirn formen.

Kapitel 2

Unsere höchst soziale Natur: der autistische Formenkreis

Wir sind von Natur aus höchst soziale Lebewesen. Dass es unserer Spezies im Laufe der Evolution so gut gelungen ist, sich an die natürliche Umwelt anzupassen, verdanken wir zu einem großen Teil unserer Fähigkeit, zwischenmenschliche Netzwerke zu knüpfen. Mehr als jede andere Spezies brauchen wir einander – als Gefährten und zum Überleben. Entsprechend entwickeln sich Menschen in der Isolation nicht normal. Kinder sind von Geburt an darauf vorbereitet, die Welt zu interpretieren, auf die sie als Erwachsene treffen werden, aber die Sprache und weitere entscheidende Fähigkeiten, die sie brauchen werden, können sie nur von anderen Menschen erlernen. Ein Mangel an sensorischen und sozialen Erfahrungen in einem frühen Lebensstadium kann den Aufbau des Gehirns beeinträchtigen. Aber auch im Alter brauchen wir zwischenmenschliche Beziehungen, um das Gehirn gesund zu erhalten.

Über das Wesen und die Bedeutung unseres sozialen Gehirns – über die Areale und die Prozesse, die auf die Interaktionen mit anderen Menschen spezialisiert sind – wissen wir mittlerweile eine Menge. Viele Kenntnisse stammen aus der Erforschung des Autismus, einer komplexen Krankheit, bei der sich das soziale Gehirn nicht normal entwickelt. Autismus macht sich in einer entscheidenden Entwicklungsphase, noch vor dem dritten Geburtstag, bemerkbar. Da sich die Fähigkeiten zu zwischenmenschlichen Beziehungen und Kommunikation bei autistischen Kindern nicht von selbst entwickeln, ziehen sie sich in ihre innere Welt zurück und interagieren sozial nicht mit anderen.

Zum Autismus gehört eine ganze Reihe verschiedener Störungen; das Spektrum reicht von schwachen bis schweren Ausprägungsformen, charakteristisch ist aber immer die Schwierigkeit, mit anderen in Verbindung zu treten. Bei Menschen mit Autismus ist die Fähigkeit zu verbaler und nonverbaler sozialer Interaktion und Kommunikation beeinträchtigt; außerdem haben sie nur begrenzte Interessen. Solche Hindernisse für die Interaktion haben weitreichende Auswirkungen auf das Sozialverhalten.

Dieses Kapitel geht der Frage nach, was wir durch die Erforschung des Autismus über unser soziales Gehirn und unsere Fähigkeit, die mentalen und emotionalen Zustände anderer »zu lesen«, gelernt haben. Es beschreibt, welchen Beitrag die Kognitionspsychologie zu unserem Autismusverständnis leistet und wie uns Autismusstudien neue Einblicke in die neuronalen Schaltkreise des sozialen Gehirns verschafft haben. Die Ursachen des Autismus sind bisher nicht geklärt, aber Gene scheinen eine wichtige Rolle zu spielen. Bemerkenswerte neue genetische Befunde zeigen, wie Mutationen in bestimmten Genen entscheidende biologische Prozesse während der Entwicklung beeinträchtigen, sodass Störungen aus dem autistischen Formenkreis die Folge sind. Und schließlich werden wir kurz anreißen, was wir aus dem Sozialverhalten der Tiere gelernt haben.

Autismus und das soziale Gehirn

Auf der Grundlage ihrer Studien an Schimpansen äußerten David Premack und Guy Woodruff von der University of Pennsylvania 1978 die Ansicht, dass jeder von uns eine *Theorie des Geistes* besitzt – das heißt, wir schreiben uns selbst und anderen mentale Zustände zu.[1] Jeder von uns kann begreifen, dass andere Menschen einen eigenen Geist haben, dass sie über ihre eigenen Überzeugungen, Bestrebungen, Wünsche und Absichten verfügen. Diese angeborene Erkenntnis ist etwas anderes als ein gemeinsam erlebtes Gefühl. Ein sehr kleines Kind lächelt, wenn wir lächeln, oder runzelt die Stirn, wenn wir die Stirn runzeln. Aber zu erkennen, dass die Person, die man ansieht, unter Umständen etwas anderes denkt als man selbst, ist eine Fähigkeit, die in der normalen Entwicklung erst später entsteht, nämlich im Alter von rund drei oder vier Jahren.

Da wir in der Lage sind, anderen mentale Zustände zuzuschreiben, können wir auch ihr Verhalten vorhersehen – eine entscheidende Fähigkeit für soziales Lernen und zwischenmenschliche Interaktion. Ein Beispiel: Wenn wir beide uns unterhalten, habe ich ein Gefühl dafür, worauf du in dem Gespräch hinauswillst, und du spürst, welches meine Richtung ist. Wenn du einen Witz machst, werde ich ihn nicht wörtlich interpretieren und ich werde bei dir mit einem anderen Verhalten rechnen, als wenn ich das Gefühl hätte, dass du das Gesagte ernst meinst. Im Jahr 1985 wandten Uta Frith, Simon Baron-Cohen und Alan Leslie vom Londoner University College das Konzept der Theorie des Geistes auf Menschen mit Autismus an.[2] Wie es dazu kam, beschreibt Frith (Abbildung 2.1) so:

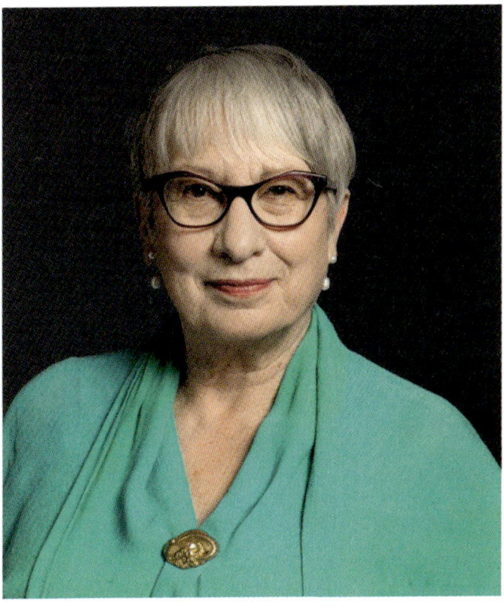

Abb. 2.1: Uta Frith

Wie funktioniert der Geist? Was bedeutet es, wenn man sagt, der Geist werde vom Gehirn erschaffen? Seit der Zeit, als ich experimentelle Psychologie studierte, haben mich solche Fragen immer brennend interessiert. Der naheliegende Weg, zu möglichen Antworten zu kommen, war die Pathologie, und so machte ich am Institute of Psychiatry in London eine Ausbildung als klinische Psychologin. Dabei lernte ich zum ersten Mal autistische Kinder kennen. Sie waren ungeheuer faszinierend. Ich wollte herausfinden, woher es kommt, dass sie sich anderen gegenüber so seltsam verhalten und dass sie von der alltäglichen Kommunikation, die wir alle für selbstverständlich halten, so vollkommen unberührt bleiben. Das will ich immer noch herausfinden! Denn selbst ein ganzes Forscherleben reicht nicht aus, um dem Rätsel des Autismus auf den Grund zu gehen …

Ich wollte wissen, warum sich autistische Menschen selbst dann, wenn sie über eine gute Sprachfähigkeit verfügen, nur so schwer an einem Gespräch beteiligen können. Damals wurde gerade das Konzept einer »Theorie des Geistes« entwickelt, in dem man Erkenntnisse aus Verhaltensforschung, Philosophie und Entwicklungspsychologie zusammenbrachte. Mir und meinen damaligen Kollegen Alan Leslie und Simon Baron-Cohen schien das für den Autismus von höchstem Interesse zu sein. Möglicherweise lag dort der Schlüssel zu den sozialen Beeinträchtigungen. Und wie sich herausstellte, traf das zu.

Wir begannen in den 1980er-Jahren mit systematischen Verhaltensexperimenten und konnten zeigen, dass autistische Menschen tatsächlich keine spontane »Mentalisierung« vollziehen. Das heißt, sie schreiben anderen nicht automatisch psychologische Motive oder mentale Zustände zu, um ihr Verhalten zu erklären. Sobald die bildgebenden Verfahren für das Nervensystem zur Verfügung standen, machten wir Scanaufnahmen von autistischen Erwachsenen und deckten das Mentalisierungssystem des Gehirns auf. Diese Arbeiten sind bis heute nicht abgeschlossen.[3]

Durch die Erforschung des Autismus haben wir viel über soziale Verhaltensweisen und die biologischen Hintergründe von zwischenmenschlichen Beziehungen und Empathie gelernt. Manche sozialen Wechselbeziehungen laufen beispielsweise auf dem Weg über »biologische Bewegungen« ab – wir gehen auf einen anderen zu oder reichen ihm zur Begrüßung die Hand. Im Jahr 2008 entdeckte Kevin Pelphrey von der Yale University – damals arbeitete er an der Carnegie Mellon University –, dass es autistischen Kindern schwerfällt, biologische Bewegungen zu unterscheiden.[4] In einem Experiment mit autistischen und nichtautistischen (»neurotypischen«) Kindern beobachtete er zwei Gehirnareale, während die Kinder biologische und nichtbiologische Bewegungen sahen. Eine dieser Regionen, MT oder V5 (MT/V5) genannt, spricht auf jede Art von Bewegung an; die andere ist der Sulcus temporalis superior, der bei neurotypischen Erwachsenen stärker auf biologische Bewegungen reagiert. Bei der biologischen Bewegung, die Pelphrey den Kindern zeigte, handelte es sich um einen gehenden Menschen oder menschenähnlichen Roboter; die nichtbiologische Bewegung war eine zusammenhanglose mechanische Figur oder eine Standuhr. In beiden Kindergruppen sprach die bewegungsempfindliche Gehirnregion MT/V5 gleich stark auf beide Bewegungstypen an. Der Sulcus temporalis superior dagegen war bei normal entwickelten Kindern stärker aktiv, wenn sie biologische Bewegung sahen. Bei autistischen Kindern nahm das gleiche Gehirnareal keinen Unterschied zwischen den beiden Bewegungsformen wahr (Abbildung 2.2).

Die Fähigkeit, biologische Abläufe zu erkennen und mit dem Zusammenhang, in dem sie sich abspielen, in Verbindung zu bringen – zum Beispiel wenn wir unsere Beobachtung, dass jemand nach einem Glas Wasser greift, mit der Vermutung verknüpfen, dass diese Person Durst hat –, versetzt uns in die Lage, Absichten zu erkennen, und das ist für eine Theorie des Geistes entscheidend. Dass Menschen mit Autismus so große Schwierigkeiten mit zwischenmenschlichen Beziehungen haben, liegt unter anderem daran, dass sie nur begrenzt in der Lage sind, sozial bedeutsame biologische Handlungen wie das Ausstrecken der Hand zum Händeschütteln zu interpretieren.

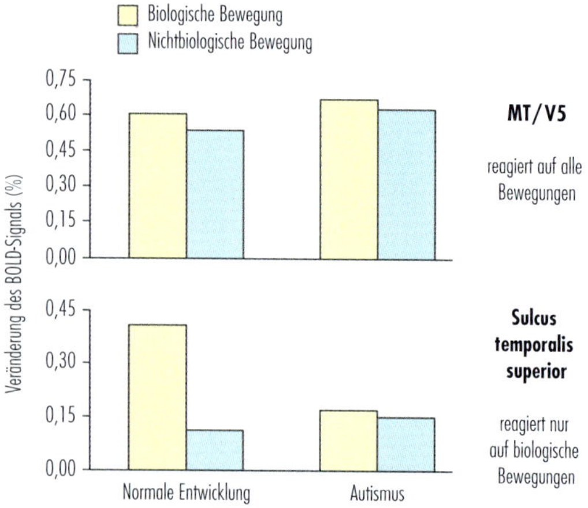

Abb. 2.2: Die Reaktion auf biologische und nichtbiologische Bewegungen in zwei Gehirnarealen, links bei Kindern, die sich normal entwickeln, rechts bei Kindern mit Autismus. MT/V5 ist ein Areal des Hinterhauptslappens.

Ähnliche Schwierigkeiten haben Menschen mit Autismus auch, wenn es darum geht, in Gesichtern zu lesen. Wenn sie einen anderen ansehen, meiden sie den Blick in die Augen und neigen stattdessen dazu, den Mund anzusehen (Abbildung 2.3). Neurotypische Menschen machen es umgekehrt: Sie blicken vorwiegend auf die Augen. Warum? Weil die Blickrichtung eines Menschen uns wichtige Hinweise darauf liefert, was derjenige will, beabsichtigt oder glaubt. Die Wörter »wollen«, »beabsichtigen« und »glauben« bezeichnen mentale Zustände. Solche Geisteszustände sind der direkten Beobachtung nicht zugänglich, aber die meisten Menschen verhalten sich, als könnten sie die mentale Verfassung eines anderen unmittelbar beobachten – als könnten sie Gedanken lesen.

Betrachten wir beispielsweise das großartige Gemälde *Der Falschspieler mit dem Karoass* von Georges de la Tour (Abbildung 2.4). Was sehen wir darauf? Vermutlich fasziniert uns der seltsame Blick der sitzenden Dame. Sie kommuniziert offensichtlich mit der Frau, die zu ihrer Rechten steht. Die stehende Frau hat die Karten in der Hand des Spielers links gesehen. Dieser ist ein Falschspieler: Man sieht, dass er das Karoass hinter dem

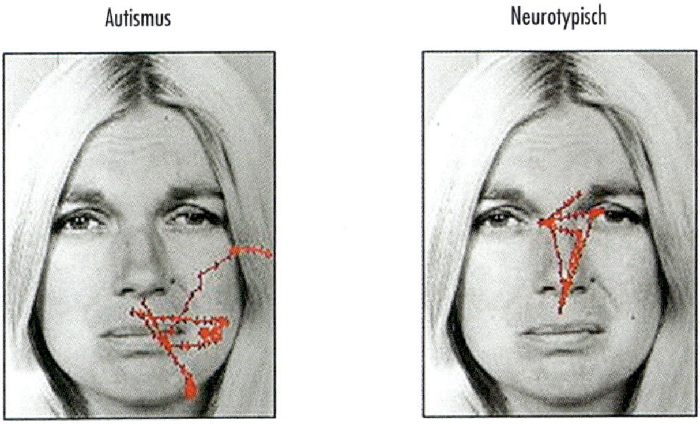

Abb. 2.3: Augenbewegungen bei einem autistischen und einem neurotypischen Menschen

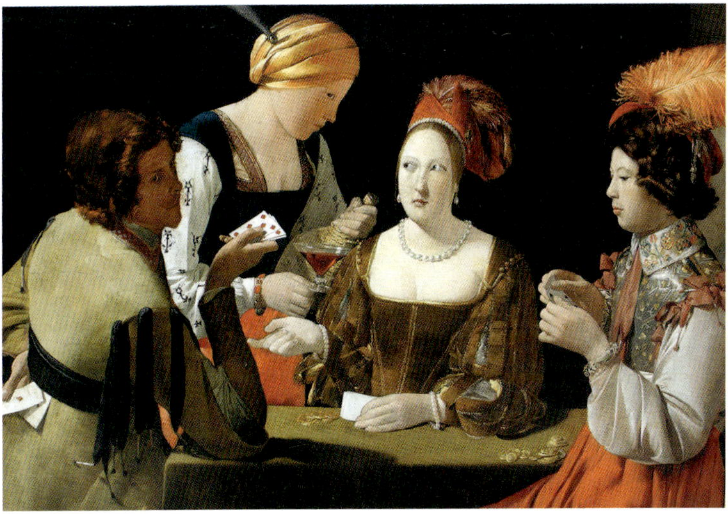

Abb. 2.4: Georges de la Tour, *Der Falschspieler mit dem Karoass*, ca. 1635. Louvre, Paris.

Rücken versteckt. Der Spieler rechts ist ein reicher junger Mann, der um die vor ihm liegenden Goldmünzen betrogen werden wird.

Wie können wir diese Szene, die vor fast vier Jahrhunderten gemalt wurde, mit solcher Sicherheit interpretieren? Wie kann sich der Maler darauf verlassen, dass wir alle Hinweise, die er uns gegeben hat – den Blick, den Zeigefinger, die versteckte Karte – zusammensetzen werden und dann zu der richtigen Interpretation gelangen? Dieses geradezu gespenstische Ergebnis entspringt unserer Fähigkeit, eine Theorie des Geistes zu formulieren. Wir nutzen sie ständig, um das Verhalten anderer zu erklären und vorherzusehen.

Beim Autismus ist die Verknüpfung von Blickrichtung und Absicht gestört. Zwar haben wir noch einen langen Weg vor uns, bevor wir die biologischen Ursachen des Autismus verstehen und wissen, welche Gene, Synapsen und neuronalen Schaltkreise verändert sind, aber über die kognitive Psychologie des Autismus und damit auch über die kognitiven Systeme in unserem Gehirn, die für die Theorie des Geistes verantwortlich sind, ist schon einiges bekannt.

Die neuronalen Schaltkreise des sozialen Gehirns

Ausgehend von den Autismusstudien und den daraus abgeleiteten Erkenntnissen über die Theorie des Geistes formulierte Leslie Brothers von der University of California in Los Angeles Medical School im Jahr 1990 eine Theorie der sozialen Interaktionen.[5] Sie vertrat die Ansicht, solche Interaktionen setzten ein Netzwerk verknüpfter Gehirnareale voraus, die soziale Informationen verarbeiten und gemeinsam eine Theorie des Geistes entstehen lassen; für dieses Netzwerk prägte sie den Begriff *soziales Gehirn*. Bei den beteiligten Regionen handelt es sich um den unteren Schläfenlappen (beteiligt an der Gesichtserkennung), die Amygdala (Gefühle), den Sulcus temporalis superior (biologische Bewegungen), das System der Spiegelneuronen (Empathie) und Areale an der Grenze zwischen Schläfen- und Scheitellappen (Abbildung 2.5 und 2.6).

Bei der Entschlüsselung der Frage, wie die von der Kognitionspsychologie identifizierten Areale des sozialen Gehirns verknüpft sind und wie sie durch ihr Zusammenwirken das Verhalten beeinflussen, steht die Gehirnforschung noch ganz am Anfang. Stephen Gotts und seine

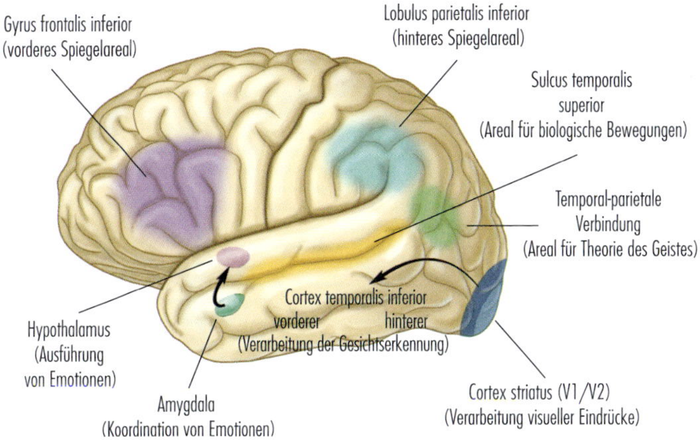

Abb. 2.5: Das Netzwerk der Areale, die unser soziales Gehirn bilden

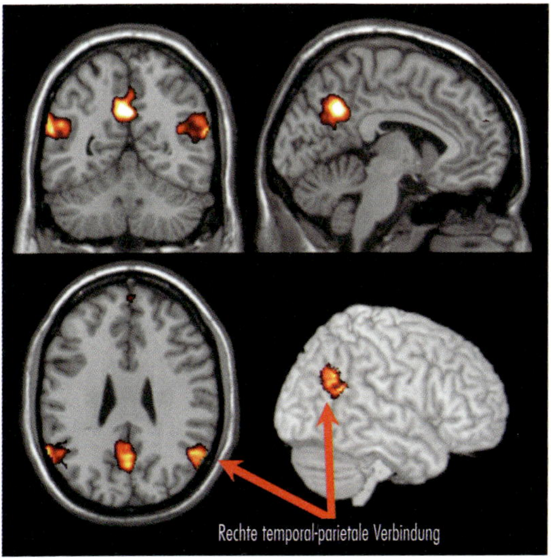

Abb. 2.6: Theorie des Geistes: Der neuronale Mechanismus in der temporal-parietalen Verbindung wird aktiviert, wenn wir über die Gedanken, Überzeugungen oder Wünsche eines anderen nachdenken.

Kollegen am National Institute of Mental Health konnten mit funktionellen bildgebenden Verfahren bestätigen, dass der neuronale Schaltkreis des sozialen Gehirns bei Personen mit Krankheiten aus dem autistischen Formenkreis tatsächlich beeinträchtigt ist. Insbesondere in drei Regionen des sozialen Gehirns findet man unterbrochene Verknüpfungen, nämlich in solchen, die an den emotionalen Aspekten des Sozialverhaltens, an Sprache und Kommunikation sowie am Wechselspiel zwischen visueller Wahrnehmung und Bewegung mitwirken. Normalerweise sind die Aktivitätsmuster in diesen drei Arealen untereinander koordiniert, aber bei Menschen mit Autismus ist das nicht der Fall. Hier sind sie untereinander und mit dem übrigen sozialen Gehirn »aus dem Tritt«.[6]

Von besonderem Interesse sind die anatomischen Befunde zum zeitlichen Ablauf von Gehirnwachstum und Gehirnentwicklung bei autistischen Kindern. Bis zum zweiten Lebensjahr haben autistische Kinder häufig einen größeren Kopfumfang als solche, die sich normal entwickeln. Außerdem entwickeln sich unter Umständen manche Gehirnareale bei einem autistischen Kind im ersten Lebensjahr vorzeitig; das gilt insbesondere für den Stirnlappen, der für Aufmerksamkeit und Entscheidungsfindung eine wichtige Rolle spielt, und für die Amygdala, die an Gefühlen beteiligt ist.[7]

Dieser Befund ist insofern von Bedeutung, als dass die Gehirnareale – wenn sie sich nicht in der richtigen Reihenfolge entwickeln – die Wachstumsmuster in anderen Arealen, mit denen sie Verknüpfungen ausbilden, ernsthaft beeinträchtigen können.

Die Entdeckung des Autismus

Als eigenständige Krankheit wurde Autismus Anfang der 1940er-Jahre von zwei Wissenschaftlern erkannt, die untereinander keinen Kontakt hatten: Leo Kanner arbeitete in den Vereinigten Staaten, Hans Asperger in Österreich. Bis dahin hatte man bei betroffenen Kindern eine geistige Behinderung oder Verhaltensstörungen diagnostiziert.

Interessanterweise gelangten Kanner und Asperger mit ihren Untersuchungen nicht nur zu ähnlichen Ergebnissen, sondern sie gaben der Krankheit auch den gleichen Namen: *Autismus*. In die medizinische Fachliteratur war das Wort von Eugen Bleuler eingeführt worden, dem großen Schweizer Psychiater, der auch den Begriff *Schizophrenie* geprägt hatte. Als »autistisch« bezeichnete Bleuler eine bestimmte Gruppe von Symptomen, die für die Schizophrenie charakteristisch sind: soziale Auffälligkeit, Geistesabwesenheit und ein mehr oder weniger einsames Leben.

Kanner wurde in Österreich geboren und in Berlin ausgebildet. Er zog 1924 in die Vereinigten Staaten und trat eine Stelle am staatlichen Krankenhaus für Geisteskrankheiten in Yankton im Bundesstaat South Dakota an. Von dort ging er an die Johns Hopkins University, wo er 1930 die Klinik für Kinderpsychiatrie gründete. Im Jahr 1943 veröffentlichte er seinen klassischen Aufsatz »Autistic Disturbances of Affective Contact« (»Autistische Störungen des affektiven Kontakts«), in dem er elf Kinder beschrieb.[8] Eines davon, ein Junge namens Donald, war am glücklichsten, wenn er allein war. Kanner stellte seinen eigenen Beobachtungen an Donald eine Beschreibung voran, die der Vater des Jungen verfasst hatte: »Es scheint fast, als würde er sich in sein Schneckenhaus zurückziehen und in seinem Inneren leben … wobei er alles um sich herum vergisst.« In seinem zweiten Lebensjahr »entwickelte er eine Besessenheit für rotierende Bausteine und Pfannen und andere runde Gegenstände … Er fing an, den Kopf von einer Seite zur anderen zu schwenken.« Auf der Grundlage seiner Untersuchungen an Donald und den zehn anderen Kindern zeichnete Kanner ein eindringliches Bild der drei wichtigsten Merkmale des klassischen kindlichen Autismus: erstens der tiefe und ausdrückliche Wunsch, allein zu sein, zweitens der Wunsch, dass die Dinge immer gleich sind und sich nicht ändern, und drittens kreative Inselbegabungen.

Asperger wurde in der Nähe von Wien geboren. Er machte an der dortigen Universität sein Medizinexamen und arbeitete an der Universitäts-Kinderklinik. Asperger erkannte, dass der Autismus nicht bei allen Betroffenen gleich ausgeprägt ist. Es gibt vielmehr ein breites Formenspektrum, von Menschen, die bei manchen geistigen Tätigkeiten unter dem Durchschnitt liegen und große Schwierigkeiten haben sich auszudrücken, bis zu jenen, die hochintelligent sind und keinerlei Probleme mit der Sprache haben. Außerdem stellte er fest, dass Autismus von Dauer ist und sich bei Erwachsenen ebenso bemerkbar macht wie bei Kindern.

Die Kinder, mit denen Asperger zu tun hatte, litten an den milderen Autismusformen. Manche von ihnen erbrachten intellektuelle Höchstleistungen; die Literaturnobelpreisträgerin Elfriede Jelinek zum Beispiel war eine Patientin von Asperger. Bis vor Kurzem wurde bei autistischen Kindern und Erwachsenen mit ausgeprägten Spezialbegabungen das Asperger-Syndrom diagnostiziert, das heute jedoch allgemein zum autistischen Formenkreis gerechnet wird.

Leben mit Autismus

Eltern autistischer Kinder haben es nicht leicht. Alison Singer, die Präsidentin der Autism Science Foundation, die selbst eine autistische Tochter hat, bezeichnet ihr Leben als »Herausforderung und täglichen Kampf… Es ist finanziell anstrengend. Es ist emotional anstrengend. Man muss sich rund um die Uhr um jemanden kümmern, der eigentlich nichts mitteilen kann, dem ich eigentlich nichts mitteilen kann. Meistens habe ich keine Ahnung, was sie mir sagen will.«

Singer beschreibt ihre Situation so:

> Mit einem autistischen Kind zu leben heißt, dass man wirklich jeden Tag die richtige Balance finden muss: auf der einen Seite das Kind genau so zu lieben, wie es ist, und andererseits ständig auf mehr zu drängen. Und mit »mehr« meine ich mehr Sprache, mehr zwischenmenschliche Interaktion, mehr Restaurants oder andere Orte in der Stadt, wo sie hingehen kann, ohne einen Zusammenbruch zu erleiden.
>
> Bei meiner Tochter waren viele typische frühe Warnzeichen des

> Autismus zu erkennen. Als Baby plapperte sie nie. Sie vollzog nie soziale Gesten. Sie winkte nie zum Abschied. Sie hat nie mit Kopfbewegungen Ja oder Nein gesagt. Ihre Wutausbrüche waren jenseits von Gut und Böse. Sie hatte wirklich Schwierigkeiten, Blickkontakt herzustellen, wenn ich sie auf den Spielplatz oder zu Spielgruppen mitnahm. Sie zeigte nie das geringste Interesse an den anderen Kindern. Zwar sprach sie ein paar Wörter, aber das waren alles solche, die sie aus Büchern oder Videos hatte, und sie benutzte sie nicht auf sinnvolle Weise zur Kommunikation. Sie wiederholte sie nur immer und immer wieder. Auch mit ihrem Spielzeug ging sie ungewöhnlich um. Sie sortiert die Gegenstände nach der Farbe oder reihte sie nach der Größe auf; aber sie spielte eigentlich nie so damit, wie es die Hersteller beabsichtigt hatten. Man darf sich nicht täuschen lassen und glauben, das Kind würde sein Spielzeug irgendwie auf »kreative Weise« verwenden. In Wirklichkeit sollten Spielzeuge so verwendet werden, wie es der Hersteller beabsichtigt hat.
>
> Als sie älter wurde – jetzt ist sie neunzehneinhalb –, verfestigten sich manche Symptome und waren nun tiefer verwurzelt, aber in anderer Hinsicht ist eine Besserung eingetreten. Autismus ist eine Entwicklungsstörung, und bei den meisten Kindern wird es besser, wenn sie älter werden. Manches davon ist die Folge intensiver Therapie, anderes hat einfach mit der Reife zu tun.[9]

In den 1960er-Jahren machte der in Wien geborene Psychologe Bruno Bettelheim, der sich auf emotional gestörte Kinder spezialisiert hatte, zur Erklärung für die Ursache des Autismus den unglückseligen Begriff »Kühlschrankmutter« populär. Bettelheim vertrat die Ansicht, der Autismus habe keine biologischen Ursachen, sondern sei die Folge, wenn eine Mutter einem unerwünschten Kind die Zuneigung vorenthielt. Bettelheims Theorien über den Autismus, die vielen Eltern großen Schmerz bereiteten, wurden später völlig verworfen.

Singer ist dankbar, dass die Forschung mittlerweile die biologischen Hintergründe des Autismus aufgedeckt hat:

> Wenigstens müssen wir uns heute nicht mehr mit der Vorstellung herumschlagen, Autismus sei das Ergebnis mangelhafter elterlicher Fürsorge und die Eltern von Kindern mit Autismus seien so gefühlskalt, dass sie keine richtige Bindung zu ihrem Kind herstellen können, und das sei die Ursache, dass das Kind sich in seine eigene Welt zurückzieht. Die Eltern von Kindern mit Autismus lieben ihre Kinder mehr, als andere verstehen können. Wir tun alles, wirklich alles, um ihnen zu helfen, damit sie wichtige Dinge lernen und an gemeinschaftlichen Aktivitäten teilnehmen können.
>
> In den 1960er-Jahren, als bei meinem Bruder Autismus diagnostiziert wurde, sagte man meiner Mutter, sie sei als »Kühlschrankmutter« so kalt, dass sie keine Bindung zu meinem Bruder herstellen könne, und deshalb sei der Autismus ihre Schuld. Der Arzt sagte, sie solle sich mit ihrem nächsten Kind mehr Mühe geben. Gott sei Dank liegen diese Zeiten hinter uns. Heute wissen wir, dass Autismus eine genetisch bedingte Störung ist, und wir erfahren jeden Tag Neues über die Gene, die ihn verursachen. Heute laufen wichtige Forschungsarbeiten, mit denen wir die Ursachen des Autismus erklären und bessere Therapien für die Betroffenen entwickeln können.[10]

Nachdem klar war, dass Autismus eine biologische Grundlage hat, konnte die Wissenschaft darangehen, die Kenntnisse über die Krankheit zu verfeinern. So stellte sich beispielsweise heraus, dass sich Menschen mit weniger schweren Autismusformen bei ihren sozialen Interaktionen vom tatsächlichen Verhalten ihres Gegenübers leiten lassen und nicht von den hinter dessen Verhalten stehenden Absichten. Deshalb fällt es ihnen schwer, tiefer liegende Motive und Manipulation zu erkennen – es geht ihnen ein wenig wie dem naiven jungen Kartenspieler auf dem Gemälde in Abbildung 2.4. Stark gestörte autistische Menschen sind von ihrem Wesen her einfach und ehrlich: Sie empfinden keinen Druck, den Gedanken und Überzeugungen anderer Menschen gerecht zu werden. Autisten, die in zwischenmenschlichen Situationen gut zurechtkommen, empfinden diesen Konformitätsdruck durchaus, aber sie haben kein angeborenes Gespür dafür, wie sie ihm nachkommen sollen. Dieses Fehlen eines inneren zwischenmenschlichen Kompasses trägt zu den Depressionen und Angstzuständen bei, die Kinder am milden Ende des autistischen Spektrums häufig erleben.

Wenn solche Kinder etwas über geistige Zustände wie Überzeugungen, Wünsche und Absichten lernen, sind die Probleme mit der zwischenmenschlichen Kommunikation nicht beseitigt, sondern nur gelindert. Selbst den begabtesten, am besten angepassten Menschen aus dem autistischen Formenkreis fällt es schwer, geistige Zustände zu entschlüsseln und zu interpretieren. Dazu brauchen sie Zeit. Mit schriftlicher Kommunikation wie E-Mail fällt es ihnen leichter als in der Begegnung von Angesicht zu Angesicht. Dennoch wäre es ein Fehler, den Stress und die Ängste zu unterschätzen, an denen die meisten Menschen aus dem autistischen Formenkreis leiden, wenn sie sich in eine Welt mit neurotypischen Menschen einfügen wollen.

Erin McKinney, die selbst Autismus hat, beschreibt diesen Stress so:

> Der Autismus macht mein Leben laut. Das ist das beste Adjektiv, das ich gefunden habe. Alles wird verstärkt. Das meine ich nicht nur im Hinblick auf mein Gehör, obwohl auch das ein Teil davon ist. Ich fühle laut. Eine leichte Berührung fühlt sich nicht wirklich leicht an. Ein helles Licht wirkt noch heller. Das leise Summen einer Lampe fühlt sich an wie Donner. Ich fühle mich nicht glücklich, sondern überwältigt. Ich fühle mich nicht traurig, sondern überwältigt. In der allgemeinen Wahrnehmung haben autistische Menschen kein Mitgefühl. Ich habe wie die meisten Menschen aus dem Formenkreis den umgekehrten Eindruck … Der Autismus macht mein Leben zum Stress. Wenn alles lauter ist, empfindet man in allen Situationen mehr Stress.[11]

Als bei McKinney Autismus diagnostiziert wurde, fühlte sie sich nach ihren eigenen Worten »hin- und hergerissen«. Aber schon wenig später war sie dankbar dafür, dass sie die Diagnose erhalten hatte und sich nun an die schwierige, ständige Arbeit machen konnte, damit zurechtzukommen:

> Ich wandle ständig auf einem Grat. Manchmal falle ich von dem Grat herunter, und es kommt zum Zusammenbruch. Aber das ist okay. Nun, vielleicht ist es nicht okay. Aber es muss sein. Ich habe keine Wahl … Ich muss weitermachen. Ich gebe mir große Mühe, damit ich merke, wenn ich mich auf dem Weg zu einem Zusammenbruch befinde, und dann kann ich den Kurs ändern. Es hat mich viel Mühe gekostet, bis zu diesem Punkt der Selbstwahrnehmung zu kommen, aber es funktioniert auch heute noch nicht immer.
>
> … Ich mache das Gleiche jedes Mal auf die gleiche Weise. Ich zähle viele Dinge, bemerke Dinge, die die meisten anderen für unwichtig halten, und mache mir Stress wegen winziger Unvollkommenheiten. Manche Gedanken bleiben immer und immer wieder in meinem Kopf hängen. Redewendungen, Bilder, Erinnerungen, Muster. Das alles nimmt manchmal überhand. Ich nutze sie zu meinem Vorteil, soweit ich kann. Ich glaube, das ist ein Teil des Grundes, warum ich im Beruf gut bin. Und ich bin sehr gut in meinem Beruf. Ich bemerke kleine Dinge, die Nuancen, die andere häufig übersehen. Ich finde das Prinzip, und ich finde es schnell.[12]

Beim Nachdenken über ihr Leben gelangt McKinney zu dem Schluss:

> Es gibt keinen Zweifel, dass der Autismus mein Leben schwierig macht, aber er macht mein Leben auch schön. Wenn alles intensiver ist, wird das Alltägliche, das Gewöhnliche, das Typische, das Normale zu etwas Besonderem – solche Dinge ragen heraus. Ich kann nicht für alle anderen aus dem Formenkreis oder sonst jemanden sprechen. Jeder hat seine eigenen Erfahrungen. Aber trotz allem glaube ich, dass es wichtig ist, das Schöne zu finden. Zu erkennen,

> dass es Schlechtes und Hässliches gibt, dass es Respektlosigkeit, Ignoranz und Zusammenbrüche gibt. Solche Dinge sind unvermeidlich. Es gibt aber auch Gutes.[13]

Ungefähr zehn Prozent der Menschen mit Autismus haben einen niedrigen IQ, vielfach verfügen sie aber über Spezialbegabungen: Sie schreiben Gedichte, lernen Fremdsprachen, führen Musik auf, zeichnen und malen, rechnen oder kennen zu jedem Datum im Kalender den Wochentag. In ihrem Buch *Bright Splinters of the Mind* (*Rätselhafte Begabungen*), das über Forschungsarbeiten mit autistischen Menschen berichtet, stellt die Experimentalpsychologin Beate Hermelin fest, dass Autismusforscher von den bemerkenswerten Begabungen der von ihnen untersuchten Personen immer wieder fasziniert sind.[14] Zu den bekanntesten autistischen Inselbegabten gehört Nadia. Sie fertigte schon als kleines Mädchen, im Alter zwischen vier und sieben Jahren, eine ganze Reihe von Zeichnungen an, die selbst von professionellen Künstlern allgemein bewundert und in ihrer Schönheit mit den Höhlenmalereien aus der Zeit vor 30 000 Jahren verglichen wurden. Mit den kreativen Fähigkeiten autistischer Menschen werden wir uns in Kapitel 6 noch ausführlicher beschäftigen.

Autismus: die Rolle der Gene

Wie man schon seit etlichen Jahren weiß, spielen die Gene beim Autismus eine äußerst bedeutsame Rolle. Studien an eineiigen Zwillingen (die genetisch genau gleich ausgestattet sind) zeigten, dass dann, wenn ein Zwilling Autismus hat, die Wahrscheinlichkeit, dass auch der andere daran erkrankt ist, bei 90 Prozent liegt. Keine andere Entwicklungsstörung zeigt bei eineiigen Zwillingen eine so hohe Konkordanz.

Wegen dieses verblüffenden Befundes sind viele Wissenschaftler überzeugt, dass der schnellste Weg zur Aufklärung der Vorgänge, die im Gehirn am Autismus beteiligt sind, über die genetischen Hintergründe der Störung führt. Wenn man sich einen Überblick über die genetische

Landschaft verschafft und die Risikofaktoren erkennt, wird man viel besser herausfinden können, wo im Gehirn diese Gene ihre Wirkung entfalten. Autismus ist aber keine Störung, bei der ein einzelnes Gen allein für eine Krankheit verantwortlich ist. Vielmehr stehen viele Gene im Verdacht, zum Risiko, an Autismus zu erkranken, beizutragen.

Gleichzeitig können wir aber auch Umweltfaktoren nicht vollkommen ausschließen – denn jedes Verhalten wird durch das Wechselspiel zwischen Genen und Umwelt geprägt. Selbst eine Mutation in einem einzigen Gen, die unausweichlich zu einer Krankheit führt, kann stark von der Umwelt beeinflusst werden. Ein Beispiel ist die Phenylketonurie (PKU), eine einfache Stoffwechselstörung, auf die Babys nach der Geburt routinemäßig getestet werden. Diese genetisch bedingte, seltene Erkrankung – betroffen ist einer von 15 000 Menschen – kann zu schweren Beeinträchtigungen der Gehirnfunktionen führen. Menschen mit der Krankheit besitzen zwei anomale Kopien des Gens, das letztlich für den Abbau der Aminosäure Phenylalanin sorgt, eines Bestandteils unserer Nahrungsproteine. (Menschen mit nur einer defekten Genkopie bekommen die PKU nicht.) Wenn der Organismus das Phenylalanin nicht abbauen kann, reichert es sich im Blut an, und das führt zur Produktion einer schädlichen Substanz, welche die normale Gehirnentwicklung beeinträchtigt. Glücklicherweise lässt sich die geistige Behinderung aber mit einem einfachen, verblüffend wirksamen äußeren Eingriff vollständig verhindern: Menschen mit einem PKU-Risiko brauchen nur weniger Protein zu sich zu nehmen.

Nachdem wir mit unseren Möglichkeiten, DNA mit hoher Auflösung und bei vielen Menschen zu untersuchen, dramatische Fortschritte gemacht haben, zeichnet sich allmählich ein klarerer Blick auf die genetische Landschaft ab. Die technischen Fortschritte bedeuteten eine Umwälzung für unsere Kenntnisse über die Unterschiede in der DNA einzelner Menschen, und wir wissen jetzt, wie manche Abweichungen zu Störungen wie denen des autistischen Formenkreises führen können. Insbesondere entdeckte man zwei zuvor unbekannte Formen genetischer Abweichungen: *Schwankungen der Kopienzahl* und *Neumutationen*. Beide tragen nicht nur zum Autismus bei, sondern auch zur Schizophrenie und anderen komplexen Störungen, die durch Mutationen in mehreren Genen entstehen.

Schwankungen der Kopienzahl

In der Nucleotidsequenz der Gene gibt es bei allen Menschen geringfügige Unterschiede. (Wie wir in Kapitel 1 erfahren haben, sind Nucleotide die Molekülbausteine, aus denen die DNA besteht.) Diese kleinen Unterschiede nennt man *Einzelnucleotidvariationen* (Abbildung 2.7). Wie man vor ungefähr zehn Jahren entdeckte, kommen in der Struktur unserer Chromosomen aber auch größere Unterschiede vor. Solche seltenen Strukturunterschiede sind unter dem Namen *Schwankungen der Kopienzahl* bekannt (Abbildung 2.8). Unter Umständen fehlt in einem Chromosom ein kleiner DNA-Abschnitt (dann spricht man von einer Deletion), oder ein DNA-Abschnitt ist in einem Chromosom zusätzlich vorhanden (eine Duplikation). Durch solche Schwankungen der Kopienzahl kann die Zahl der Gene in einem Chromosom um 20 oder 30 erhöht oder vermindert sein, doch in beiden Fällen steigt das Risiko für Störungen aus dem autistischen Formenkreis.

Die Schwankungen der Kopienzahl haben neue Hinweise auf die am Autismus beteiligten Gene geliefert, und das wiederum hat uns einen viel besseren Blick auf die molekularen Grundlagen zwischenmenschlicher Verhaltensweisen verschafft. Ein typischer Fall ist die Schwankung der Kopienzahl auf dem Chromosom Nummer 7. Nach den Feststellungen von Matthew State, der heute an der University of California in San Francisco arbeitet, besteht für Menschen, die eine zusätzliche Kopie eines Abschnitts auf dem Chromosom 7 besitzen, ein weitaus größeres Risiko, an einer Störung aus dem autistischen Formenkreis zu erkranken. Geht der gleiche Abschnitt dagegen im Gehirn verloren, ist das Williams-Syndrom die Folge.[15]

Das Williams-Syndrom ist praktisch die Umkehrung des Autismus.

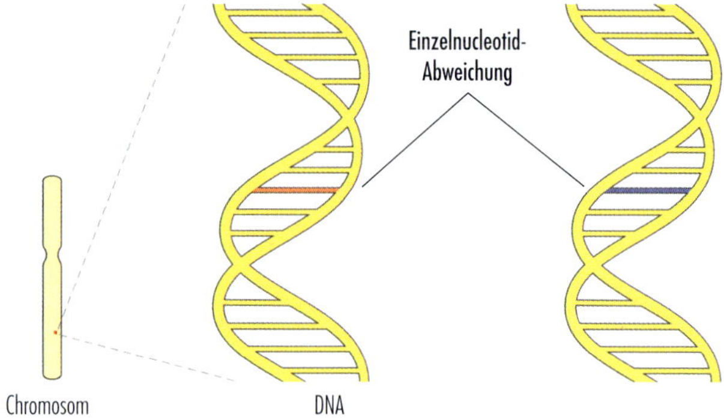

Abb. 2.7: Einzelnucleotid-Abweichung

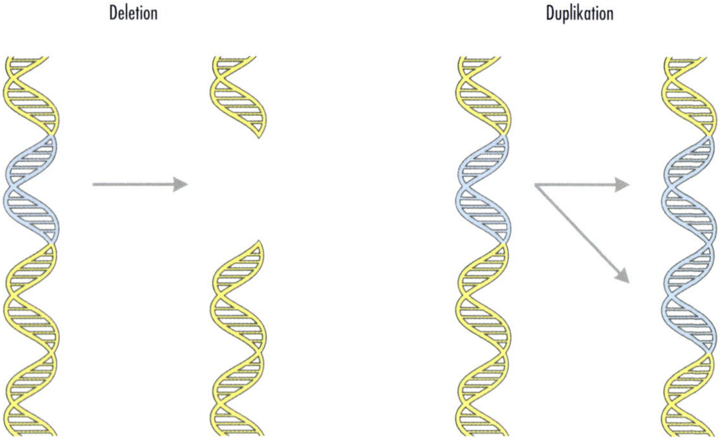

Abb. 2.8: Schwankungen der Kopienzahl: Deletion und Duplikation in der DNA

Kinder mit dieser genetischen Störung sind äußerst sozial veranlagt (Abbildung 2.9). Sie haben einen starken, fast unwiderstehlichen Drang, zu sprechen und zu kommunizieren. Selbst Fremden gegenüber sind sie äußerst freundlich und vertrauensselig. Und während manche Kinder mit Autismus sehr gut zeichnen können, sind Kinder mit dem Williams-

Syndrom oftmals sehr musikalisch. Gleichzeitig fällt es Kindern mit dem Williams-Syndrom aber schwer, räumlich-visuelle Beziehungen herzustellen – das ist vielleicht eine Erklärung dafür, warum sie nicht gut zeichnen können. Sie besitzen aber im Gegensatz zu Kindern mit Autismus eine gute Sprachfähigkeit und können Gesichter gut erkennen; die Emotionen anderer zu interpretieren und deren Absichten einzuschätzen, fällt ihnen nicht schwer.

Nach Ansicht von Thomas Insel, dem früheren Direktor des National Institute of Mental Health, legen die Unterschiede zwischen Autismus und Williams-Syndrom die Vermutung nahe, dass sich unser Gehirn für bestimmte Funktionen, beispielsweise zwischenmenschliche Interak-

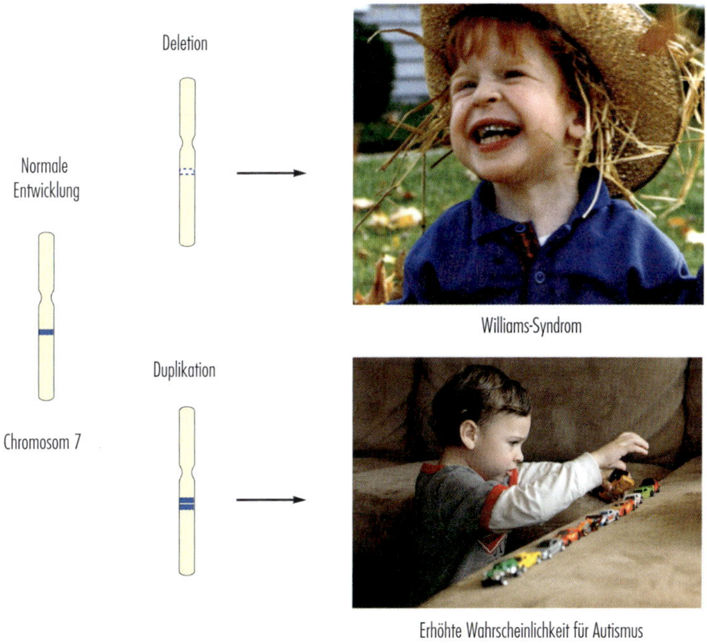

Abb. 2.9: Schwankungen der Kopienzahl: Die Deletion eines bestimmten Abschnitts auf dem Chromosom 7 verursacht das Williams-Syndrom, die Duplikation des gleichen Abschnitts lässt die Wahrscheinlichkeit für eine Störung des autistischen Formenkreises ansteigen.

tionen, ganz bestimmter Netzwerke bedient. Defizite in einem solchen sozialen Netzwerk können dazu führen, dass das Gehirn zum Ausgleich besondere Fähigkeiten in einem anderen Netzwerk entwickelt, das nicht den zwischenmenschlichen Beziehungen dient; die Folge sind dann die ungewöhnlichen Fähigkeiten, die wir bei autistischen Inselbegabungen beobachten.[16]

Dass ein einzelner Abschnitt, der rund 25 der insgesamt 21 000 Gene unseres Genoms enthält, einen solch weitreichenden Einfluss auf komplexe soziale Verhaltensweisen haben kann, ist erstaunlich. Derartige Entdeckungen verschaffen den Wissenschaftlern die Möglichkeit, in ganz bestimmten Richtungen weiter vorzugehen und wichtige neue Wege für die Entwicklung von Therapieverfahren zu eröffnen.

Neumutationen

Der zweite wichtige Fortschritt in der genetischen Forschung war die Entdeckung, dass nicht alle Mutationen schon im Genom der Eltern vorhanden sind (dann müssten diese nämlich selbst an der Erkrankung leiden), sondern dass sie spontan in den Samenzellen erwachsener Männer entstehen können. Solche seltenen Spontanmutationen werden auch als De-novo- oder Neumutationen bezeichnet; ein Vater kann sie an seine Kinder weitergeben. In vier fast gleichzeitig durchgeführten Untersuchungen von Wissenschaftlern der Yale University, der University of Washington, des Broad Institute am Massachusetts Institute of Technology und des Cold Spring Harbor Laboratory stellte sich heraus, dass Neumutationen das Autismusrisiko beträchtlich ansteigen lassen.[17]

Außerdem steigt die Zahl der Neumutationen mit dem Alter des Vaters. Das in Island ansässige Biotechnologieunternehmen deCODE Genetics bestätigte diesen Befund kürzlich mit einer Methode, mit der nicht nur der Teil des Genoms studiert wurde, der Proteine codiert, sondern die gesamte DNA.[18] Das ist wichtig, denn wie man kürzlich entdeckte, dürfte die nichtcodierende DNA in unserem Genom, die man früher für »Schrott« hielt, in Wirklichkeit für komplexe Krankheiten eine wichtige Rolle spielen, weil sie Gene ein- und ausschaltet.

Dass Neumutationen mit dem Alter häufiger werden, liegt daran, dass sich die Samenzellvorläufer alle 15 Tage teilen. Diese ständige Teilung und die zugehörige Verdoppelung der DNA führt zu Fehlern, und die Fehlerhäufigkeit steigt mit dem Alter signifikant an. In den Samenzellen eines 20-jährigen Vaters findet man deshalb im Durchschnitt 25 Neumutationen, ist der Vater dagegen 40, sind es schon 65 Veränderungen (Abbildung 2.10). Die meisten derartigen Mutationen sind harmlos, manche aber nicht: Nach heutiger Kenntnis tragen Neumutationen zu mindestens zehn Prozent aller Fälle von Autismus bei. Von der Mutter kommt offenbar auf dem Weg über Neumutationen kein Beitrag zum Autismus, weil sich die Eizellen im Gegensatz zu Samenzellen im Laufe ihres Lebens nicht teilen und vermehren; sie werden alle schon vor der Geburt gebildet.

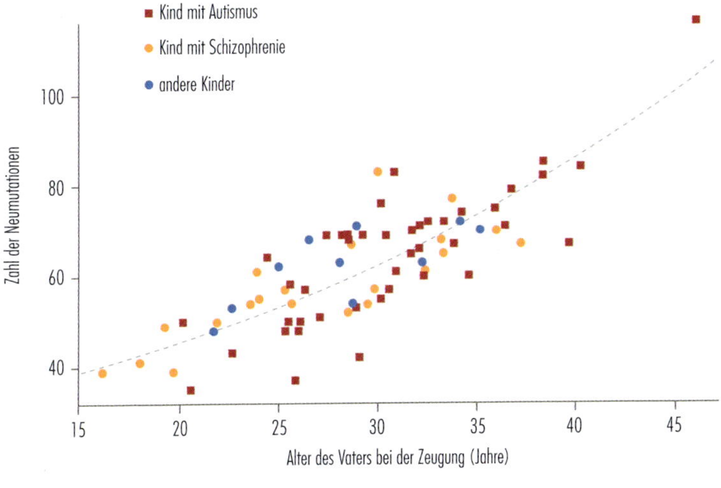

Abb. 2.10: Der väterliche Einfluss: Wissenschaftler analysierten das genetische Material von 87 isländischen Kindern und ihren Eltern, darunter 44 Kinder mit Autismus. Bei den Kindern älterer Väter traten mehr Neumutationen auf, die im Genom keines der beiden Eltern vorhanden waren.

Neumutationen sind insbesondere auch deshalb interessant, weil die Häufigkeit des Autismus in den letzten Jahren beträchtlich angestiegen ist. Zu einem großen Teil ist das sicher darauf zurückzuführen, dass wir uns heute der Krankheit stärker bewusst sind und sie besser erkennen als vor 50 Jahren. Zum Teil liegt die Erklärung aber auch darin, dass die Menschen in höherem Alter Kinder bekommen. Heute wissen wir, dass Neumutationen in den Samenzellen bei älteren Vätern häufiger vorkommen und diese die Mutationen – inklusive eines größeren Autismusrisikos – an ihre Kinder weitergeben.

Darüber hinaus spricht vieles dafür, dass Neumutationen in den Samenzellen eines älteren Vaters auch zur Schizophrenie (Abbildung 2.10) und zur bipolaren Störung beitragen. (Wie Bleuler schon vor 100 Jahren beobachtete, treten manche zwischenmenschlichen Probleme, die den Autismus kennzeichnen, auch bei Menschen mit Schizophrenie auf.) Außerdem wissen wir, dass Schizophrenie und bipolare Störung ebenfalls nicht von einzelnen Genen verursacht werden. Die Kombination möglicher genetischer Ursachen, die für den Autismus verantwortlich sind, scheint also auch bei diesen psychischen Störungen vorzukommen. Wie viele Gene zum Autismus beitragen, wissen wir noch nicht genau, aber sehr wahrscheinlich sind es mindestens 50, vielleicht aber auch Hunderte.

Und schließlich könnten Neumutationen auch die Erklärung für einen anderen interessanten Aspekt des Autismus sein: Die Krankheit stirbt nicht aus. Autistische Erwachsene bekommen mit geringerer Wahrscheinlichkeit Kinder als neurotypische Menschen, und doch ist die Zahl der Kinder, bei denen jedes Jahr eine Störung aus dem autistischen Formenkreis diagnostiziert wird, nicht zurückgegangen. Ein Grund dafür, dass der Autismus in der Gesamtbevölkerung dauerhaft erhalten bleibt, könnten Neumutationen in den Samenzellen von Vätern sein, die selbst keinen Autismus haben.

Neuronale Schaltkreise als Zielscheiben für Mutationen

Wie sich kürzlich in einer Studie herausgestellt hat, enthält das Gehirn von Heranwachsenden mit Autismus zu viele Synapsen.[19] Normalerweise werden überzählige Synapsen in unserem Gehirn – Synapsen, die wir nicht nutzen – durch einen Prozess, den man als *pruning* oder »Ausdünnen« bezeichnet, entfernt. Er beginnt schon früh in der Kindheit und erreicht in der Adoleszenz sowie im frühen Erwachsenenalter seinen Höhepunkt. Die übergroße Menge Synapsen deutet darauf hin, dass sie nicht in ausreichender Zahl beseitigt wurden, sodass ein Dickicht neuronaler Verknüpfungen an die Stelle der stromlinienförmigen, effizienten neuronalen Schaltkreise tritt. Und während die Synapsen beim Autismus nicht ausreichend ausgedünnt sind, ist die Schizophrenie interessanterweise mit einer übermäßigen Beseitigung von Synapsen verbunden – Näheres werden wir in Kapitel 4 erfahren.

Der Verdrahtungsprozess, der während der Gehirnentwicklung abläuft, ist außerordentlich komplex und bietet eine Fülle von Gelegenheiten für Fehler. Außerdem ist im Gehirn ungefähr die Hälfte unserer Gene aktiv, und damit die Ausbildung der Synapsen zwischen den Neuronen normal funktioniert, sind unzählige Proteine erforderlich. Proteine werden, wie bereits erwähnt, entsprechend den Informationen aus den Genen synthetisiert. Beeinträchtigen Mutationen in diesen Genen die Zusammensetzung oder die Funktion normaler Proteine an der Synapse, hat das einen Dominoeffekt: Die Synapsen funktionieren nicht richtig, Neuronen können untereinander nicht kommunizieren, und die von ihnen gebildeten Schaltkreise sind beeinträchtigt.

Die genetischen Mutationen, die zu Störungen des autistischen Formenkreises beitragen, können sich auf irgendeinem unserer 23 Chromosomenpaare befinden. Unabhängig davon, wo sie liegen, stören sie die neuronalen Schaltkreise des sozialen Gehirns, und solche Störungen ziehen letztlich unsere Theorie des Geistes in Mitleidenschaft.

Manche Mutationen spielen für die Funktion der Synapsen eine Schlüsselrolle. Tatsächlich kommen Neumutationen in Genen, die

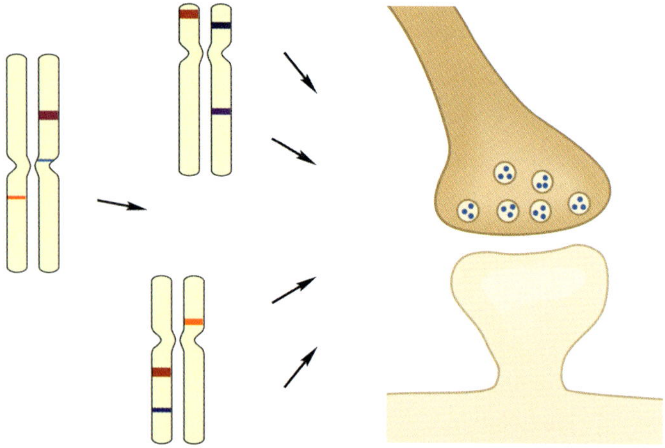

Abb. 2.11: Zur Synapsenfunktion tragen Hunderte von Genen aus dem gesamten Genom bei. Mutationen in einem oder mehreren dieser Gene können zu einer Störung wie Autismus führen. Zur Behandlung dieser genetisch komplexen Störungen könnte man Medikamente entwickeln, die nicht auf einzelne Gene, sondern auf die Synapsen abzielen.

Synapsenproteine codieren, häufiger vor. Damit eröffnet sich eine faszinierende Möglichkeit: Möglicherweise sind Autismus und andere Entwicklungsstörungen einer Therapie zugänglich. Mit anderen Worten: Wir könnten vielleicht eine genetisch bedingte Störung behandeln, indem wir fehlerhafte Synapsen in Ordnung bringen (Abbildung 2.11).

Das ist ein grundsätzlicher Wandel der Denkweise. Vielleicht sind Entwicklungsstörungen keine Zustände, die von der Geburt an in Stein gemeißelt sind; es könnte sich herausstellen, dass man sie rückgängig machen oder zumindest im Laufe des Lebens behandeln kann.

Genetik und Sozialverhalten in Tiermodellen

Die meisten Tiere verbringen zumindest einen Teil ihres Lebens in Gesellschaft von Artgenossen. Diese Tatsache spiegelt sich in den Begriffen, die wir dafür verwenden – wir sprechen von Fischschwärmen, Wolfsrudeln oder Bienenstöcken. Tiere erkennen sich offensichtlich gegenseitig, kommunizieren miteinander und verhalten sich nachvollziehbar. Nach den Feststellungen des Naturforschers E. O. Wilson sind viele soziale Verhaltensweisen auch bei Tieren, die sich ansonsten stark unterscheiden, sehr ähnlich. Wenn jemand in der Biologie eine solche Beobachtung macht, bedeutet das in der Regel, dass die genetischen Hintergründe sehr alt sind und bei vielen verschiedenen Tieren zu den gleichen Ergebnissen führen. Tatsächlich sind nahezu alle unsere Gene auch bei anderen Tieren vorhanden.

Da sowohl soziale Verhaltensweisen als auch Gene im Laufe der Evolution erhalten geblieben sind, studieren Wissenschaftler die genetischen Grundlagen des Verhaltens häufig an einfachen Tieren wie dem winzigen Wurm *Caenorhabditis elegans* oder der Taufliege *Drosophila*. Die Genetikerin Cori Bargmann von der Rockefeller University, die heute die Chan Zuckerberg Initiative leitet, beschäftigt sich mit *C. elegans*, der im Boden lebt und sich von Bakterien ernährt. Die meisten Würmer dieser Spezies sind bestrebt, ihr Leben in Gesellschaft von Wurmkollegen zu verbringen. Manchmal wandern sie zwar auch allein herum, aber sie kommen stets zurück und schließen sich der Gruppe an. Dieses Verhalten hat nichts mit der Nahrung zu tun – Nahrung steht überall zur Verfügung –, und es geht auch nicht um Paarung. Die Tiere sind sozial; sie leisten sich einfach gern gegenseitig Gesellschaft.

Dennoch gibt es bei diesen Würmern auch Einzelgänger, die beim Fressen auf einem Bakterienrasen gerne für sich bleiben. Der Unterschied zwischen den sozialen und den einzelgängerischen Stämmen ist auf die natürliche Variante eines einzigen Gens zurückzuführen: Dort ist ein einziges Nucleotid verändert.[20]

Auch bei komplexeren Tieren lassen sich Geselligkeit und Einzelgängertum auf ein einziges Gen zurückführen. Als Thomas Insel an der Emory University arbeitete, erforschte er zusammen mit seinen Kollegen die Rolle des Hormons Oxytocin bei der Präriewühlmaus, einem rattenähnlichen Nagetier.[21] Wie sich dabei herausstellte, regt das Hormon die Milchproduktion an und steuert die Bindung zwischen Mutter und

Jungen sowie andere soziale Verhaltensweisen. Um die Jungen großzuziehen, gehen männliche und weibliche Präriewühlmäuse dauerhafte Paarbindungen ein. Diese werden angelegt, indem im Gehirn des Weibchens während der Paarung Oxytocin und im Gehirn des Männchens ein ähnliches Hormon namens Vasopressin ausgeschüttet wird. Das Vasopressin trägt auch zum Vaterverhalten bei.

Während männliche Präriewühlmäuse also feste Paarbindungen eingehen und den Weibchen bei der Versorgung des Nachwuchses helfen, paaren sich die Männchen der Rocky-Mountains-Wühlmaus, einer eng verwandten Spezies, promiskuitiv; Vaterverhalten gibt es bei ihnen nicht. Der Unterschied zwischen den beiden Arten steht im Zusammenhang mit der Zahl der Vasopressinrezeptoren – und damit der Menge des Vasopressins – im männlichen Gehirn. Bei Präriewühlmäusen liegt das Vasopressin in dem Gehirnareal, das mit der Paarbindung zu tun hat, in hoher Konzentration vor, bei den Rocky-Mountains-Wühlmäusen dagegen nicht. Bei diesen beiden Arten sind Schwankungen des Oxytocinspiegels in bestimmten Gehirnarealen für die Unterschiede bei Paar- und Elternbindung verantwortlich.[22]

Mittlerweile deuten immer mehr Indizien darauf hin, dass Oxytocin und Vasopressin auch bei Menschen für Paarbindung und Kinderversorgung eine wichtige Rolle spielen. Oxytocin ist ein Peptidhormon, das im Hypothalamus produziert und vom Hypophysenhinterlappen ins Blut ausgeschüttet wird. Es steuert bei Müttern als Reaktion auf das Saugen des Kindes die Milchproduktion. Außerdem intensiviert dieses Hormon die positiven zwischenmenschlichen Beziehungen, weil es Gefühle von Entspannung, Vertrauen, Mitgefühl und Altruismus verstärkt. Wie Sarina Rodrigues von der Oregon State University feststellte, wirken sich Unterschiede in der Oxytocinproduktion auf mitfühlendes Verhalten aus: Menschen, in deren Gehirn das Hormon in geringerer Menge vorliegt, fällt es schwerer, in Gesichtern zu lesen und Mitgefühl mit dem Leiden anderer zu empfinden.[23]

Andere Forschungsergebnisse legen die Vermutung nahe, dass Oxytocin sich auch auf unsere soziale Kognition auswirkt.[24] Wird das Hormon eingeatmet, dämpft es offenbar unsere Reaktion auf beängstigende Reize. Außerdem verstärkt es vermutlich die positive Kommunikation. In einigen seltenen Fällen konnte durch die Nase eingeatmetes Oxytocin sogar die zwischenmenschlichen Fähigkeiten von Menschen mit Autismus verbessern. Das Hormon verstärkt das Vertrauen und die Bereitschaft, Risiken einzugehen – unentbehrliche Voraussetzungen für Freundschaft, Liebe und den Aufbau einer Familie.

Wie solche Studien zeigen, tragen manche Hormone – und damit auch die zugehörigen Gene – bei Tieren und Menschen gleichermaßen zum Sozialverhalten bei; man kann also vermuten, dass Mutationen in diesen Genen auch an den Störungen des autistischen Formenkreises mitwirken. Außerdem kann man manche Aspekte der biologischen Grundlagen des Autismus erforschen, indem man Tiermodelle der Krankheit erzeugt. So haben beispielsweise David Sultzer und seine Kollegen von der University of California in Los Angeles ein Medikament gefunden, das in Mausmodellen des Autismus für eine normale Ausdünnung der Synapsen sorgt und damit das Autismus-ähnliche Verhalten der Tiere vermindert.[25] Ganz offensichtlich sind genetische Studien an Tieren wie auch an Menschen ungeheuer wertvoll, wenn man verstehen will, warum in einem so komplexen System wie unserem sozialen Gehirn manchmal etwas schiefgeht.

Wie geht es weiter?

Während die Wissenschaftler früher im Wesentlichen im Dunkeln tappten, stehen ihnen heute Hilfsmittel zur Verfügung, mit denen sie wichtige neue Erkenntnisse über die genetischen Hintergründe des Autismus gewinnen können. Mit neuen, in den letzten Jahren entwickelten Methoden – unter anderem kann man mittlerweile ganze Genome schnell und recht preisgünstig sequenzieren – sollte es gelingen, in Zukunft auch mehr Gene zu identifizieren, die bei Autismus eine entscheidende Rolle spielen.

Bei dieser Suche fallen vier Punkte besonders auf. Erstens können Hunderte von Genen zu den Störungen des autistischen Formenkreises beitragen – nicht zwangsläufig alle bei ein und derselben Person, aber in jedem Fall Hunderte von Genen in der Bevölkerung. Zweitens ist zwar für manche Leiden, so für die Huntington-Krankheit, eine Mutation in einem einzigen Gen verantwortlich, aber die meisten anderen Störungen und Erkrankungen des Gehirns wie Autismus, Depression, bipolare Störung und Schizophrenie werden nicht durch einzelne Mutationen verursacht. Wenn wir drittens die Gene finden, die zum Autismus beitragen, sind wir mit der Aufklärung der Frage, was auf der Ebene der Zellen und Moleküle schiefgeht, ein ganzes Stück vorangekommen. Einige der ersten genetischen Entdeckungen im Zusammenhang mit dem Autismus weisen auf eine Fehlfunktion der Synapsen hin.

Und wenn wir schließlich die Gene identifizieren, die zum Autismus beitragen, gewinnen wir auch bessere Erkenntnisse über die Gene und die neuronalen Leitungsbahnen, die das soziale Gehirn entstehen lassen – Gene, die uns zu den sozialen Wesen machen, die wir sind. Außerdem werden wir erfahren, wie die genetische Disposition in Verbindung mit Umweltfaktoren ganz bestimmte Störungen entstehen lässt.

Kapitel 3

Emotionen und die Integrität des Ichs: Depression und bipolare Störung

Jeder von uns erlebt verschiedene emotionale Zustände. Unsere Sprache ist reich an fantasievollen Beschreibungen unserer Gefühle: Ich bin mit dem falschen Fuß aufgestanden. Er bläst Trübsal. Sie ist ganz hin und weg wegen ihrer neuen Stelle. In solchen Zusammenhängen beschreiben wir das Gefühl als vorübergehenden Geisteszustand, der kommt und geht. Solche emotionalen Schwankungen sind völlig normal – und wünschenswert. Die Wahrnehmung der eigenen Gefühle ist unverzichtbar, um am Leben zu bleiben und mit den Komplexitäten des menschlichen Zusammenlebens zurechtzukommen.

Der emotionale Zustand eines Menschen ist in der Regel zeitlich begrenzt und stellt sich als Reaktion auf einen bestimmten Reiz aus der Umwelt ein. Wenn sich ein bestimmter emotionaler Zustand verfestigt und zeitlich länger anhält, sprechen wir von einer Stimmung. Man kann sich die Gefühle als das tägliche Wetter und die Stimmung wie das vorherrschende Klima vorstellen. Genau wie das Klima, das rund um die Welt sehr unterschiedlich sein kann, so unterscheiden sich auch Menschen in ihrer vorherrschenden Stimmung. Manche erfreuen sich einer stabilen, sonnigen Veranlagung, andere sehen die Welt durch eine dunklere Brille. Solche Abweichungen in unserem Umgang mit der Welt (Psychiater nennen es Temperament) sind in das Gewebe der menschlichen Verhaltensweisen eingeflochten. Wir sprechen hier also über die biologischen Grundlagen des Ichs in seinem tiefsten, persönlichsten Sinn.

Psychische Störungen zeichnen sich durch die Übertreibung normaler Verhaltensweisen aus; wenn wir also eine dauerhafte, ungewöhnliche Veränderung unserer Stimmung bei uns selbst oder einem anderen beobachten, besteht Anlass zur Besorgnis. Stimmungsstörungen – Psychologen und Psychiater sprechen von »affektiven Störungen« – sind umfassende, lang anhaltende Gefühls- oder Gemütszustände, weshalb man sie früher auch als »Gemütskrankheiten« bezeichnet hat. Es handelt sich um extreme Emotionen, die den Blick eines Menschen auf das Leben färben und sein Verhalten beeinflussen. Die Depression ist beispielsweise eine extreme Form der Melancholie oder Traurigkeit, begleitet von einem Mangel an Energie und Empfindungen; die Manie dagegen ist eine Extremform von Überschwang und Überaktivität. Bei der bipolaren Störung schwankt die Stimmung zwischen beiden Extremen.

In diesem Kapitel beschäftigen wir uns mit der Frage, welche Rolle Emotionen in unserem Alltagsleben und für unser Ichgefühl spielen. Anschließend betrachten wir die Eigenschaften von Depression und bipolarer Störung, und wir werden fragen, was sie uns über uns selbst sagen. Wir werden uns mit bemerkenswerten Fortschritten der Gehirnforschung beschäftigen, die auf die Ursachen von Depression und bipolarer Störung hinweisen und zu vielversprechenden neuen Therapieverfahren für diese Krankheiten geführt haben. Anschließend untersuchen wir, welche Bedeutung die Psychotherapie – allein oder in Verbindung mit Medikamenten – für Menschen mit affektiven Störungen hat. Und schließlich betrachten wir den Beitrag der Gene zu derartigen Störungen. Diese Erkenntnisse unterstreichen die enge Verbindung zwischen der Erforschung von Störungen und Erkrankungen des Gehirns und unseren Erkenntnissen über die Funktionsweise des gesunden, emotionalen Gehirns.

Emotionen, Stimmung und das Ich

Unsere Gefühle werden von der Amygdala koordiniert, einer Struktur, die tief im Inneren der Schläfenlappen des Gehirns liegt. Die Amygdala ist mit mehreren anderen Gehirnteilen verknüpft, darunter der Hypothalamus und der präfrontale Cortex. Der Hypothalamus steuert Puls, Blutdruck, Schlafzyklen und andere Körperfunktionen, die mit unseren emotionalen Reaktionen in Verbindung stehen. In dieser Eigenschaft setzt er Emotionen wie Glück, Traurigkeit, Aggression, erotisches »Kribbeln im Bauch« und Lust um. Der präfrontale Cortex, in dem exekutive Funktionen und Selbstwertgefühl angesiedelt sind, steuert die Emotionen in ihrem Einfluss auf Gedanken und Erinnerungen. Wie wir noch genauer erfahren werden, sind die Verknüpfungen zwischen diesen Strukturen die Ursache der vielfältigen psychologischen und körperlichen Ausdrucksformen von Stimmungsstörungen.

Gefühle gehören zum Frühwarnsystem des Gehirns und sind als solche eng mit den uralten Überlebensmechanismen unseres Körpers verknüpft. Wie Charles Darwin als Erster deutlich machte, gehören Gefühle zu einem vorsprachlichen System der sozialen Kommunikation, das wir mit anderen Säugetieren gemeinsam haben. Sogar mit unserer außergewöhnlichen Sprachfähigkeit bedienen wir uns jeden Tag der Emotionen, um anderen unsere Wünsche mitzuteilen und unser soziales Umfeld zu beobachten. Geben uns unsere Gefühle ein Signal, dass Ereignisse gefährlich sind oder nicht zu unseren Gunsten ablaufen, werden wir ängstlich, reizbar, nervös und später oft traurig. Am entgegengesetzten Ende des Spektrums stehen Verliebtheit und andere positive Emotionen: Sie vermitteln uns ein wunderbares Gefühl von neuer Energie und Optimismus.

Unser subjektives emotionales Erleben verändert sich ständig, weil unser Gehirn die Chancen und Risiken eines wandelbaren sozialen Umfeldes überwacht und uns signalisiert, mit welchen Reaktionen wir sie am besten bewältigen. Ohne solche emotionalen Beurteilungen würden wir die Welt ohne Bezugspunkt als Abfolge zufälliger Ereignisse wahrnehmen – das heißt, ohne Ichgefühl.

Affektive Störungen sind Störungen des Gehirns, die sich auf die Integrität des Ichs auswirken – auf jene Sammlung lebenswichtiger Emotionen, Erinnerungen, Überzeugungen und Verhaltensweisen, die jeden von uns zu einem einzigartigen Menschen macht. Gerade weil die Emotionen für unser Denken und Fühlen eine so zentrale Rolle spielen – und weil wir jeden Tag ganz normale Stimmungsschwankungen erleben –, fällt es uns so schwer, eine Stimmungsstörung als potenziell anormal zu erkennen und anzuerkennen. Die gleiche Schwierigkeit erklärt auch, warum Menschen mit Stimmungsstörungen häufig stigmatisiert werden. Um es einfach zu formulieren: Trotz aller Fortschritte von Wissenschaft und Medizin neigen viele Menschen immer noch dazu, eine affektive Störung nicht für ein Krankheitsbild zu halten, sondern für eine persönliche Schwäche, wie etwa schlechtes Benehmen.

Affektive Störungen und die Ursprünge der modernen Psychiatrie

Emil Kraepelin, den wir im Kapitel 1 bereits kennengelernt haben, begründete nicht nur die moderne wissenschaftliche Psychiatrie, sondern auch die Psychopharmakologie, das heißt die Erforschung der Wirkung von Medikamenten auf Stimmung, Denken und Verhalten. Er veröffentlichte 1883 sein *Kompendium der Psychiatrie*, dessen erste Auflage später zu seinem großen, mehrbändigen Werk *Psychiatrie – ein Lehrbuch für Studierende und Ärzte* heranwuchs. Seit 1891 lehrte er an der Universität Heidelberg, später wechselte er an die Universität München. Kraepelin erklärte, Krankheiten des Geistes seien ausschließlich biologischer Natur und hätten eine erbliche Grundlage. Und das war noch nicht alles: Er behauptete, psychiatrische Diagnosen müssten sich auf die gleichen Kriterien stützen wie Diagnosen in anderen Bereichen der Medizin.

Damit hatte sich Kraepelin eine schwierige Aufgabe vorgenommen. Zu seiner Zeit war es unmöglich, die Diagnose psychischer Erkrankungen durch eine Obduktion zu bestätigen, denn solche Krankheiten hinterlassen im Gehirn keine auffälligen Spuren, und die bildgebenden

Verfahren zur Darstellung des Gehirns sollten erst 100 Jahre später am Horizont erscheinen. Mangels biologischer Kennzeichen und Bilder musste Kraepelin sich mit seinen Diagnosen ausschließlich auf die klinische Beobachtung der Patienten stützen.

Als Leitfaden für seine Beobachtungen bediente sich Kraepelin der gleichen drei Kriterien, die auch sonst in der Medizin gebräuchlich waren: Welche Symptome hat die Krankheit? Welchen Verlauf nimmt sie? Was ist das Endergebnis?

Als Kraepelin diese Kriterien auf Krankheiten des Geistes anwandte, konnte er zwischen zwei Hauptgruppen psychotischer Störungen unterscheiden: Störungen des Denkens und Störungen der Stimmung. Die Störungen des Denkens nannte er *Dementia praecox* (»vorzeitiger Schwachsinn«), weil sie früher im Leben ausbrechen als andere Demenzen wie die Alzheimer-Krankheit, und die Stimmungsstörungen nannte er *manisch-depressive Erkrankung*, weil sie sich als depressive oder überschwängliche Gefühlszustände äußern. Heute bezeichnen wir die Dementia praecox als Schizophrenie, und die manisch-depressive Erkrankung nennen wir bipolare Störung. Der depressive Zustand allein, dem die manische Komponente fehlt, heißt heute unipolare Depression. Wenn Menschen an einer Depression leiden, ist die Störung in der Mehrzahl der Fälle unipolar.

Die Unterschiede, die Kraepelin zwischen den beiden wichtigsten psychischen Störungen – Schizophrenie und bipolarer Erkrankung – beobachtete, gelten bis heute. Da neuere genetische Untersuchungen jedoch die Vermutung nahelegen, dass manche Gene zu beiden Störungen beitragen, zeichnet sich mittlerweile ab, dass es zwischen ihnen wohl auch Überschneidungen gibt. Ebenso bestehen wahrscheinlich Überschneidungen zwischen diesen Störungen und dem Autismus, der erst ein halbes Jahrhundert nach Kraepelins klassischen Arbeiten als Krankheit eingestuft wurde.

Störungen des Denkens und der Stimmung haben auf die Menschen nicht nur unterschiedliche Auswirkungen, sondern auch ihr Verlauf und ihr Endergebnis sind unterschiedlich. Die Schizophrenie ist durch einen geistigen Verfall gekennzeichnet, der mit der ersten Krankheitsepisode – meist im jungen Erwachsenenalter – beginnt und sich während des ganzen Lebens, häufig ohne zwischenzeitliche Besserung (Remission), fortsetzt. Affektive Störungen dagegen treten meist in Episoden auf, zwischen denen Monate oder auch Jahre vergehen können. Depressionen beginnen meist im späten Teenageralter oder kurz nach dem 20. Geburtstag, die bipolare Störung bricht gewöhnlich in der späten Adoleszenz aus. Die durchschnittliche Länge der Remission liegt bei der schweren Depression ungefähr bei drei Monaten. Dies ist ein Indiz, dass die Veränderungen in den neuronalen Schaltkreisen und den Gehirnfunktionen, die zur Depression führen, zumindest anfangs rückgängig gemacht werden können. Wenn die betroffene Person älter wird, dauern die depressiven Episoden meist länger, und die Phasen der Remission sind kürzer. In solchen Phasen kommen Menschen mit affektiven Störungen häufig sehr gut zurecht, und auch das Endergebnis ist oftmals weniger schlimm als bei der Schizophrenie.

Die Stimmungsstörungen stehen mit neuronalen Schaltkreisen in vielen Gehirnarealen in Zusammenhang, darum kommt es häufig auch zu Auswirkungen auf Energie, Schlaf und Denken. Viele Menschen mit einer Depression haben beispielsweise Schwierigkeiten, ein- und durchzuschlafen; andere schlafen ständig, insbesondere wenn sie eher zurückgezogen als ängstlich sind. Schlafmangel, der zu einer verstärkten Aktivität der Amygdala führt, kann bei manchen Menschen mit bipolaren Störungen manische Episoden auslösen.

Die Behandlungsformen für Menschen mit psychischen Störungen haben sich seit der Zeit, als Philippe Pinel die Insassen des Salpêtrière-Krankenhauses von ihren Ketten befreite, etappenweise verbessert. Ein Jahrhundert musste vergehen, bevor Pinels Behauptung, psychische Störungen seien medizinischer Natur und die Vererbung spiele dabei eine Rolle, von Kraepelin aufgegriffen wurde. Ebenso lange dauerte es, bis Pinels humane Behandlung der Patienten in Form der Psychotherapie Früchte trug. Seither wurden neue Formen der Psychotherapie und neue medikamentöse Behandlungsansätze entwickelt, und auch die biologischen Kenntnisse über die Wirkung und das Zusammenwirken solcher Therapien haben sich verbessert. Ein wesentlicher Bestandteil der

Behandlung ist die Anerkennung der Tatsache, dass psychische Störungen ein Leben lang anhalten. Deshalb müssen sich Menschen mit affektiven Störungen ihrer Gefühle und ihres Geisteszustandes ständig bewusst sein.

In diesem Kapitel werden wir Depression und bipolare Störung getrennt betrachten und so erkennen, was Stimmungsstörungen über normale Stimmungszustände aussagen.

Depression

Die Depression wurde erstmals im 5. Jahrhundert v. Chr. von dem griechischen Arzt Hippokrates erkannt, einem der einflussreichsten Ärzte der Geschichte, der allgemein als Vater der abendländischen Medizin gilt. Zu Hippokrates' Zeiten glaubten die Ärzte nicht, dass Krankheiten etwas mit bestimmten Körperorganen zu tun hätten. Stattdessen vertraten sie die Theorie, alle Krankheiten würden durch ein Ungleichgewicht der vier »Körpersäfte« verursacht – Blut, Schleim, gelbe und schwarze Galle. Deshalb glaubte auch Hippokrates, die Depression sei eine Folge von zu viel schwarzer Galle im Körper. Tatsächlich bedeutet *melancholia*, das altgriechische Wort für Depression, »schwarze Galle«.

Die klinischen Merkmale der Depression wurden erstmals und vielleicht am besten von William Shakespeare zusammengefasst, dem großen Beobachter des menschlichen Geistes. Er lässt Hamlet erklären: »Wie ekel, schal und flach und unersprießlich scheint mir das ganze Treiben dieser Welt!« Die häufigsten Symptome der Depression sind Gefühle ständiger Traurigkeit und heftiger innerer Schmerz, verbunden mit Gefühlen der Hoffnungslosigkeit, Hilflosigkeit und Wertlosigkeit. Häufig führen diese Gefühle zum Rückzug von anderen Menschen, manchmal sogar zu Selbstmordgedanken oder Selbstmordversuchen. Zu jedem Zeitpunkt leiden rund fünf Prozent der Weltbevölkerung unter einer schweren Depression, darunter auch 20 Millionen US-Amerikaner. Bei Menschen zwischen 15 und 45 Jahren ist sie die häufigste Ursache von Arbeitsunfähigkeit.

Menschen mit Depression berichten oft von einem starken Leidensdruck und dem Gefühl, isoliert zu sein. In *Darkness Visible* (*Sturz in die Nacht*), den Erinnerungen an seine Erfahrungen mit der Depression, schreibt der amerikanische Romanautor und Essayist William Styron: »Der Schmerz ist unerbittlich, und der Zustand schon deshalb unerträglich, weil man genau weiß, dass es nie ein Mittel dagegen geben wird – nicht in einem Tag, nicht in einer Stunde, einem Monat oder einer Minute.«[1]

Heute wissen wir, dass die Depression nicht durch schwarze Galle verursacht wird, sondern durch Veränderungen in der Chemie des Gehirns. Dennoch verstehen wir bis heute nicht ganz, welche Mechanismen im Gehirn für die Veränderungen verantwortlich sind. Wie wir noch genauer erfahren werden, hat die Wissenschaft zwar große Fortschritte gemacht, aber die Depression ist eine komplexe Krankheit. Vermutlich handelt es sich nicht nur um eine einzige Störung, sondern um mehrere mit verschiedenen Schweregraden und unterschiedlichen biologischen Mechanismen.

Depression und Stress

Belastende Ereignisse – der Tod eines geliebten Menschen, der Verlust des Arbeitsplatzes, ein größerer Umzug oder die Zurückweisung in einer Liebesbeziehung – können eine Depression auslösen. Gleichzeitig kann die Depression auch Stress verursachen oder verstärken. Andrew Solomon (Abbildung 3.1), ein Professor für klinische Psychologie an der Columbia University und hervorragender Autor, beschreibt den Ausbruch der Depression nach mehreren belastenden Ereignissen in seinem Leben so:

> Ich hatte immer geglaubt, ich sei einigermaßen robust, kräftig und gut in der Lage, alles Mögliche zu bewältigen. Aber dann erlebte ich eine Reihe persönlicher Verluste. Meine Mutter starb. Eine Beziehung, in der ich mich befand, ging zu Ende, und auch verschiedene andere Dinge gingen schief. Es gelang mir, diese Krisen mehr oder weniger unversehrt zu überstehen. Dann aber, einige Jahre später,

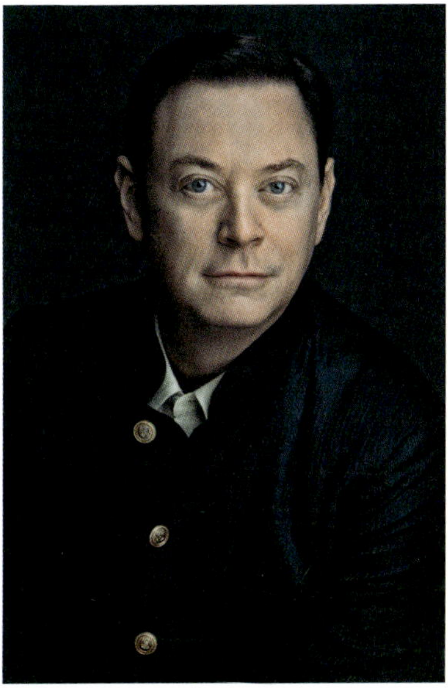

Abb. 3.1: Andrew Solomon

stellte ich plötzlich fest, dass ich mich während der meisten Zeit gelangweilt fühlte … Insbesondere erinnere ich mich daran, wie ich nach Hause kam und die Nachrichten auf meinem Anrufbeantworter abhörte; ich freute mich nicht, dass meine Freunde angerufen hatten, sondern ich fühlte mich müde und dachte nur daran, dass ich jetzt schrecklich viele Menschen zurückrufen musste. Zu jener Zeit veröffentlichte ich gerade meinen ersten Roman, und er erhielt ziemlich freundliche Rezensionen. Es kümmerte mich einfach nicht. Während meines ganzen Lebens hatte ich davon geträumt, einen Roman zu veröffentlichen, und nun war er da, aber ich empfand nichts als Leere. Das ging eine ganze Zeit so weiter …

Dann … schien plötzlich alles gewaltige, übermächtige Mühe zu kosten. Ich dachte bei mir: Ach, ich sollte etwas zu Mittag essen. Aber dann dachte ich: Ich muss ja das Essen herausholen. Und auf einen Teller legen. Und es zerschneiden. Und es kauen. Und es schlucken … Ich wusste, dass meine Gefühle idiotisch waren. Dennoch waren sie eindringlich und körperlich und drängend, und sie hatten mich hilflos im Griff. Im Laufe der Zeit tat ich immer weniger, ging weniger aus, hatte weniger Kontakt mit anderen Menschen, dachte weniger und fühlte weniger.

Dann kam die Angst … Die schlimmste Hölle der Depression ist das Gefühl, dass man nie wieder herauskommt. Wenn man dieses Gefühl lindern kann, ist der Zustand zwar schrecklich, aber erträglich. Aber wenn jemand mir sagt, ich müsse während des kommenden Monats akute Angst haben, würde ich mich umbringen, weil jede Sekunde davon so unerträglich schrecklich ist. Es ist das ständige Gefühl, völlig entsetzt zu sein und nicht zu wissen, wovor man sich fürchtet. Es ähnelt dem Gefühl, wenn man ausrutscht oder stolpert, dem Gefühl, dass einem die Erde entgegenkommt, bevor man hinfällt. Dieses Gefühl dauert etwa eineinhalb Sekunden. Die Angstphase meiner ersten Depression dauerte sechs Monate. Es war unglaublich lähmend …

Ich wurde immer kränker, bis ich eines Tages aufwachte und glaubte, ich hätte vielleicht wirklich einen Schlaganfall. Ich weiß noch, wie ich im Bett lag und dachte, dass ich mich noch nie in meinem Leben so schlecht gefühlt hatte und dass ich jemanden anrufen sollte. Von meinem Bett sah ich zu dem Telefon auf dem Nachttisch, aber ich konnte nicht danach greifen und eine Nummer wählen. Fünf oder sechs Stunden lag ich dort und starte nur das Telefon an. Schließlich klingelte es. Ich schaffte es, abzunehmen, und sagte: »Ich stecke in schrecklichen Schwierigkeiten.« Das war der Augenblick, in dem ich mich endlich um Antidepressiva bemühte und begann, meine Krankheit ernsthaft zu behandeln …[2]

Offensichtlich setzen Depression und Stress im Organismus die gleichen biochemischen Veränderungen in Gang: Sie aktivieren im neuroendokrinen System die Achse Hypothalamus-Hypophyse-Nebenniere, was dazu führt, dass die Nebennieren Cortisol ausschütten, das wichtigste

Stresshormon des Körpers. Eine kurzfristige Cortisolausschüttung ist nützlich – sie steigert die Wachsamkeit bei einer wahrgenommenen Gefahr –, aber bei starker Depression und chronischem Stress wird Cortisol langfristig freigesetzt, und dann schadet es. Es sorgt für die Veränderungen von Appetit, Schlaf und Energie, die depressive und stark gestresste Menschen erleben.

Eine übermäßige Cortisolkonzentration zerstört die Synapsenverknüpfungen zwischen den Neuronen im Hippocampus, dem Gehirnareal, das für die Speicherung von Erinnerungen wichtig ist, und auch zwischen den Neuronen im präfrontalen Cortex, der den Lebenswillen steuert und sowohl Entscheidungsprozesse als auch die Speicherung von Erinnerungen reguliert. Der Zusammenbruch der Synapsenverknüpfungen in diesen Regionen führt zur Verflachung von Gefühlen und zu den Gedächtnis- und Konzentrationsstörungen, die starke Depression und chronischen Stress begleiten. Als man das Gehirn depressiver Menschen mit bildgebenden Verfahren untersuchte, stellte sich heraus, dass die Gesamtgröße und die Zahl der Synapsen zwischen den Neuronen im präfrontalen Cortex und im Hippocampus abnehmen; ähnliche Veränderungen fand man auch bei Obduktionen. Außerdem zeigen Studien an Mäusen und Ratten, dass diese Tiere bei Stress ebenfalls Synapsenverknüpfungen im Hippocampus und präfrontalen Cortex verlieren.

Tiermodelle haben uns wertvolle Erkenntnisse über die neuronalen Schaltkreise für Furcht geliefert, die dem Stress zugrunde liegen. Wie sich in Studien gezeigt hat, spielen Amygdala und Hypothalamus sowohl bei instinktiver als auch bei erlernter Furcht eine Rolle. Wie wir heute wissen, bestimmt die Amygdala, welches Gefühl zu einem bestimmten Zeitpunkt notwendig ist, und der Hypothalamus führt es dann aus. Fordert die Amygdala eine Angstreaktion, aktiviert der Hypothalamus das sympathische Nervensystem, und dieses steigert dann den Puls, den Blutdruck und die Ausschüttung von Stresshormonen; außerdem reguliert es Aggression, Sexual- und Abwehrverhalten sowie Fluchtreaktionen.

Alle diese Befunde stehen im Einklang mit dem Gedanken, dass lang anhaltender Stress – der die andauernde Ausschüttung von Cortisol und den nachfolgenden Verlust von Synapsenverknüpfungen in Gang setzt – ein wichtiger Bestandteil depressiver Störungen ist, darunter auch die depressive Phase der bipolaren Störung.

Depression: der neuronale Schaltkreis

Psychische Störungen bestimmten Gehirnarealen zuzuordnen, war bis vor Kurzem bekanntermaßen ziemlich schwierig. Mit den heutigen bildgebenden Verfahren jedoch, insbesondere mit PET und funktioneller MRT, kann man zumindest einige Bestandteile des neuronalen Schaltkreises identifizieren, der für Depression verantwortlich ist. Als man diesen Schaltkreis bei Patienten, die sich für die Studien freiwillig zur Verfügung gestellt hatten, systematisch untersuchte, wurde klar, welche Neuronenaktivitätsmuster verändert sind, und man konnte die Wirkung von Antidepressiva und Psychotherapie auf solche anormalen Aktivitätsmuster besser beobachten. Außerdem konnten Wissenschaftler mit den modernen bildgebenden Verfahren biologische Marker im Gehirn nachweisen, die darauf hindeuten, welche Patienten nur eine Psychotherapie brauchen und bei welchen zusätzlich eine medikamentöse Behandlung notwendig ist.

Wie die Neurologin Helen Mayberg von der Emory University herausfand, hat der neuronale Schaltkreis für Depression mehrere Knoten, von denen insbesondere zwei von entscheidender Bedeutung sind: das Cortexareal 25 (der Cortex cingulatus subcallosus) und die rechte vordere Inselrinde.[3] Im Areal 25 treffen Denken, Bewegungssteuerung und Antrieb aufeinander. Außerdem ist es reich an Neuronen, die Serotonintransporter produzieren, Proteine, die Serotonin von den Synapsen entfernen. Das ist wichtig, denn Serotonin ist ein modulatorischer Neurotransmitter und wird von Nervenzellen ausgeschüttet, die an der Stimmungssteuerung mitwirken. Modulatorische Transmitter übertragen nicht einfach einen Impuls von einer Zelle zur nächsten, sondern sorgen für die »Abstimmung« ganzer Schaltkreise oder Areale. Bei depressiven Menschen sind die Serotonintransporter besonders aktiv und mit dafür verantwortlich, dass die Serotoninkonzentration im Areal 25 absinkt. In dem zweiten entscheidenden Knoten, dem Areal der rechten vorderen Inselrinde, treffen Selbstwahrnehmung und soziales Erleben aufeinander. Die vordere Inselrinde ist mit dem Hypothalamus verknüpft, der an der Regulation von Schlaf, Appetit und Libido beteiligt ist, und steht auch in Verbindung mit der Amygdala, dem Hippocampus und dem präfrontalen Cortex. Die rechte vordere Inselrinde empfängt Sinnesinformationen über den physiologischen Zustand unseres Körpers und erzeugt daraufhin Gefühle, die unsere Handlungen und Entscheidungen beeinflussen.

Auch eine andere Struktur des Gehirns ist regelmäßig sowohl an starken Depressionen als auch an bipolaren Störungen beteiligt: der Gyrus – die erhabene Windung – des Cortex cingulatus anterior. Dieses Gebilde verläuft parallel zum Gehirnbalken oder Corpus callosum, jenem Bündel von Nervenfasern, das die linke und die rechte Gehirnhälfte verbindet. Der Gyrus cingulatus anterior gliedert sich mit seiner Funktion in zwei Areale. Eines davon, im rostralen und ventralen Bereich, ist nach heutiger Kenntnis an emotionalen Prozessen und unbewussten Funktionen beteiligt; es steht in enger Verbindung mit dem Hippocampus, der Amygdala, dem orbitalen präfrontalen Cortex, der vorderen Inselrinde und dem Nucleus accumbens, einem wichtigen Teil des Dopamin-Belohnungsschaltkreises, den wir in Kapitel 9 genauer kennenlernen werden. Das andere Areal, der caudale Bereich, wirkt an kognitiven Prozessen und der Verhaltenslenkung mit; es ist mit den dorsalen Bereichen des präfrontalen Cortex, dem sekundären motorischen Cortex und dem Cortex cingulatus posterior verknüpft.

Bei Personen mit Stimmungsstörungen (affektiven Störungen) funktionieren beide Regionen nicht normal, und das ist die Ursache ihrer vielfältigen emotionalen, kognitiven und Verhaltenssymptome. Die Region, die sich mit Emotionen befasst, ist bei stärkeren depressiven Episoden und in der depressiven Phase der bipolaren Störung regelmäßig überaktiv. Wie wir noch genauer erfahren werden, steht eine erfolgreiche Behandlung mit Antidepressiva im Zusammenhang mit einer verminderten Aktivität in einem ganz bestimmten Teil dieser Region, nämlich dem subgenualen Areal des Gyrus cingulatus anterior.

Die Entkopplung von Denken und Gefühl

Helen Mayberg fand bei Menschen mit Depression nicht nur eine Überaktivität im Areal 25, sondern gleichzeitig entdeckte sie auch eine verminderte Aktivität in anderen Teilen des präfrontalen Cortex.[4] Wie wir bereits erfahren haben, ist der präfrontale Cortex für Konzentration, Entscheidungsprozesse, Urteilsvermögen und Zukunftsplanung verantwortlich. Er steht in unmittelbarer Verbindung zu Amygdala, Hypothalamus, Hippocampus und Inselrinde, und jedes dieser Areale ist seinerseits unmittelbar mit dem Areal 25 verknüpft. Die »Unterhaltungen« zwischen den Gehirnarealen greifen auf Gefühle und Gedanken zurück und tragen so dazu bei, dass wir unseren Tag planen und auf die Welt um uns herum angemessen reagieren können.

Mit bildgebenden Verfahren hat man im Aufbau des Gehirns mehrere Veränderungen entdeckt, die bei Menschen mit affektiven Störungen für manche Symptome verantwortlich sein könnten. So konnte man beispielsweise zeigen, dass Menschen mit Depression eine vergrößerte Amygdala haben und dass die Aktivität der Amygdala bei Depression, bipolarer Störung und Angststörungen erhöht ist. Möglicherweise ist die übermäßige Aktivität der Amygdala die Ursache für Hoffnungslosigkeit, Traurigkeit und mentalen Kummer, Gefühle, die Menschen bei einer Depression empfinden. Mit bildgebenden Verfahren konnte gezeigt werden, dass die Depression – wie viele andere Störungen – zu einer Verringerung und Verkleinerung der Synapsen im Hippocampus führen kann. Längere depressive Episoden werden sogar mit einer Volumenverringerung des Hippocampus in Verbindung gebracht. Dieser Zusammenhang könnte eine Erklärung für die Erinnerungsstörungen sein, die bei Menschen mit Depression auftreten. Ein Funktionsdefekt im Hypothalamus, der sich ebenfalls in den Bildern zeigt, könnte den Antriebsverlust bei der Depression, sei es der Sexualtrieb oder der Appetit auf Nahrung, zumindest teilweise erklären. Und eine anormale Funktion der Inselrinde schließlich, die an körperlichen Empfindungen mitwirkt, könnte der Grund dafür sein, dass Menschen mit Depression keinen Elan verspüren und sich innerlich häufig wie tot fühlen.

Studien legen eine interessante Vermutung nahe: Immer wenn das Areal 25 überaktiv ist, werden die für Emotionen zuständigen Bestandteile des neuronalen Schaltkreises buchstäblich vom denkenden Gehirn entkoppelt, und das führt zu einem Wesensverlust. Maybergs Untersuchungen mit bildgebenden Verfahren zeigen, wo diese Unterbrechungen des Schaltkreises stattfinden, und erklären so, warum die Depression unter Umständen körperliche Empfindungen nach sich zieht, die der Patient weder einordnen noch bewusst beeinflussen kann.[5]

Die Therapie von Menschen mit Depression

Der wichtigste Grund, warum man wirksame Behandlungsmethoden für die Depression entwickeln will, ist die Verhütung von Selbstmorden. Depression ist die Ursache für mehr als die Hälfte der 43 000 Fälle von Suizid, die sich in den Vereinigten Staaten jedes Jahr ereignen. Fast 15 Prozent der Menschen mit einer Depression nehmen sich selbst das Leben. Diese Quote ist viel höher als bei Menschen mit Krankheiten im Endstadium; sie reicht an die Mordquote in der allgemeinen US-Bevölkerung heran und liegt bereits höher als die Zahl der Verkehrstoten. Zwar leiden Frauen doppelt so häufig an einer Depression wie Männer, und Frauen unternehmen dreimal häufiger als Männer einen Selbstmord*versuch*, aber Männer töten sich drei- bis viermal häufiger tatsächlich. Das liegt daran, dass Männer in der Regel zu aggressiveren Methoden greifen – Schusswaffen, Sprung von Brücken, Sprung vor U-Bahn-Züge –, und solche Taten enden mit größerer Wahrscheinlichkeit tödlich.

Medikamentöse Behandlung

Die ersten Medikamente, die sich zur Behandlung von Depressionen eigneten, wurden durch puren Zufall entdeckt. Dieser Zufall erwies sich nicht nur als segensreich für die Patienten, sondern er lieferte auch den ersten Einblick in verschiedene Aspekte der biochemischen Störungen, die der Depression zugrunde liegen.

Im Jahr 1928 entdeckte Mary Bernheim, eine Doktorandin des Instituts für Biochemie an der Universität im englischen Cambridge, das Enzym Monoaminoxidase (MAO), das Neurotransmitter aus der Klasse der Monoamine abbaut.[6] (Neurotransmitter sind, wie bereits erwähnt, chemische Botenstoffe, die von den Neuronen in die Synapse abgegeben werden und der Kommunikation mit anderen Neuronen dienen.) Ihre Entdeckung führte zur Einführung eines Medikaments namens Iproniazid zur Behandlung von Tuberkulose. Im Jahr 1951 fiel den Ärzten und Krankenschwestern auf der Tuberkulosestation des Sea View Hospital auf Staten Island in New York auf, dass Patienten, die Iproniazid bekamen, weniger teilnahmslos wirkten und viel glücklicher zu sein schienen als andere, die das Medikament nicht einnahmen. In den nun folgenden klinischen Studien zeigte sich, dass Iproniazid tatsächlich antidepressive Eigenschaften hat. Wenig später stellte sich heraus, dass auch Imipramin – ein Medikament, das man ursprünglich zur Behandlung von Schizophrenie entwickelt hatte – die Depressionssymptome linderte, weil es die Wiederaufnahme von Monoaminen in die Nervenenden blockierte. Durch diesen Prozess der Wiederaufnahme werden die Neurotransmitter wiederverwendet, und die Signalübertragung ist zu Ende.

Die antidepressiven Wirkungen von Iproniazid und Imipramin ließen darauf schließen, dass die Monoamine irgendetwas mit der Depression zu tun haben. Aber was?

Schließlich entdeckte man, dass die Monoaminoxidase zwei Neurotransmitter abbaut und von den Synapsen entfernt: Noradrenalin und Serotonin. Sind diese Botensubstanzen nicht in ausreichender Menge vorhanden, erlebt der Betreffende die Symptome der Depression. Deshalb, so die Überlegung der Wissenschaftler, bleibt durch die Hemmung des Enzyms, das die monoaminergen Transmitter von der Synapse entfernt, dort mehr Noradrenalin und Serotonin übrig, und die Symptome der Depression werden gelindert. Damit war die Idee der Monoaminoxidase-Hemmstoffe als Therapieansatz für die Depression geboren. Später stellte sich heraus, dass Iproniazid und Imipramin auch für eine Zunahme von Größe und Zahl der Synapsen im Hippocampus und präfrontalen Cortex sorgen, den Gehirnarealen, in denen die Synapsenverknüpfungen durch Stress und Depression geschädigt werden.

Die Aufklärung der Wirkung dieser beiden Antidepressiva führte zur Entwicklung der *Monoaminhypothese*: Sie besagt, dass die Depression durch einen Mangel an Noradrenalin und/oder Serotonin entsteht. Damit war auch ein Rätsel rund um den Wirkstoff Reserpin gelöst, den man in den 1950er-Jahren zur Behandlung von Bluthochdruck eingesetzt hatte: Er löste bei 15 Prozent derer, die ihn einnahmen, Depressionen aus. Wie sich herausstellte, senkt auch Reserpin im Gehirn den Noradrenalin- und den Serotoninspiegel.

Die Monoaminhypothese der Depression wurde in den 1980er-Jahren weiterentwickelt; damals kamen Medikamente wie Fluoxetin (Handelsname in den USA Prozac, in Deutschland Fluctin) auf den Markt, die als »Selektive Serotonin-Wiederaufnahmehemmer« (*selective serotonin reuptake inhibitors* oder SSRIs) bekannt wurden. Diese Wirkstoffe blockieren die Wiederaufnahme von Serotonin und steigern so die Konzentration des Neurotransmitters in den Synapsen; auf Noradrenalin haben sie keinen Einfluss. Aus diesem Befund zog man den Schluss, dass die Depression auf einen Mangel an Serotonin zurückzuführen sei, nicht aber auf einen Mangel an Noradrenalin.

Im Laufe der Zeit wurde aber klar, dass es zur Behandlung der Depression nicht ausreicht, die Synapsen einfach nur mit Serotonin zu überschwemmen. Zunächst einmal half eine Erhöhung des Serotoninspiegels nicht allen Patienten. Umgekehrt führte eine Absenkung nicht einheitlich bei allen depressiven Menschen zu einer Verschlimmerung der Symptome, und bei gesunden Menschen wurde durch sie auch keine Depression ausgelöst. Außerdem lassen Antidepressiva wie Fluoxetin den Serotoninspiegel bei depressiven Menschen sehr schnell ansteigen, eine Verbesserung der Stimmungslage oder die Vermehrung der Synapsenverknüpfungen treten aber erst nach Wochen ein. Aber auch wenn die Monoaminhypothese letztlich die biologischen Hintergründe der Depression nicht vollständig erklären konnte, wurde sie doch zur Anregung für viele gute Studien am Gehirn, und sie trug zur Erklärung der wichtigen Rolle bei, die Serotonin für die Regulation der Stimmungslage spielt. Damit verbesserte die Hypothese für unzählige depressive Menschen die Lebensqualität.

Da die Selektiven Serotonin-Wiederaufnahmehemmer erst nach ungefähr zwei Wochen ihre Wirkung entfalten – eine Verzögerung, die unter Umständen das Tor zu Selbstmordversuchen öffnet – und da eine beträchtliche Zahl von Betroffenen auf diese Wirkstoffe überhaupt nicht anspricht, brauchte man eindeutig neue Medikamente. Aber trotz intensiver Anstrengungen vergingen noch 20 Jahre, bevor man ein schnell wirkendes Medikament zur Behandlung von Menschen mit depressiven Störungen fand.

Dieser Wirkstoff war das Ketamin, ein Narkosemittel aus der Tiermedizin. Seinen Wirkungsmechanismus entdeckten Ronald Duman und George Aghajanian an der Yale University.[7] Ketamin wirkt bei Menschen mit einer therapieresistenten Depression innerhalb weniger Stunden. Außerdem kann die Wirkung einer einzigen Dosis über mehrere Tage anhalten. Ketamin verringert offenbar auch Selbstmordgedanken und wird heute als potenzielle Kurzzeittherapie für die depressiven Episoden von Menschen mit bipolarer Störung erprobt.

Ketamin hat einen anderen Wirkungsmechanismus als die traditionellen Antidepressiva. Zunächst einmal zielt es nicht auf Serotonin ab, sondern auf Glutamat. Um zu verstehen, warum das wichtig ist, muss man zunächst einmal wissen, dass es zwei Kategorien von Neurotransmittern gibt: vermittelnde und modulierende. *Vermittelnde Neurotransmitter* werden von einem Neuron an der Synapse ausgeschüttet und wirken unmittelbar auf die Zielzelle, die sie entweder anregen oder hemmen. Der am weitesten verbreitete anregende oder exzitatorische Neurotransmitter ist Glutamat, und GABA (Gamma-Aminobuttersäure) ist als hemmender (inhibitorischer) Transmitter am weitesten verbreitet. *Modulierende Neurotransmitter* dagegen sorgen für die Feinabstimmung der exzitatorischen und inhibitorischen Substanzen. Zu den modulierenden Neurotransmittern gehören Dopamin und Serotonin.

Da Ketamin auf den exzitatorischen Neurotransmitter Glutamat wirkt, der die Zielzelle unmittelbar beeinflusst, vermindert der Wirkstoff die Depression schneller als Medikamente, die auf den modulierenden Transmitter Serotonin abzielen. Außerdem blockiert Ketamin einen bestimmten Glutamatrezeptor auf der Zielzelle und verhindert so, dass Glutamat von einem Neuron zum nächsten weitergegeben wird. Da der von Ketamin blockierte Rezeptor kein Glutamat binden kann, wirkt der Neurotransmitter auch nicht auf die Zielzelle. Der Nachweis der antidepressiven Wirkung von Ketamin bedeutete für unsere Vorstellungen von Depressionen eine tiefgreifende Veränderung.

An den nützlichen Wirkungen des Ketamins wird auch ein anderer Mechanismus deutlich, der bei Depression eine Rolle spielt. Wie wir bereits erfahren haben, wird die Depression nicht einfach durch einen Mangel an Serotonin und Noradrenalin verursacht, sondern auch durch Stress und die damit verbundene Ausschüttung von zu viel Cortisol, das die Neuronen im Hippocampus und im präfrontalen Cortex schädigt. Ein hoher Cortisolspiegel verursacht aber auch einen Anstieg der Glutamatkonzentration, und große Mengen Glutamat schädigen die Neuronen ebenfalls in genau denselben Gehirnarealen.

Fast alle Antidepressiva, auch Ketamin, begünstigen das Wachstum von Synapsen im Hippocampus und im präfrontalen Cortex; damit wirken sie den von Cortisol und Glutamat verursachten Schäden entgegen und liefern eine zusätzliche Erklärung dafür, warum diese Medikamente so wirksam sind. Bei Nagetieren setzt Ketamin sehr schnell das Synapsenwachstum in Gang und macht die von chronischem Stress verursachte Verkümmerung rückgängig. Deshalb wurde die Entdeckung des Ketamins als wichtigster Fortschritt der Depressionsforschung in den letzten 50 Jahren gefeiert. Da Ketamin aber auch Nebenwirkungen wie Übelkeit, Erbrechen und Orientierungslosigkeit verursacht, kann es nicht über längere Zeit eingenommen werden und damit auch die Selektiven Serotonin-Wiederaufnahmehemmer nicht ersetzen. Wegen seiner schnellen Wirkung benutzt man es vielmehr zu dem Zweck, das Suizidrisiko während der rund zwei Wochen zu vermindern, die vergehen, bis die Serotonin-Wiederaufnahmehemmer ihre Wirkung entfalten.

Psychotherapie: Heilung durch Reden

Für die meisten Menschen mit psychischen Krankheiten ist die Psychotherapie ein unverzichtbarer Bestandteil der Behandlung. Einfach formuliert, handelt es sich dabei um einen verbalen Austausch zwischen Patient und Therapeut im Rahmen einer unterstützenden Beziehung. Die verschiedenen Formen der Psychotherapie haben zwar ein wenig unterschiedliche theoretische Grundlagen, dieses unentbehrliche Element ist aber allen gemeinsam. Mit Psychotherapie werden Patienten schon seit über einem Jahrhundert behandelt, aber in der Wissenschaft versteht man erst jetzt allmählich, wie sie auf das Gehirn wirkt.

Die erste Form der Psychotherapie, die Psychoanalyse, hatte ihren Ursprung bei Josef Breuer, einem älteren Kollegen Sigmund Freuds an der medizinischen Fakultät in Wien. Im Jahr 1895 veröffentlichte Freud gemeinsam mit Breuer einen Aufsatz über die Patientin Anna O., die an einer Lähmung der linken Körperhälfte litt, obwohl es dafür keine neurologische Ursache gab.[8] Breuer forderte Anna O. auf, spontan über ihre Erinnerungen, Fantasien und Träume zu sprechen. Im Laufe dieser *freien Assoziation*, wie er sie später nannte, erinnerte sich die Patientin an traumatische Erlebnisse. Die Wiederentdeckung dieser Erinnerungen führte dazu, dass ihre Lähmung sich besserte.

Freud war von dem Fall beeindruckt. Er griff Breuers Methode auf und gewann mit ihrer Hilfe neue Erkenntnisse über seine eigenen Patienten. Aus deren Fantasien und Erinnerungen zog Freud den Schluss, die Ursachen psychischer Erkrankungen müssten im Säuglingsalter und in der frühen Kindheit liegen. Drei heutige Experten für Psychoanalyse, nämlich Steven Roose vom Columbia University College of Physicians and Surgeons, Arnold Cooper vom Weill Cornell Medical Center und Peter Fonagy vom University College in London, weisen auf drei Schlüsselbeobachtungen von Freud hin, die in der Psychoanalyse eine zentrale Stellung einnehmen.[9]

Erstens haben Kinder sexuelle und aggressive Verhaltensinstinkte. Die gesellschaftlichen Hemmnisse, die diese instinktiven Bedürfnisse im

Zaum halten, werden schon in einem frühen Lebensstadium wirksam und bleiben bis ins Erwachsenenalter erhalten. Mit anderen Worten: Sexualität und Aggression entwickeln sich nicht erst bei Erwachsenen, sondern sind schon beim Säugling vorhanden.

Zweitens verdrängen Kinder sowohl die Konflikte zwischen frühzeitigen Bedürfnissen und Einschränkungen als auch frühe Traumata ins Unbewusste. Solche verdrängten Gefühle können im Erwachsenenalter zu Symptomen psychischer Erkrankungen führen. In der Psychoanalyse legen die Patienten ihre verdrängten Konflikte durch das freie Assoziieren offen. Die Interpretation dieser Enthüllungen durch den Therapeuten kann dazu beitragen, die Konflikte zu lösen und damit die Symptome des Patienten zu lindern.

Drittens stellt die Beziehung des Patienten zum Therapeuten die frühkindlichen Beziehungen des Patienten nach. Dieses Nachvollziehen wird als Übertragung bezeichnet. Die Übertragung und ihre Interpretation durch den Therapeuten spielen für den Ablauf der Therapie eine entscheidende Rolle.

Mit der Psychoanalyse wurde eine neue Methode der psychologischen Forschung eingeführt, die sich auf freie Assoziationen und Interpretation stützte. Freud brachte den Analytikern bei, Patienten genau zuzuhören, und zwar auf eine Weise, wie es zuvor noch niemand getan hatte. Außerdem skizzierte er einen vorläufigen Weg, um in den scheinbar unzusammenhängenden, widersprüchlichen Assoziationen der Patienten einen Sinn zu finden.

Im Laufe ihrer Geschichte war die Psychoanalyse zwar wissenschaftlich in ihren Zielen, aber sie bediente sich kaum einmal wissenschaftlicher Methoden (siehe Kapitel 11). Freud und die ursprünglichen Begründer der Psychoanalyse unternahmen nur wenige ernsthafte Versuche, einen Beweis für die Wirksamkeit der Psychotherapie zu erbringen. Diese Denkweise änderte sich erst in den 1970er-Jahren, als der Psychoanalytiker Aaron Beck von der University of Pennsylvania sich daranmachte, Freuds Vorstellungen von Depressionen zu überprüfen.

Freud hatte behauptet, depressive Menschen empfänden Feindseligkeit gegenüber einem geliebten Menschen, aber es falle ihnen schwer, negative Gefühle gegen einen Menschen, der ihnen wichtig sei, aufrechtzuhalten. Deshalb unterdrückten sie die negativen Gefühle und richteten sie unbewusst nach innen. Dieser Ärger führe dann letztlich zu einem Gefühl der Wertlosigkeit und einem geringen Selbstwertgefühl, charakteristischen Kennzeichen der Depression.

Dagegen stellte Beck fest, dass seine depressiven Patienten sogar weniger Feindseligkeit erkennen ließen als andere Menschen. Stattdessen hielten sie sich immer wieder selbst für Verlierer, hatten unrealistisch hohe Ansprüche an sich selbst und konnten selbst mit kleinsten Enttäuschungen nur schlecht umgehen. Ein solches Denkmuster spiegelt eine Störung der Kognition wider, der Art, wie wir uns selbst in der Welt wahrnehmen.

Beck stellte sich die Frage, ob eine Depression sich auch ohne Umgang mit bestimmten unbewussten Konflikten lindern lässt, wenn man solche negativen Überzeugungen und Denkprozesse identifiziert und dann dem Patienten hilft, positivere Gedanken an ihre Stelle zu setzen. Um seine Idee zu überprüfen, konfrontierte er die Patienten mit Belegen für ihre Leistungen, Errungenschaften und Erfolge, womit er ihren negativen Blick auf sich selbst infrage stellte. Daraufhin erholten sich die Patienten häufig bemerkenswert schnell: Schon nach wenigen Sitzungen fühlten sie sich wohler und kamen im Leben besser zurecht.

Beck nahm das positive Ergebnis zum Anlass, eine kurze, systematische psychologische Behandlungsmethode für die Depression zu entwickeln, die am kognitiven Stil und der verzerrten Denkweise der Patienten ansetzte. Dieses Therapieverfahren bezeichnete er als *kognitive Verhaltenstherapie*. Nachdem er sich vergewissert hatte, dass sie immer wieder erfolgreich war, schrieb er ein Handbuch, sodass auch andere diese Behandlungsmethode anwenden konnten.[10] Und schließlich führte er Studien zur Überprüfung der Behandlungsergebnisse durch.

Darin zeigte sich, dass die kognitive Verhaltenstherapie bei schwacher und mäßiger Depression besser war als ein Placebo und mindestens ebenso gut wie ein Antidepressivum. Bei schwerer Depression war die

Therapie nicht so gut wie das Medikament, aber Therapie und Antidepressivum wirkten synergistisch, das heißt, beide Behandlungsmethoden gemeinsam nutzten den Patienten mehr als jede der beiden allein.[11]

Die kognitive Verhaltenstherapie hatte auf die Psychiatrie und das psychoanalytische Denken gewaltige Auswirkungen. Mit ihr war gezeigt, dass man einen komplexen Prozess wie die Psychotherapie in Studien untersuchen und ihre Ergebnisse bewerten kann. Deshalb wird die Psychotherapie heute empirisch überprüft.

Früher glaubten die Psychiater, Psychotherapie und Medikamente würden auf unterschiedlichen Wegen wirken – die Psychotherapie auf die Psyche, die Arzneimittel auf das Gehirn. Heute wissen sie es besser. Die Wechselbeziehung zwischen Therapeut und Patient kann tatsächlich die biologischen Verhältnisse im Gehirn verändern. Dieser Befund sollte uns nicht verwundern. Mit meiner eigenen Arbeit habe ich gezeigt, dass das Lernen zu anatomischen Veränderungen in den Verknüpfungen zwischen den Neuronen führt. Solche anatomischen Veränderungen sind die Grundlage des Gedächtnisses – und Psychotherapie ist letztlich ein Lernprozess.

Soweit die Psychotherapie also dauerhafte Verhaltensänderungen bewirkt, erzeugt sie auch Veränderungen im Gehirn. Heute vermitteln Studien uns eine bessere Vorstellung davon, welche Formen der Psychotherapie bei welchen Patienten am besten wirken.

Kombination von Medikamenten und Psychotherapie

Jede medikamentöse Behandlung hat unerwünschte Nebenwirkungen. Das Spektrum reicht dabei vom Lästigen bis zum Lebensgefährlichen, und die Folge ist, dass Patienten häufig die Medikamente absetzen. Die Psychotherapie, die bekanntermaßen wirksam ist, hat solche Nebenwirkungen nicht. Für viele Menschen mit Depression ist deshalb eine Kombination aus Medikamenten und Psychotherapie die beste Behandlungsform.

In den 1990er-Jahren fanden klinische Forscher wie Beck heraus, wie man Medikamente und Psychotherapie am besten synergistisch einsetzt. Die Arzneimittel helfen, das Gleichgewicht der chemischen Substanzen im Gehirn wiederherzustellen, und die Psychotherapie bietet eine einheitliche, unterstützende, gesunde Beziehung zu einem Therapeuten. Das sind die wichtigsten Faktoren, wenn man eine psychische Erkrankung zurückdrängen und die Menschen in die Lage versetzen will, ein erfülltes, produktives Leben zu führen.

Dieser Aussage stimmt auch Kay Redfield Jamison nachdrücklich zu, die Kodirektorin des Moos Disorders Center an der Johns Hopkins School of Medicine, die selbst an einer bipolaren Störung leidet. In ihrem Buch *An Unquiet Mind* (*Meine ruhelose Seele*) schreibt sie über die Psychotherapie: »Sie sieht einen Sinn in der Verwirrung, hält die erschreckenden Gedanken und Gefühle an, gibt einem eine gewisse Kontrolle zurück und Hoffnung sowie die Möglichkeit, aus alldem zu lernen. Tabletten können einen in der Realität nicht wieder heimisch machen.«[12]

Der gleichen Ansicht ist auch Andrew Solomon:

> Nachdem ich zu einem einigermaßen vernünftigen Abbild meiner selbst zurückgekehrt war…, musste ich herausfinden, was meine Episoden ausgelöst hatte und wie ich sie unter Kontrolle halten konnte. Dies tat ich mit dem analytisch ausgebildeten Therapeuten, mit dem ich angefangen hatte zu arbeiten… Wenn man depressiv ist, und insbesondere wenn man zugelassen hat, dass die eigene geistige Verfassung mit Medikamenten wiederhergestellt wird, muss man auf einer ganz grundsätzlichen Ebene verstehen, wer man ist…
>
> Jetzt habe ich einen Psychopharmakologen und einen Psychoanalytiker. Ohne ihre Arbeit und ohne die Arbeit, die ich mit ihnen geleistet habe, wäre ich nicht der, der ich heute bin. Die Mode, Depression biologisch zu erklären, übersieht anscheinend die Tatsache, dass die Chemie einen anderen Wortschatz für eine

> Reihe von Phänomenen hat, die man auch psychodynamisch beschreiben kann. Weder unsere pharmakologischen noch unsere analytischen Kenntnisse sind so weit entwickelt, dass sie alles leisten könnten; wenn man sich dem Problem der Depression von beiden Seiten nähert, findet man nicht nur heraus, wie man genesen kann, sondern auch, wie man sein Leben nach der Genesung führen muss.[13]

In einer aktuellen Studie an Menschen mit Depression ließ Helen Mayberg ihre Versuchspersonen entweder mit kognitiver Verhaltenstherapie oder mit antidepressiven Medikamenten behandeln. Dabei stellte sie fest, dass Menschen, die zu Studienbeginn in der rechten vorderen Inselrinde eine unterdurchschnittliche Grundaktivität aufgewiesen hatten, gut auf die kognitive Verhaltenstherapie ansprachen, nicht aber auf das Antidepressivum. Bei Menschen mit überdurchschnittlicher Aktivität war es umgekehrt. Damit hatte Mayberg herausgefunden, dass sie anhand der Grundaktivität in der rechten vorderen Inselrinde voraussagen kann, wie eine depressive Person auf bestimmte Therapieverfahren ansprechen wird.[14]

Aus solchen Befunden können wir vier wichtige Erkenntnisse über die biologischen Hintergründe von Störungen und Erkrankungen des Gehirns ableiten. Erstens: Die gestörten neuronalen Schaltkreise sind komplex. Zweitens: Wir können spezifische, messbare Kennzeichen der Erkrankung identifizieren, und anhand dieser Biomarker lässt sich vorhersagen, wie zwei verschiedene Therapieverfahren – Psychotherapie und Medikamente – wirken werden. Drittens ist die Psychotherapie ein biologisches Behandlungsverfahren; sie erzeugt in unserem Gehirn nachweisbare, dauerhafte Veränderungen. Und viertens kann man die Wirkungen der Psychotherapie empirisch studieren.

Viele Psychotherapeuten zögerten, die empirischen Grundlagen ihrer Behandlungsmethoden zu erforschen. Zum Teil lag das daran, dass manche von ihnen es für zu schwierig hielten, das Verhalten von Menschen unter wissenschaftlichen Gesichtspunkten zu studieren. Maybergs Erkenntnis, dass die kognitive Verhaltenstherapie eine biologische Behandlungsmethode ist, verschafft uns heute die Möglichkeit, die Ergebnisse der Psychotherapie streng objektiv zu bewerten.

Gehirnstimulationstherapie

Manche Menschen mit Depression sprechen weder auf Medikamente noch auf Psychotherapie an. Für viele von ihnen haben sich Therapieformen wie Elektrokonvulsionstherapie oder Tiefe Hirnstimulation als nützlich erwiesen.

Die Elektrokonvulsionstherapie, früher auch »Elektroschocktherapie« genannt, stand in den 1940er- und 1950er-Jahren in einem schlechten Ruf, weil den Patienten ohne Betäubung starke Stromstöße verabreicht wurden, was zu Schmerzen, Knochenbrüchen und anderen schweren Nebenwirkungen führte. Die heutige Elektrokonvulsionstherapie ist schmerzlos. Der Patient erhält zunächst eine Vollnarkose und ein Muskelrelaxans; dann wird mit schwachen elektrischen Strömen ein kurzer Krampfanfall ausgelöst, was sich häufig als sehr wirksam erweist. Viele Patienten werden in einem Zeitraum von mehreren Wochen mit sechs bis zwölf Sitzungen behandelt. Warum die Methode wirkt, ist nicht geklärt, aber vermutlich lindert sie die Depression, weil sie die chemischen Verhältnisse im Gehirn verändert. Leider halten die Wirkungen der Elektrokonvulsionstherapie nicht sehr lange an.

In den 1990er-Jahren wurde die Tiefe Hirnstimulation von Mahlon DeLong an der Emory University und von Alim-Louis Benabid an der Université Joseph Fourier im französischen Grenoble so verfeinert, dass man damit die Parkinson-Krankheit behandeln konnte. Bei dieser Therapie setzt der Chirurg eine Elektrode in den nicht funktionierenden Teil eines neuronalen Schaltkreises und implantiert an einer anderen Stelle im Körper ein Gerät, das hochfrequente elektrische Impulse in das betreffende Gehirnareal sendet – ganz ähnlich wie ein Schrittmacher, der die Herztätigkeit steuert. Die Impulse blockieren die Tätigkeit der Neuronen, deren anormale Signale ansonsten die Symptome der Parkinson-Krankheit verursachen.

Mayberg kannte diese Methode und hatte die Idee, dass man mit einer Verlangsamung der Impulsgeschwindigkeit der Neuronen im Areal 25 vielleicht auch die Symptome der Depression lindern könnte. Sie behandelte 25 Personen, deren Depression bis dahin therapieresistent gewesen war, mit Tiefer Gehirnstimulation in der vorderen Inselrinde. Dabei arbeitete sie zuerst an der Universität Toronto und später an der Emory University mit einem Team von Neurochirurgen zusammen, die die Elektroden einpflanzten. Als sie in dem Operationsraum den Strom einschaltete, konnte sie regelrecht dabei zusehen, wie sich die Stimmung der Patienten änderte. Diese empfanden jetzt nicht mehr den endlosen psychischen Schmerz, der für die Depression charakteristisch ist. Auch die anderen Symptome der Depression klangen allmählich ab. Die Betroffenen erholten sich und waren langfristig stabilisiert.[15]

Bipolare Störung

Die typischen Kennzeichen der bipolaren Störung sind extreme Schwankungen von Stimmung, Gedanken, Energie und Verhalten, die im Allgemeinen zwischen Depression und Manie wechseln. Diese abwechselnden Stimmungen unterscheiden die bipolare Störung von der schweren Depression.

Die manischen Episoden sind durch eine beschwingte, mitteilsame oder reizbare Stimmung gekennzeichnet; hinzu kommen mehrere weitere Symptome, darunter verstärkte Aktivität, rasende Gedanken, Impulsivität und ein vermindertes Schlafbedürfnis. Häufig sind solche Episoden mit risikoreichen Verhaltensweisen wie Suchtmittelmissbrauch, sexueller Promiskuität, übermäßiger Geldverschwendung und sogar Gewalt verbunden. Während einer manischen Episode sagen und tun die Betroffenen unter Umständen Dinge, die ihre Beziehungen zu anderen belasten, oder sie bekommen Probleme mit dem Gesetz oder am Arbeitsplatz. Manische

Episoden können sowohl für die Betroffenen als auch für Menschen, die ihnen nahestehen, beängstigend sein.

Etwa 25 Prozent aller Menschen mit schwerer Depression erleben im weiteren Verlauf auch eine manische Episode. Der Auslöser für die erste derartige Episode ist in der Regel eine persönliche Situation und/oder ein Einfluss aus der Umwelt. Häufige Auslöser sind stressige Ereignisse, ob positiv oder negativ, aber auch Konflikte und belastetete Beziehungen zu anderen Menschen, Schlafmangel, Überreizung und körperliche Krankheiten. Auf die manische Episode folgt dann die depressive Phase. Solche Schübe kommen zwar bei allen Formen der Depression vor, bei der bipolaren Störung treten sie aber doppelt so häufig auf. Und da die bipolare Störung aus abwechselnden Phasen von Manie und Depression besteht, sind die manischen Episoden nahezu ebenso häufig.

Nachdem die erste manische Episode begonnen hat – was in der Regel im Alter von 17 oder 18 Jahren passiert –, macht das Gehirn eine Veränderung durch, die wir noch nicht verstehen, und von nun an können schon kleine Ereignisse später wiederum manische Episoden auslösen. Nach der dritten oder vierten derartigen Episode ist unter Umständen überhaupt kein Auslöser mehr erforderlich. Wenn eine Person mit bipolarer Störung älter wird, schreitet die Krankheit fort, und häufig werden die Zeiträume zwischen den Episoden immer kürzer, insbesondere wenn die Betroffenen die Therapie nicht fortsetzen.

Von der bipolaren Störung sind ungefähr ein Prozent aller US-Amerikaner betroffen, das sind mehr als drei Millionen Menschen. Die Depression kommt zwar bei Frauen häufiger vor als bei Männern, von der bipolaren Störung sind aber beide Geschlechter gleichermaßen betroffen. Es gibt mehrere Formen der Krankheit, die häufigsten werden als Bipolar-I und Bipolar-II bezeichnet. Menschen mit der Bipolar-I-Störung haben manische Episoden, die sich manchmal mit einer Psychose (einschließlich ihrer Symptome wie Wahnvorstellungen und Halluzinationen) überschneiden; bei der Bipolar-II-Störung treten weniger schwere, *hypomanische* Episoden auf. Manche Menschen erleben die Symptome von Manie und Depression gleichzeitig, was man als »Mischzustand« bezeichnet.

Was die bipolare Störung im Einzelnen auslöst, wissen wir nicht genau, bekannt ist aber, dass ihre Ursachen komplex sind, sowohl genetische und biochemische Faktoren als auch Einflüsse aus der Umwelt sind daran beteiligt. Stimmungsschwankungen kennen wir alle: Nach einem aufregenden Ereignis fühlen wir uns vielleicht euphorisch, und nach einer unangenehmen Erfahrung sind wir niedergeschlagen. Die meisten Menschen kehren aber in solchen Fällen nach kurzer Zeit zum Normalzustand zurück. Bei einer Person mit bipolarer Störung dagegen kann das gleiche Ereignis zum lang anhaltenden Absturz in eine extreme Depression führen. Besonders wichtig sind bei der bipolaren Störung zwei Risikofaktoren: erstens eine genetische Veranlagung, die sich beispielsweise bei einem Geschwister oder Elternteil mit der Störung zeigt, und zweitens Phasen mit starkem Stress.

Die depressiven Phasen der bipolaren Störung ähneln denen bei einer schweren Depression. Die Forschungsergebnisse, die man über die biologischen Grundlagen der schweren Depression gewonnen hat – die entscheidende Bedeutung von Stress, die neuronalen Schaltkreise der Depression, die Entkoppelung zwischen Denken und Fühlen, die Wirkung von Antidepressiva und die große Bedeutung der Psychotherapie –, gelten also auch für die depressive Phase der bipolaren Störung. Leider sind unsere Kenntnisse über die molekularen Grundlagen der Manie nicht annähernd so weit fortgeschritten wie die über die biologischen Hintergründe der Depression.

Therapie von Menschen mit bipolarer Störung

Menschen mit bipolarer Störung sehen insbesondere während der manischen Phase unter Umständen nicht ein, dass sie einer fortlaufenden Behandlung bedürfen. Ein 18-Jähriger, der die ganze Nacht wach bleibt – voller Energie, voller scheinbar großartiger Ideen, mit schnellen, hektischen Gedanken –, lässt sich unter Umständen kaum davon überzeugen, dass er krank ist. Aber wenn die Manie fortschreitet, wird die betroffene Person unter Umständen orientierungslos, psychotisch und selbstzerstörerisch.

Kay Jamison (Abbildung 3.2), die wir bereits kennengelernt haben, gelangte mit 17 Jahren, als sie im Abschlussjahr der Highschool war, zu der Erkenntnis, dass sie an einer Krankheit litt. Ihre bipolare Störung und die Wechselwirkungen von Medikamenten und Psychotherapie bei der Behandlung beschreibt sie so:

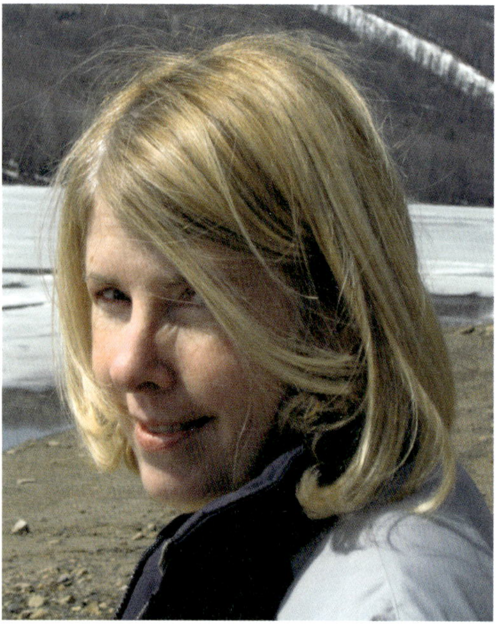

Abb. 3.2: Kay Redfield Jamison

> Zu dieser Spielart des Wahnsinns gehören ein ganz bestimmter Schmerz, ganz bestimmte Hochstimmungen, Einsamkeits- und Angstgefühle. Im Zustand der Euphorie fühlt man sich fantastisch. Ideen und Wahrnehmungen tauchen so schnell und häufig auf wie Sternschnuppen, und man verfolgt sie, bis man auf noch bessere,

> glänzendere stößt. Man verliert seine Scheu, hat plötzlich im richtigen Augenblick die richtigen Worte und Gesten parat, lebt in der Überzeugung, andere in seinen Bann ziehen zu können. Uninteressante Menschen kommen einem interessant vor. Überall herrscht Sinnlichkeit; das Verlangen, zu verführen und verführt zu werden, ist kaum zu bändigen. Gefühle von Leichtigkeit, Intensität, Kraft, Wohlbefinden, finanzieller Allmacht und Euphorie durchdringen einen bis ins Mark. Aber an irgendeinem Punkt schlägt alles um. Die schnellen Ideen sind plötzlich zu schnell – und es sind viel zu viele; eine überwältigende Verwirrung verdrängt die Hellsicht. Das Erinnerungsvermögen schwindet. Der heitere, entzückte Gesichtsausdruck der Freunde verwandelt sich in Angst und Besorgnis. Während einem zuvor alles entgegenkam, geht einem nun alles gegen den Strich: Man ist reizbar, wütend, verängstigt, unbeherrscht und in den dunkelsten Verliesen der Seele gefangen. In Verliesen, von deren Existenz man vorher nichts ahnte. Und das hört niemals auf, denn der Wahnsinn schafft sich seine eigene Realität.[16]

Bei der Untersuchung des Gehirns mit bildgebenden Verfahren zeigten sich an vielen Stellen Unterschiede zwischen den Gehirnen von Menschen mit bipolarer Störung und Gesunden. Das ist nicht verwunderlich. Aber wenn sich die bipolare Störung durch manische Episoden von der Depression unterscheidet, sollten wir im Gehirn von Menschen mit bipolarer Störung zusätzliche Anomalien finden, Veränderungen, welche die Symptome der Manie und den Wechsel von einem Zustand zum anderen auslösen. In Wirklichkeit gelang es aber kaum, überzeugende Unterschiede zu dokumentieren. Die besten Erkenntnisse gewann man, als man verstehen wollte, wie sich Lithium, der erfolgreichste Arzneiwirkstoff gegen die Manie, auf das Gehirn auswirkt.

Im 2. Jahrhundert v. Chr. behandelte der griechische Arzt Soranus seine manischen Patienten mit alkalischen Wässern, von denen wir heute wissen, dass sie reich an Lithium waren. Wiederentdeckt wurde die nützliche Wirkung des Lithiums 1948 von dem australischen Psychiater John

Cade: Ihm fiel auf, dass die Substanz bei Meerschweinchen vorübergehend eine Lethargie herbeiführt. Cade führte das Lithium offiziell 1949 in die moderne Behandlung der bipolaren Störung ein, und seither ist der Wirkstoff ständig in Gebrauch.

Im Gegensatz zu anderen Medikamenten, die zur Behandlung psychiatrischer Krankheiten eingesetzt werden, ist Lithium ein Salz; entsprechend bindet es nicht an einen Rezeptor auf der Oberfläche eines Neurons, sondern es wird aktiv in die Zelle transportiert. Dabei fließt es durch Natrium-Ionenkanäle in der Zellmembran, die sich als Reaktion auf einen äußeren Reiz öffnen (siehe Kapitel 1). Sobald ein solcher Ionenkanal sich öffnet, strömen sowohl Natrium als auch Lithium in die Zelle. Das Natrium wird anschließend wieder nach außen gepumpt, das Lithium jedoch bleibt im Zellinneren. Dort stabilisiert es möglicherweise die Stimmungsschwankungen, indem es entweder direkt oder durch Wechselwirkungen mit einem zweiten Botenstoffsystem die Tätigkeit der Neurotransmitter beeinflusst.

Wie wir bereits erfahren haben, binden Neurotransmitter an die Zellmembran. Dies aktiviert die sogenannten Second-Messenger-Systeme, die Signale von den Rezeptoren auf Moleküle im Inneren des Neurons übertragen. Lithium hemmt wahrscheinlich die Aktivierung der Second-Messenger-Systeme und dämpft damit die Signalübertragung. Außerdem vermindert es vermutlich auch die Ansprechbarkeit der Neuronen auf Neurotransmitter im Zellinneren. Das wäre eine Erklärung dafür, warum Lithium bei der bipolaren Störung so wirksam ist: Es vermindert die Empfindlichkeit der Neuronen sowohl gegen äußere als auch gegen innere Reize. Außerdem wirkt es sich auf die modulatorischen Neurotransmitter Serotonin und Dopamin sowie auf den vermittelnden Neurotransmitter GABA aus. Seine Wirkung ist also wahrscheinlich nicht auf einen einzigen Mechanismus zurückzuführen, sondern auf seine breit gefächerten neurobiologischen Effekte.

Auch auf einem anderen Weg dürfte Lithium seine nützlichen Wirkungen entfalten: Es stellt die Ionenhomöostase in übermäßig aktiven Neuronen wieder her. Dahinter steht der Gedanke, dass Lithium die

Neuronen in ihren Ruhezustand bringt, indem es ihre Empfindlichkeit gegenüber Reizen verstärkt oder vermindert. Auch hier dürfte es entweder unmittelbar auf die Oberflächenrezeptoren der Neuronen oder über seine Wechselwirkungen mit Second-Messenger-Systemen im Zellinneren wirken.

Die Lithiumtherapie der Manie hat den faszinierenden Aspekt, dass sie ihre Wirkung erst nach mehreren Tagen entfaltet und dass die Effekte auch nicht unmittelbar nach Absetzen der Behandlung verschwinden.

Heute wird die bipolare Störung mit einer Kombination aus stimmungsstabilisierenden Medikamenten und Psychotherapie behandelt. Die Psychotherapie hilft den Betroffenen, die besonderen emotionalen und physischen Situationen zu erkennen, die depressive oder manische Episoden auslösen, und legt großes Gewicht auf den Umgang mit und die Verminderung von Stress. Depressive Episoden, die durch Stimmungsstabilisatoren wie Lithium, atypische Antipsychotika oder Antiepileptika nicht eingedämmt werden können, behandelt man mit Antidepressiva. Lithium vermindert zwar bei vielen Patienten Schwere und Häufigkeit manischer Episoden, aber nicht alle Betroffenen sprechen darauf an. Außerdem hat Lithium unangenehme Nebenwirkungen. Deshalb ist es notwendig, dass wir noch bessere Therapieverfahren finden.

Affektive Störungen und Kreativität

In der gesamten Geschichte, vom antiken Griechenland bis zur heutigen Zeit, fiel immer wieder auf, dass zwischen affektiven Störungen und Kreativität, insbesondere zwischen Kreativität und bipolarer Störung, ein Zusammenhang besteht. Vincent van Gogh zum Beispiel litt während eines großen Teils seines Erwachsenenlebens an Depressionen und beging mit 37 Jahren Selbstmord. Aber obwohl er während seiner letzten beiden Lebensjahre an schweren Episoden mit psychotischen Depressionen und Manie litt, schuf er während dieser Zeit 300 seiner wichtigsten Werke. Diese Bilder erwiesen sich in der Geschichte der modernen Kunst als so wichtig, weil van Gogh mit den Farben nicht die Realität der Natur, sondern ganz bewusst seine Stimmung abbilden wollte.

Empirische Studien an heutigen Künstlern und Schriftstellern zeigten, dass bipolare Störungen in diesen Gruppen gehäuft vorkommen. Mit dem Zusammenhang zwischen Kreativität und affektiven Störungen werden wir uns in Kapitel 6 noch ausführlicher befassen.

Die Genetik der affektiven Störungen

Über die Wahrscheinlichkeit, an einer affektiven Störung zu erkranken, entscheiden vor allem die Gene. Wie wir in Kapitel 1 erfahren haben, deuten Studien an eineiigen, getrennt aufgewachsenen Zwillingen – die beste Methode, den Einfluss der Natur von der der Umwelt zu trennen – darauf hin, dass ein Zwilling mit einer Wahrscheinlichkeit von 70 Prozent eine bipolare Störung entwickeln wird, wenn der andere Zwilling sie hat. Für die schwere Depression liegt die Wahrscheinlichkeit bei 50 Prozent.

Wie man in jüngster Zeit entdeckt hat, haben komplexe Störungen wie Depression, bipolare Störung, Schizophrenie und Autismus einige genetische Varianten gemeinsam, die das Risiko steigern, eine dieser Krankheiten zu bekommen. Das heißt, die bipolare Störung entsteht aus einer Wechselwirkung zwischen Faktoren aus Genetik, Entwicklung und Umwelt. Außerdem hat man zwei Gene gefunden, die ein Risiko für Schizophrenie wie auch für affektive Störungen darstellen könnten. Klar ist also, dass kein einzelnes Gen für die Entstehung der bipolaren Störung oder der Schizophrenie verantwortlich gemacht werden kann. Beteiligt sind vielmehr viele Gene, die auf komplizierte Weise mit Umweltfaktoren zusammenwirken. Diese und andere Befunde der genetischen Forschung werden wir in Kapitel 4 genauer betrachten.

Eine internationale Arbeitsgruppe analysierte kürzlich die genetischen Informationen von 2266 Personen mit bipolarer Störung und 5028 vergleichbaren Menschen ohne die Krankheit. Die Informationen wurden mit den Befunden von Tausenden weiterer Personen aus früheren Studien zusammengeführt. Insgesamt enthielt die Datenbank das genetische Material von 5747 Personen mit bipolarer Störung und 14 278 weiteren, die nicht an der Krankheit litten.

Die Wissenschaftler analysierten ungefähr 2,3 Millionen DNA-Abschnitte. Dabei stießen sie auf fünf Regionen, die anscheinend mit der bipolaren Störung im Zusammenhang stehen.[17] Zwei davon enthalten neue *Kandidatengene* – eines auf dem Chromosom 5, das andere auf dem Chromosom 6 –, die einen Menschen wahrscheinlich anfällig für die bipolare Störung machen; für die anderen drei Abschnitte, die man zuvor bereits im Verdacht gehabt hatte, wurde die Verbindung mit der Krankheit bestätigt. Besonders interessant war *ADCY2*, eines der neu entdeckten Gene. Es sorgt für die Produktion eines Enzyms, das die neuronale Signalübertragung vereinfacht; dieser Befund passt gut zu der Beobachtung, dass der Informationstransport bei Menschen mit bipolarer Störung in bestimmten Gehirnregionen beeinträchtigt ist.

Ein Befund, wie er dieser Arbeitsgruppe gelang – der Nachweis von Genen, die uns anfällig für die bipolare Störung machen –, ist ein wichtiger Schritt zur Klärung der Frage, wie affektive Störungen entstehen. Wenn wir ihre biologischen Grundlagen kennen, können wir uns an die Entwicklung wirksamerer und gezielterer Therapieverfahren machen. Wir können Menschen erkennen, für die das Risiko einer Erkrankung besteht, und gegebenenfalls früher medizinisch eingreifen. Und wir können Umweltfaktoren ermitteln, die bei der Entstehung von affektiven Störungen mit den Genen zusammenwirken. Wenn wir die biologischen Hintergründe von Stimmungsschwankungen kennen, verstehen wir letztlich auch die biologischen Grundlagen der normalen Stimmungszustände, die für unser alltägliches emotionales Wohlbefinden sorgen.

Wie geht es weiter?

Unser Verständnis der genetischen Grundlagen von Depression und bipolarer Störung steckt noch in den Kinderschuhen. Immerhin handelt es sich um sehr komplexe Krankheiten. Sie beeinträchtigen die Verbindungen zwischen den Gehirnstrukturen, die für Gefühle, Gedanken und Gedächtnis verantwortlich sind – Verbindungen, die für unser Ichgefühl eine entscheidende Bedeutung haben. Das ist der Grund, warum Menschen mit affektiven Störungen eine solche Vielzahl psychischer und körperlicher Symptome erleben. Erst seit kurzer Zeit können Neurowissenschaftler in Echtzeit zu sehen, was sich im Gehirn dieser Menschen abspielt, und damit eröffnet sich die Möglichkeit, Zusammenhänge zwischen Genetik, Gehirnphysiologie und Verhalten herzustellen.

Immerhin hat man aber auf anderen Forschungsgebieten gewaltige Fortschritte gemacht, insbesondere in der Depressionsforschung: So hat man die neuronalen Schaltkreise für Depression gefunden, mit Tiefer Gehirnstimulation die Impulstätigkeit der Neuronen in diesen Schaltkreisen beeinflusst, die Entkopplung der zuständigen Gehirnstrukturen für Gefühl und Gedanken sichtbar gemacht und die biologische Natur der Psychotherapie nachgewiesen. Diese und andere Entwicklungen haben zu verbesserten Behandlungsmethoden für Menschen mit affektiven Störungen geführt.

Mit ständiger Wachsamkeit, richtiger Behandlung und fachmännischer, mitfühlender Hilfe durch kompetente Mediziner können heute die meisten Betroffenen ihr emotionales Gleichgewicht auf Dauer wiederfinden und ihr Leben in den Griff bekommen. Mit Verständnis vonseiten der Angehörigen und Freunde – Verständnis sowohl für das Erleben des Patienten als auch für die wissenschaftlichen Hintergründe – können Schäden in Beziehungen vermieden oder wiedergutgemacht werden. Dank unserer gewachsenen biologischen Kenntnisse über das Ich sind affektive Störungen zu therapierbaren Krankheiten geworden.

Kapitel 4

Die Fähigkeit, zu denken, Entscheidungen zu treffen und umzusetzen: Schizophrenie

Schizophrenie nimmt wahrscheinlich schon vor der Geburt ihren Anfang, aber bemerkbar macht sie sich in der Regel erst im späten Heranwachsenden- oder frühen Erwachsenenalter. Wenn sie dann offen ausbricht, hat sie oft verheerende Auswirkungen auf die Grundlagen des Ichgefühls – Denken, Willenskraft, Verhalten, Gedächtnis und zwischenmenschliche Beziehungen –, und das gerade in einer Lebensphase, in der junge Menschen selbstständig werden. Wie Depression und bipolare Störung, so ist auch die Schizophrenie eine komplexe psychische Erkrankung, von der zahlreiche Gehirnareale betroffen sind und die letztlich die Unversehrtheit des Ichs untergräbt.

Da die Schizophrenie so breit gefächerte Auswirkungen auf Gehirn und Verhalten hat, sind ihre biologischen Grundlagen besonders schwer aufzuklären. Was hat die Gehirnforschung bisher über diese Krankheit herausgefunden? In diesem Kapitel erfahren wir, welche Schaltkreise im Gehirn unterbrochen sind, welche Therapieverfahren für die Patienten zur Verfügung stehen und welche genetischen und entwicklungsbedingten Faktoren hinter der Krankheit stehen. Dass sich zunehmend ein Bild von der Schizophrenie als Nervenentwicklungsstörung herauskristallisiert, die sich im Gegensatz zum Autismus erst später im Leben manifestiert, ist der intensiven genetischen Forschung auf diesem Gebiet zu verdanken.

Die technischen Fortschritte in der Genetik und bei den bildgebenden Verfahren haben den Wissenschaftlern neue Einblicke in die biologischen Hintergründe der Schizophrenie ermöglicht. Auf der Grundlage solcher Erkenntnisse verstehen wir jetzt allmählich, wie sich die Schizophrenie auf das Gehirn auswirkt, und wir können Tiermodelle entwickeln, um mit deren Hilfe einzelne Hypothesen zu überprüfen und den Krankheitsbeginn zu erforschen. Diese aktuellen Entwicklungen zeigen möglicherweise einen Weg zu frühzeitigerem therapeutischen Eingreifen auf.

Die Hauptsymptome der Schizophrenie

Schizophrenie äußert sich in drei verschiedenen Symptomkomplexen, die jeweils durch Störungen in einer anderen Region des Gehirns entstehen. Das macht es besonders schwierig, die Krankheit zu verstehen und zu behandeln.

Am häufigsten werden die positiven Symptome der Schizophrenie mit der Krankheit in Verbindung gebracht, und auch die Patienten erkennen sie häufig als erste. »Positiv« werden diese Symptome nicht etwa genannt, weil sie gut wären, sondern weil sie für die Person, bei der sie auftreten, neue Verhaltensweisen repräsentieren. In den positiven Symptomen spiegeln sich gestörte Willens- und Denkvorgänge wider. Durch ungeordnete Gedanken entfernt sich die betroffene Person von der Realität, was zu veränderten Wahrnehmungen und Verhaltensweisen wie Halluzinationen und Wahnvorstellungen führt. Diese psychotischen Symptome können nicht nur für diejenigen, die sie erleben, entsetzlich sein, sondern auch für Menschen, die ihr Zeuge werden. Außerdem sind sie eine wichtige Ursache für die Stigmatisierung von Menschen mit Schizophrenie.

Der englische Künstler Louis Wain drückte seine Erfahrungen mit den positiven Symptomen der Schizophrenie (und insbesondere mit der veränderten Wahrnehmung) in seinen Zeichnungen von Katzen aus (Abbildung 4.1). Wie schon Kraepelin feststellte und wie wir auch in Kapitel 6 noch genauer erfahren werden, finden bemerkenswerte künstlerische

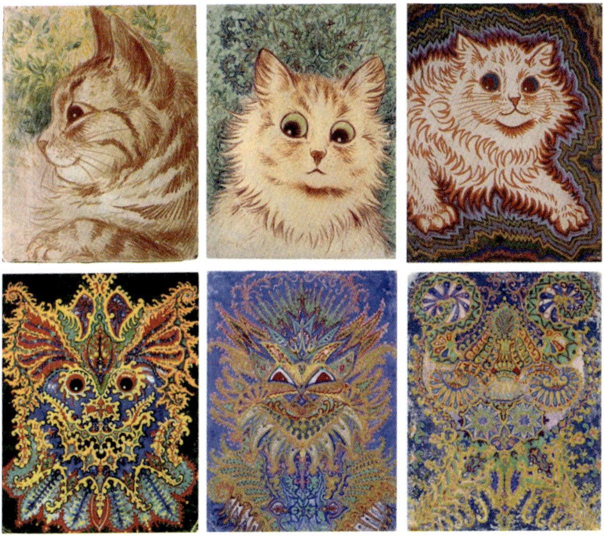

Abb. 4.1: Katzenbilder des Künstlers Louis Wain (1860–1939), der an Schizophrenie litt

Fähigkeiten ihren Ausdruck unter Umständen zum ersten Mal, wenn die Schizophrenie ausbricht. Deshalb malen Künstler, die schizophren werden, oftmals weiter, und manche Menschen mit Schizophrenie, die nie zuvor gemalt haben, entdecken die bildende Kunst als Mittel, um ihren Gefühlen Ausdruck zu verleihen.

Das häufigste positive Symptom sind visuelle oder akustische Halluzinationen. Besonders beunruhigend sind die akustischen Halluzinationen: Die Patienten hören Stimmen, die ihnen unwirsch kritische oder manchmal auch beleidigende Dinge sagen. Dies kann dazu führen, dass sie sich selbst oder anderen Schaden zufügen. Häufig kommen auch Wahnvorstellungen vor, falsche Überzeugungen, die keine Grundlage in den Fakten haben. Es gibt verschiedene Kategorien von Wahnvorstellungen; am häufigsten ist der Verfolgungswahn, auch Paranoia genannt. Die Patienten glauben, andere seien hinter ihnen her, würden sie verfolgen oder wollten ihnen Schaden zufügen. Es ist nicht ungewöhnlich, dass die Patienten glauben, jemand wolle sie – insbesondere mit ihren Medikamenten – vergiften.

Ein anderer häufiger Typ von Wahnvorstellungen hat mit Anweisungen oder Kontrolle zu tun. Die Patienten glauben, sie würden aus dem Fernsehen oder Radio besondere, nur für sie bestimmte Nachrichten erhalten; dabei haben sie häufig das Gefühl, andere Menschen könnten ihre Gedanken kontrollieren. Und schließlich können Patienten an Größenwahn leiden, dem Gefühl, besondere Kräfte zu besitzen.

Die negativen Symptome der Schizophrenie – sozialer Rückzug und Motivationsverlust – treten in der Regel vor den positiven Symptomen auf, werden aber im Allgemeinen übersehen, bis die betroffene Person eine psychotische Episode erlebt. Sozialer Rückzug muss keineswegs darin bestehen, dass man anderen Menschen aus dem Weg geht, häufig kapseln sich die Betroffenen auch in einer eigenen Welt ab und bauen Mauern um sich herum. Der Motivationsverlust zeigt sich in Teilnahmslosigkeit und Apathie.

Die kognitiven Symptome der Schizophrenie treten in Problemen mit Motivation und Willenskraft zu Tage, den exekutiven Funktionen, die für die Organisation des eigenen Lebens von Bedeutung sind, Problemen mit dem Arbeitsgedächtnis (einer Form des Kurzzeitgedächtnisses) sowie in frühen Anzeichen einer Demenz. Manchmal sind die Patienten nicht in der Lage, ihre Gedanken zu sammeln oder einem Gedankengang zu folgen. Außerdem sind sie unter Umständen unfähig, die alltäglichen Dinge zu tun, die für beruflichen Erfolg notwendig sind, oder sie können Beziehungen zu anderen nicht aufrechterhalten. Deshalb haben sie große Schwierigkeiten, eine Arbeitsstelle zu behalten, zu heiraten oder Kinder großzuziehen.

Scanaufnahmen des Gehirns von Menschen mit unbehandelter Schizophrenie zeigen im Laufe der Zeit einen geringfügigen, aber merklichen Verlust der grauen Gehirnsubstanz, die in der Großhirnrinde die Zellkörper und Dendriten der Neuronen enthält. Dieser Rückgang, der zu den kognitiven Symptomen der Schizophrenie beiträgt, ist nach heutiger Kenntnis die Folge einer übermäßigen Ausdünnung der Dendriten während der Entwicklung des Gehirns, die Folge ist der Verlust von Synapsenverknüpfungen (wir kommen gleich darauf zurück).

Um uns einen Eindruck davon zu verschaffen, wie vollständig die Symptome der Schizophrenie den Bezug zur Realität zerstören und sowohl die Selbstständigkeit als auch das Ichgefühl sabotieren können, wollen wir einen Menschen betrachten, der an der Krankheit leidet: Elyn Saks (Abbildung 4.2), Professorin für Jura an der University of Southern California und Gründerin des Saks Institute for Mental Health Law, Policy and Ethics. Sie veröffentlichte 2007 ein Buch mit dem Titel *The Center Cannot Hold* (deutsch etwa: Die Mitte trägt nicht mehr). Darin zeichnet sie ein ehrliches, bewegendes Bild ihrer eigenen Erfahrungen mit der Schizophrenie, und sie plädiert dafür, Menschen mit Schizophrenie keine Beschränkungen aufzuerlegen, sondern zuzulassen, dass sie selbst ihre Grenzen finden. Im September 2015 wurde sie mit einem »Geniestipendium« der MacArthur Foundation ausgezeichnet. Ihre erste, entsetzliche psychotische Erfahrung beschreibt sie so:

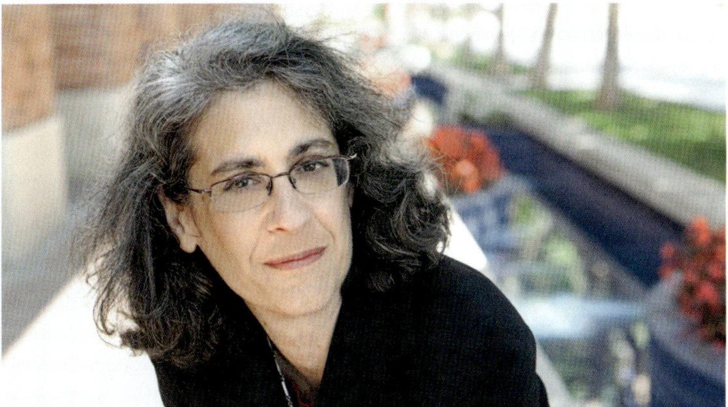

Abb. 4.2: Elyn Saks

Es ist Freitagabend 22 Uhr. Ich sitze mit meinen beiden Kommilitonen in der Bibliothek der Yale Law School. Sie sind nicht gerade glücklich darüber, dass sie hier sind; immerhin ist Wochenende, und sie könnten eine Menge andere Dinge tun, die Spaß machen. Aber ich bin entschlossen, unser Kleingruppentreffen abzuhalten. Wir haben den Auftrag, ein Memo zu schreiben; wir müssen es tun, müssen es fertigstellen, müssen es schreiben, müssen … Moment mal. Nein, Moment. »Memos sind eine Heimsuchung«, verkünde ich. »Sie treffen bestimmte Aussagen. Die Aussage ist in deinem Kopf. Hast du schon einmal jemanden umgebracht?«

Meine Kommilitonen sehen mich an, als hätte jemand sie – oder mich – mit Eiswasser überschüttet. »Das soll doch wohl ein Witz sein?«, fragt der eine. »Wovon redest du eigentlich, Elyn?«, will der andere wissen.

»Ach, nur das Übliche. Himmel und Hölle. Wer ist was, was ist wer. He!«, sage ich und springe von meinem Stuhl auf. »Gehen wir raus aufs Dach!«

Ich renne geradewegs zum nächstgelegenen großen Fenster, klettere hinaus und trete auf das Dach. Wenig später folgen mir meine Spießgesellen, widerwillig. »Das ist mein wahres Ich!«, verkünde ich, wobei ich die Arme über dem Kopf schwenke. »Kommt zum Zitronenbaum in Florida! Kommt zum Busch im Sonnenschein von Florida! Wo sie die Zitronen machen. Wo es die Dämonen gibt. Hey, was ist los mit euch?«

»Du machst mir Angst«, platzt einer heraus. Ein paar unsichere Augenblicke später sagt der andere: »Ich gehe wieder rein.« Sie sehen verängstigt aus. Haben sie einen Geist gesehen oder so etwas? Und hey, Moment mal – sie klettern zurück durch das Fenster.

»Warum geht ihr wieder rein?«, will ich wissen. Aber sie sind schon drinnen, und ich bin allein. Ein paar Minuten später klettere auch ich ein wenig zögernd wieder zurück durch das Fenster.

Nachdem wir uns wieder an den Tisch gesetzt haben, stapele ich sorgfältig meine Lehrbücher aufeinander, dann ordne ich meine Notizblätter. Dann ordne ich sie noch einmal. Ich erkenne das Problem, aber ich kann die Lösung nicht sehen. Das ist sehr besorgniserregend. »Ich weiß nicht, ob ihr das auch schon mal erlebt habt, dass die Worte auf den Seiten herumspringen«, sage ich. »Ich glaube, jemand ist in meine Kopien der Fallbeschreibungen eingedrungen. Wir müssen das Gelenk einrichten. Ich glaube nicht an Gelenke. Aber sie halten unseren Körper zusammen.« Ich blicke von meinen Papieren auf und sehe, wie meine beiden Kollegen mich anstarren. »Ich … ich muss gehen«, sagt der eine. »Ich auch«, sagt der andere. Sie wirken nervös, als sie eilig ihre Sachen zusammenpacken und hinausgehen, nachdem sie mir unbestimmt versprochen haben, sich später wieder mit mir zu treffen und dann das Memo auszuarbeiten.

Ich verstecke mich bis lange nach Mitternacht zwischen den Bibliotheksregalen, sitze auf dem Fußboden und murmele leise vor mich hin. Es wird still. Das Licht wird ausgeschaltet. Aus Angst davor, eingeschlossen zu werden, renne ich schließlich nach draußen, laufe geduckt durch die düstere Bibliothek, damit die Sicherheitsleute mich nicht sehen. Draußen ist es dunkel. Das Gefühl, das ich verspüre, als ich zurück zu meinem Wohnheim gehe, gefällt mir nicht. Dort angekommen, kann ich ohnehin nicht schlafen. Mein Kopf ist voller Lärm. Voller Zitronen, voller Gesetzestexte, voller Massenmorde, für die ich verantwortlich sein werde. Ich muss arbeiten. Ich kann nicht arbeiten. Ich kann nicht denken.[1]

Die Geschichte der Schizophrenie

Wie wir in Kapitel 3 erfahren haben, teilte Emil Kraepelin, der Begründer der modernen wissenschaftlichen Psychiatrie, die häufigsten psychischen Krankheitsbilder in Stimmungsstörungen und Denkstörungen ein. Diese Unterscheidung konnte er treffen, weil er in seine Untersuchungen nicht nur sehr gewissenhafte klinische Beobachtungen einbrachte, sondern auch seine Ausbildung im Labor von Wilhelm Wundt, dem Pionier der experimentellen Psychologie. Während seiner gesamten Berufslaufbahn war Kraepelin bestrebt, die Konzepte der Psychiatrie mit solider psychologischer Forschung zu untermauern.

Die wichtigste Krankheit des Denkens bezeichnete Kraepelin als Dementia praecox (»vorzeitiger Schwachsinn«), weil sie in jüngeren Jahren beginnt als die Alzheimer-Demenz. Aber gegen diese Bezeichnung erhob der Schweizer Psychiater Eugen Bleuler nahezu sofort Einspruch. In seinen Augen war Demenz nur ein Bestandteil der Krankheit. Außerdem war das Leiden bei einigen seiner Patienten erst in höherem Alter ausgebrochen. Andere kamen auch nach vielen Jahren noch gut mit der Krankheit zurecht: Sie konnten arbeiten und ein Familienleben führen. Aus diesem Grund sprach Bleuler von der *Gruppe der Schizophrenien.* Er hielt die Schizophrenie für eine Spaltung des Geistes – für die Loslösung der Gefühle von Kognition und Motivation – und verwendete das Substantiv im Plural, um die verschiedenen zu dieser Kategorie gehörenden Störungen zu berücksichtigen. Bleulers Gedanken sind für unsere Kenntnisse über die Krankheit von grundlegender Bedeutung, und seine Definition gilt noch heute.

Die Behandlung der Schizophrenie

Schizophrenie ist keine seltene Krankheit. Betroffen ist weltweit ungefähr ein Prozent der Bevölkerung, das sind allein in den Vereinigten Staaten rund drei Millionen Menschen. Sie bricht unabhängig von Gesellschaftsschicht, Rasse, Geschlecht oder Kultur aus, und ihr Schweregrad schwankt stark. Manche Menschen mit schwerer Schizophrenie sind kaum in der Lage, persönliche Beziehungen einzugehen oder aufrechtzuerhalten, zu arbeiten oder auch nur selbstständig zu leben. Andererseits haben manche Menschen mit milderen Formen der Krankheit, darunter der Schriftsteller Jack Kerouac, der Wirtschaftsnobelpreisträger John Nash und der Musiker Brian Wilson, bemerkenswerte Karrieren gemacht. Bei ihnen werden die Symptome meist mit Medikamenten und Psychotherapie in Schach gehalten.

Als man Medikamente für Menschen mit Schizophrenie entwickelte, konzentrierte man sich anfangs auf die Linderung der positiven Symptome, das heißt der psychotischen Erscheinungen: Halluzinationen und Wahnvorstellungen. Tatsächlich sind Antipsychotika recht wirksam; die meisten heute verfügbaren Medikamente lindern bei bis zu 80 Prozent aller Menschen mit Schizophrenie die positiven Symptome bis zu einem gewissen Grade. Solche Präparate wirken aber kaum gegen die negativen und kognitiven Symptome der Krankheit, doch diese Symptome sind für die Patienten häufig am gefährlichsten und hinderlichsten.

Ein unentbehrlicher Therapiebestandteil für Menschen mit Schizophrenie ist die Psychotherapie. Interessanterweise wird sie mittlerweile auch vorbeugend gegen die kognitiven und negativen Symptome eingesetzt, weil man damit dem Ausbruch psychotischer Symptome bei Jugendlichen und jungen Erwachsenen, die als Risikopatienten identifiziert wurden, vorbeugen will. Neben vielen anderen Leistungen kann die Psychotherapie den Patienten bei der Erkenntnis helfen, dass sie an einer Krankheit leiden: Sie sind keine schlechten Menschen, sondern gute Menschen, die nur an Wahnvorstellungen oder Halluzinationen leiden.

Biologische Therapieverfahren

Eine erste Vorstellung von den biologischen Grundlagen der Schizophrenie erhielten Wissenschaftler auf dem gleichen Weg, auf dem sie auch erstmals eine Idee von der Biologie der Depression bekommen hatten: durch das erste wirksame Medikament. Dieser erste Wirkstoff erschien in beiden Fällen durch Zufall auf der Bildfläche, als man eigentlich Medikamente für andere Probleme entwickeln wollte.

Der französische Chemiker Paul Charpentier hatte beim Pharmaunternehmen Rhône-Poulenc mit der Entwicklung eines Antihistaminikums begonnen, das, so seine Hoffnung, gegen Allergien wirken sollte, ohne aber die vielen Nebenwirkungen der bekannten Antihistaminika zu haben. Der Wirkstoff, den er 1950 entwickelte, wurde Chlorpromazin genannt (der amerikanische Handelsname des Präparats lautete Thorazine). Als Thorazine erstmals klinisch erprobt wurde, waren alle über die Wirkung verblüfft: Es machte die Menschen ruhiger und viel entspannter.

Als die beiden französischen Psychiater Pierre Deniker und Jean Delay die beruhigende Wirkung von Thorazine beobachtet hatten, entschlossen sie sich, das Medikament auch ihren psychotischen Patienten zu geben. Es erwies sich insbesondere bei Patienten mit Schizophrenie geradezu als Wundermittel. Als die US-amerikanische Arzneimittelbehörde FDA den Wirkstoff 1954 zuließ, waren allein in den Vereinigten Staaten bereits zwei Millionen Menschen mit Thorazine behandelt worden. Viele von ihnen konnten daraufhin die staatlichen psychiatrischen Kliniken verlassen.

Ursprünglich glaubte man, Thorazine würde als »Tranquilizer« wirken und die Menschen beruhigen, ohne sie unnötig zu sedieren. Im Jahr 1964 wurde dann klar, dass Thorazine und ähnliche Wirkstoffe ganz gezielt auf die positiven Symptome der Schizophrenie wirken: Sie vermindern oder beseitigen Wahnvorstellungen, Halluzinationen und manche Formen des ungeordneten Denkens. Und wenn Patienten sie in Remissionsphasen nehmen, vermindern solche Antipsychotika in der Regel auch die Häufigkeit von Rückfällen. Allerdings haben die Medikamente beträchtliche Nebenwirkungen – so verursachen sie neurologische Symptome, wie sie für die Parkinson-Krankheit charakteristisch sind. Bei Menschen, die sie regelmäßig nehmen, beginnen die Hände zu zittern, sie beugen sich beim Gehen nach vorn und werden im ganzen Körper steif.

Schließlich entwickelte man neue Wirkstoffe mit weniger und milderen neurologischen Nebenwirkungen. Dazu gehören Clozapin, Risperidon und Olanzapin, die alle wirksam die positiven Krankheitssymptome unter Kontrolle halten. Was allerdings die Behandlung der negativen und kognitiven Defekte der bei der Schizophrenie angeht, gilt nur Clozapin als geringfügig wirksamer als die älteren Antipsychotika. Die neuen Präparate werden als »atypische« Antipsychotika bezeichnet, weil sie weniger Parkinson-typische Nebenwirkungen hervorrufen als die älteren »typischen« Medikamente.

Den ersten Hinweis darauf, wie typische Antipsychotika wirken, ergab sich aus der Analyse ihrer neurologischen Nebenwirkungen. Da diese

Medikamente auf die Bewegungsfähigkeit den gleichen Effekt ausüben wie die Parkinson-Krankheit, die durch einen Mangel des modulatorischen Neurotransmitters Dopamin verursacht wird, kamen Wissenschaftler auf den Gedanken, die Wirkung der Medikamente könne auf eine Absenkung des Dopaminspiegels im Gehirn zurückzuführen sein. Außerdem, so ihre erweiterte Überlegung, könnte die Schizophrenie zum Teil die Folge einer übermäßigen Dopaminwirkung sein. Mit anderen Worten: Die Verminderung des verfügbaren Dopamins im Gehirn könnte sowohl die Erklärung für die therapeutische Wirkung der Medikamente als auch die für ihre unerwünschten Nebenwirkungen sein.

Wie konnte es dazu kommen? Wie konnte ein Medikament sowohl unerwünschte als auch erwünschte Wirkungen entfalten? Die Antwort: Es hängt davon ab, wo im Gehirn das Präparat wirkt.

Wenn ein Neuron das Dopamin in die Synapse freisetzt, bindet der Neurotransmitter normalerweise an Rezeptoren auf dem nachgeschalteten Neuron. Sind die Rezeptoren durch Antipsychotika blockiert, wird die Wirkung des Dopamins vermindert. Wie sich herausgestellt hat, blockieren tatsächlich viele typische Antipsychotika die Dopaminrezeptoren. Dieser Befund sprach dafür, dass entweder eine übermäßige Dopaminproduktion oder aber eine zu große Zahl von Dopaminrezeptoren bei der Entstehung der Schizophrenie eine wichtige Rolle spielen. Außerdem passte er zu einer Idee, die sich aus Studien zur Parkinson-Krankheit ergeben hatte: Danach führt Dopaminmangel zu anormalen Bewegungen. Als man aufklärte, welche Rolle das Dopamin bei der Schizophrenie spielt, erfuhr man also auch ein wenig mehr über die normale Funktion dieses Neurotransmitters.

Die meisten Dopamin produzierenden Neuronen liegen gehäuft in zwei Ansammlungen im Mittelhirn: in der Area tegmentalis ventralis und in der Substantia nigra. Die Axone, die sich von diesen beiden Neuronenhaufen nach außen erstrecken, bilden neuronale Schaltkreise, die als *dopaminerge Leitungsbahnen* bezeichnet werden. Zwei davon, die *mesolimbische* und die *nigrostriatale Leitungsbahn*, sind die Nervenbahnen, die bei der Schizophrenie am stärksten betroffen sind, und deshalb

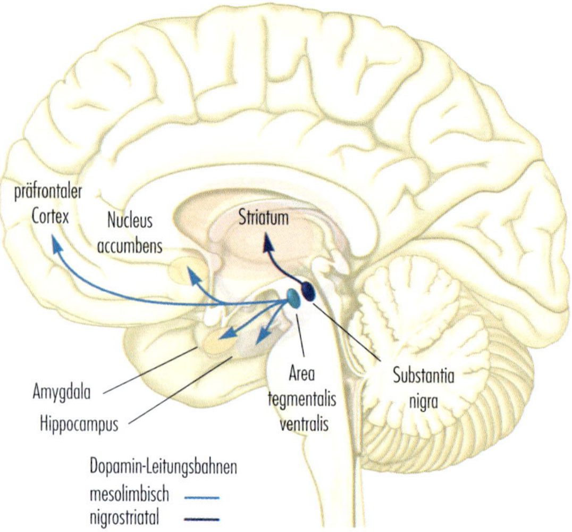

Abb. 4.3: Die beiden dopaminergen Leitungsbahnen, auf die Antipsychotika wirken: die mesolimbische und die nigrostriatale Bahn. Dopamin produzierende Neuronen liegen gehäuft in der Area tegmentalis ventralis, die das Dopamin über die mesolimbische Leitungsbahn weitergibt, und in der Substantia nigra, die das Dopamin über den nigrostriatalen Weg ausschüttet.

ist ihre Erforschung auch am wichtigsten, wenn man nach Therapieverfahren sucht (Abbildung 4.3).

Die mesolimbische Leitungsbahn erstreckt sich von der Area tegmentalis ventralis in Teile des präfrontalen Cortex, des Hippocampus, der Amygdala und des Nucleus accumbens. Diese Areale sind wichtig für Denken, Erinnerung, Gefühle und Verhalten – also für die mentalen Funktionen, die bei der Schizophrenie beeinträchtigt sind. Die nigrostriatale Leitungsbahn beginnt in der Substantia nigra und erstreckt sich zum dorsalen Striatum, einem Gehirnareal, das an räumlichen und motorischen Funktionen beteiligt ist. Diese Leitungsbahn verkümmert bei der Parkinson-Krankheit. Antipsychotika wirken auf beide Leitungsbahnen, und das ist der Grund, warum sie sowohl therapeutische Effekte als auch unerwünschte Nebenwirkungen erzielen können.

Wie stichhaltig war der Gedanke, dass typische Antipsychotika die

Dopaminrezeptoren blockieren? Um das zu überprüfen, musste man spezifisch die Dopaminrezeptoren identifizieren, auf die solche Medikamente ihre Wirkungen ausüben. Man kennt fünf Haupttypen von Dopaminrezeptoren, die als D1 bis D5 bezeichnet werden. Wie sich herausstellte, haben typische Antipsychotika eine hohe Affinität für den Rezeptor D2; bei atypischen Antipsychotika ist die Affinität für diesen Rezeptor geringer.

In besonders großer Zahl sind D2-Rezeptoren normalerweise im Striatum und in geringerem Umfang auch in Amygdala, Hippocampus und Teilen der Großhirnrinde vorhanden. Den Befunden zufolge führt die pauschale Blockierung der D2-Rezeptoren in der nigrostriatalen Leitungsbahn zu einem zu geringen Dopaminspiegel in den Abschnitten des Striatums, die eine ausreichende Menge des Transmitters für normale Bewegungen benötigen. Das erklärt die Parkinson-ähnlichen Wirkungen typischer Antipsychotika. Atypische Antipsychotika besetzen ebenfalls die D2-Rezeptoren im Striatum, aber da ihre Affinität für diese Moleküle geringer ist, werden weniger Rezeptoren blockiert, und die Bewegungsfähigkeit bleibt intakt.

Die atypischen Antipsychotika unterscheiden sich von den typischen auch dadurch, dass ihre Affinität vielfältiger ist. Atypische Antipsychotika binden auch an D4-Dopaminrezeptoren und an Rezeptoren für andere modulatorische Neurotransmitter, insbesondere für Serotonin und Histamin. Diese Wirkungsvielfalt spricht dafür, dass bei der Schizophrenie nicht nur Anomalien an den dopaminergen Leitungsbahnen eine Rolle spielen, sondern auch Defekte an serotonergen und histaminergen Schaltkreisen.

Frühzeitiges Eingreifen

Ein Schlüssel zur verbesserten Therapie jeder medizinischen Störung ist frühzeitiges Eingreifen. Nachdem es wissenschaftliche Erkenntnisse gab, welche Lebensweise ein hohes Herzinfarktrisiko beinhaltet, wurden

Maßnahmen entwickelt, um die Krankheit zu verhüten. Warum sollte das Gleiche nicht auch bei der Schizophrenie gelingen?

Wir wissen, dass genetische Faktoren und Umwelteinflüsse schon vor der Geburt und in der frühen Kindheit auf die Gehirnentwicklung einwirken und das Schizophrenierisiko steigen lassen. Eines Tages können wir diese Einflüsse vielleicht dingfest machen und dann eingreifen, bevor die Krankheit sich Jahre später bemerkbar macht. Eine genetische Abweichung, die die Entwicklung des Gehirns beeinflusst, wurde, wie wir noch genauer erfahren werden, bereits identifiziert. Außerdem können computergestützte bildgebende Verfahren manchmal auf Gehirnareale mit gesteigerter Dopaminaktivität aufmerksam machen, und die hohe Aktivität kann dann als Biomarker dienen, bevor die Psychose ausbricht.

Wie bereits erwähnt, wird die erste psychotische Episode bei der Schizophrenie in der Regel im späten Heranwachsenden- oder frühen Erwachsenenalter ausgelöst, wenn sich die Belastungen des Alltagslebens unter Umständen als unerträglich schwere Bürde erweisen. Wird dann sofort mit der Behandlung begonnen, können junge Menschen häufig stabilisiert werden. Allzu oft jedoch bemühen sie sich erst dann um eine Therapie, wenn sie schon seit Jahren krank sind. Und wenn ein Mensch mit Schizophrenie die Medikamente absetzt, wird die Regulation der dopaminergen Leitungsbahnen und anderer neuronaler Schaltkreise gestört, sodass die Symptome erneut auftreten.

Bisher besteht die vielversprechendste vorbeugende Behandlung darin, Heranwachsenden und jungen Erwachsenen, die im sogenannten *Prodromalstadium* erste Anzeichen der Schizophrenie erkennen lassen, eine kognitive Psychotherapie anzubieten. Diese Anzeichen, die der ersten psychotischen Episode vorausgehen, sind leider ein wenig unbestimmt. Ein junger Mensch ist unter Umständen etwas deprimiert, kommt mit Stress nicht so gut zurecht wie gewöhnlich oder fühlt sich weniger gehemmt – oft sprechen solche jungen Leute dann laut aus, was sie denken. Wie wir bereits erfahren haben, sind psychische Störungen häufig durch die Übertreibung von Alltagsverhalten gekennzeichnet, und deshalb sind erste, geringfügige Veränderungen oft nur schwer zu erkennen.

Die vorbeugende Behandlung soll dazu dienen, jungen Menschen beim Aufbau der kognitiven Fähigkeiten und exekutiven Funktionen des präfrontalen Cortex zu helfen, die ihre Fähigkeit zur Verhaltenssteuerung regulieren. Damit verbessert sich ihre Fähigkeit, mit Alltagsstress umzugehen und ihr Leben effizient zu organisieren, sodass sich die Wahrscheinlichkeit einer psychotischen Episode verringert.

Anatomische Anomalien als Ursache erhöhter Anfälligkeit

Während der Schwangerschaft können Umweltfaktoren wie Mangelernährung, Infektionen, Stress oder Schadstoffe im Zusammenwirken mit den Genen das Risiko, dass sich beim Fetus anormal funktionierende dopaminerge Leitungsbahnen entwickeln, ansteigen lassen. Eine solche Fehlfunktion der Leitungsbahnen schafft die Voraussetzung, dass sich Jahre später, wenn das Gehirn des Heranwachsenden mit übermäßiger Dopaminproduktion auf die Belastungen des Alltagslebens reagiert, die Schizophrenie entwickeln kann.

Die gleichen widrigen Umweltbedingungen oder Situationen können sich während der Schwangerschaft auch auf die Entwicklung bestimmter Schaltkreise im präfrontalen Cortex auswirken, die für das Denken und die exekutiven Funktionen des Gehirns zuständig sind. Anomalien in diesen neuronalen Schaltkreisen führen zu den kognitiven Symptomen, die bei Menschen mit Schizophrenie auftreten, insbesondere zu einer Beeinträchtigung des Arbeitsgedächtnisses.

Das Arbeitsgedächtnis hilft uns, uns für kurze Zeit an die Informationen zu erinnern, die wir als Leitfaden für Gedanken oder Verhalten brauchen. Gerade jetzt nutzen Sie Ihr Arbeitsgedächtnis, um die soeben gelesenen Aussagen zu behalten, damit das Nächste, was Sie lesen, logisch darauf folgt. Ein gestörtes Arbeitsgedächtnis erschwert diesen Vorgang, und ebenso wird es schwieriger, den Tagesablauf zu planen oder eine berufliche Stellung auszufüllen.

Das Arbeitsgedächtnis entwickelt sich von der Kindheit bis zum Ende des Teenageralters weiter und wird dabei allmählich immer besser. Mit sieben Jahren haben Kinder, bei denen zehn oder 15 Jahre später die Schizophrenie diagnostiziert wird, ein normales Arbeitsgedächtnis. Aber mit 13 Jahren sind sie in dieser Hinsicht weit hinter das normale Niveau ihres Entwicklungsstadiums zurückgefallen. Ein Schlüsselbestandteil des Arbeitsgedächtnis sind die Pyramidenneuronen des präfrontalen Cortex, die so genannt werden, weil ihr Zellkörper ungefähr dreieckig geformt ist. In jeder anderen Hinsicht gleichen diese Zellen den übrigen Neuronen sowohl in ihrem Aufbau als auch in ihrer Funktion.

Wie bereits erwähnt, leiten Neuronen ihre Informationen entlang des Axons weiter, das Synapsenverbindungen mit den Dendriten der Zielzelle bindet. Die meisten Synapsen eines Pyramidenneurons liegen auf kleinen Vorsprüngen der Dendriten, den sogenannten *Dornen*. Die Zahl der Dornen auf einem Neuron ist ein ungefähres Maß für Menge und Reichhaltigkeit der Informationen, die es empfängt.

Die Ausbildung der Dornen auf den Pyramidenneuronen beginnt während des ersten Schwangerschaftsdrittels. Bis zu den ersten Lebensjahren nimmt die Zahl der Dornen und der auf ihnen liegenden Synapsen rapide zu. Das Gehirn eines Dreijährigen enthält doppelt so viele Synapsen wie das eines Erwachsenen. Ungefähr von der Pubertät an werden Dornen, die das Gehirn nicht nutzt, im Rahmen der Synapsenausdünnung entfernt, darunter auch solche, die dem Arbeitsgedächtnis eigentlich nichts nützen. Besonders aktiv werden Synapsen während des Heranwachsenden- und frühen Erwachsenenalters ausgedünnt.

Bei der Schizophrenie schießt die Ausdünnung der Synapsen während der Adoleszenz offensichtlich über das Ziel hinaus, sodass viel zu viele Dornen entfernt werden (Abbildung 4.4). Am Ende besitzen die Pyramidenneuronen im präfrontalen Cortex viel zu wenige Synapsenverknüpfungen, sodass sie nicht die robusten neuronalen Schaltkreise bilden können, die wir für ein funktionsfähiges Arbeitsgedächtnis und andere komplexe kognitive Funktionen brauchen. Diese Hypothese, wonach die Schizophrenie auf übermäßiges Ausdünnung der Synapsen zurückzuführen ist, wurde zuerst von Irwin Feinberg formuliert, der heute an der

University of California in Davis arbeitet,[2] und später von David Lewis und Jill Glausier an der University of Pittsburgh dokumentiert.[3] Ein ähnlicher Defekt liegt bei Menschen mit Schizophrenie nach heutiger Kenntnis auch in den Pyramidenneuronen des Hippocampus vor, wo er die Gedächtnisfunktion negativ beeinflusst.

Da das Ausdünnen der Synapsen dazu dient, das Gehirn von ungenutzten Dendriten zu befreien, kam Lewis auf den Gedanken, dass eine übermäßige Ausdünnung darauf zurückzuführen sein könnte, dass von vornherein nicht genügend Dendriten im Spiel sind – das heißt, aus irgendeinem Grund empfangen die Pyramidenneuronen nicht genü-

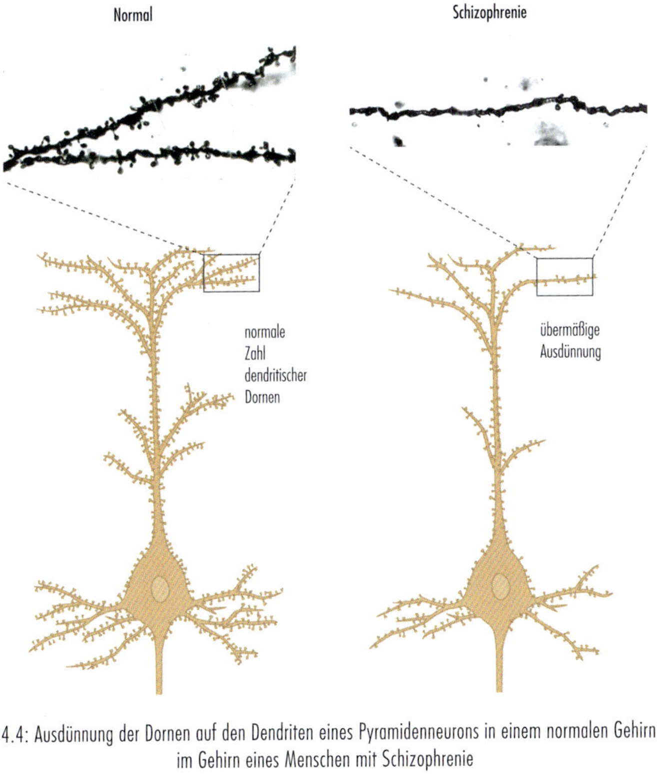

Abb. 4.4: Ausdünnung der Dornen auf den Dendriten eines Pyramidenneurons in einem normalen Gehirn und im Gehirn eines Menschen mit Schizophrenie

gend Sinnessignale, welche die Dornen beschäftigen und funktionsfähig erhalten. Der Schuldige wäre in diesem Fall vermutlich der Thalamus, ein Gehirnteil, der vermutlich die Sinnessignale an den präfrontalen Cortex weiterleitet. Wenn der Thalamus bei dieser Aufgabe versagt, dann vielleicht, weil er selbst Zellen verloren hat. Und tatsächlich hat sich in manchen Studien herausgestellt, dass der Thalamus bei Menschen mit Schizophrenie kleiner ist als bei anderen.

Die Schizophrenie stellt uns also vor ein ganz anderes Problem als die Depression oder die bipolare Störung. Wie wir in Kapitel 3 erfahren haben, sind diese Krankheiten die Folge eines *Funktionsdefekts*, das heißt, ordnungsgemäß aufgebaute neuronale Schaltkreise funktionieren nicht richtig. Solche Beeinträchtigungen kann man häufig rückgängig machen. Die Schizophrenie dagegen geht wie die Störungen aus dem autistischen Formenkreis auf einen *anatomischen* Defekt zurück, das heißt, bestimmte neuronale Schaltkreise entwickeln sich nicht richtig. Um solche anatomischen Mängel bei der Schizophrenie zu beheben, muss man sich eine Methode ausdenken, um entweder während der Entwicklung in die Ausdünnung der Synapsen einzugreifen, oder Wirkstoffe entwickeln, die später das Wachstum neuer Dornen anregen.

Auch andere anatomische Anomalien sind für die Schizophrenie charakteristisch. Unter anderem sind die Schichten der grauen Gehirnsubstanz im Schläfen- und Scheitelbereich des Cortex sowie im Hippocampus dünner, und die lateralen Ventrikel – mit Gehirnflüssigkeit gefüllte Hohlräume – sind erweitert. Die Vergrößerung der lateralen Ventrikel ist vermutlich sekundär auf den Verlust der grauen Gehirnsubstanz im Cortex zurückzuführen. Wie das übermäßige Ausdünnen der Synapsen, so treten auch diese anatomischen Anomalien schon in einem frühen Lebensstadium auf, was den Verdacht nahelegt, dass sie zur Entstehung der Schizophrenie beitragen. Die Tatsache, dass es solche anatomischen Anomalien gibt und dass sie parallel zu den kognitiven Symptomen auftreten, spricht nachdrücklich für die alte Überzeugung, dass die kognitiven Symptome der Schizophrenie auf eine anormale Funktion der grauen Substanz in der Großhirnrinde zurückzuführen sind.

Die Genetik der Schizophrenie

Wer einen eineiigen Zwilling mit Schizophrenie hat, für den besteht eine Chance von 50 zu 50, ebenfalls die Krankheit zu bekommen. Das gilt unabhängig davon, ob beide Zwillinge zusammen oder getrennt aufgewachsen sind. Damit liegt das Schizophrenierisiko viel höher als die Wahrscheinlichkeit von 1 zu 100 in der allgemeinen Bevölkerung. Die Befunde an Zwillingen besagen zweierlei: Erstens hat die Schizophrenie unabhängig von der Umwelt eine starke genetische Komponente, und zweitens können die fraglichen Gene nicht allein wirken, denn das Risiko liegt nicht bei 100 Prozent. Damit die Krankheit entsteht, müssen also Gene und Umwelt zusammenwirken (Abbildung 4.5).

In den letzten Jahren haben sich viele Wissenschaftler im Rahmen eines Gemeinschaftsprojekts mit Zehntausenden von Schizophreniepatienten und ihren Angehörigen darangemacht, dieses genetische Risiko genauer aufzuklären. Sie wollten wissen, welche Gene zu den Anomalien im Gehirn der Betroffenen beitragen und welche Funktionen diese Gene vermitteln.[4] Wie sich herausstellte, wirken viele beteiligte Gene

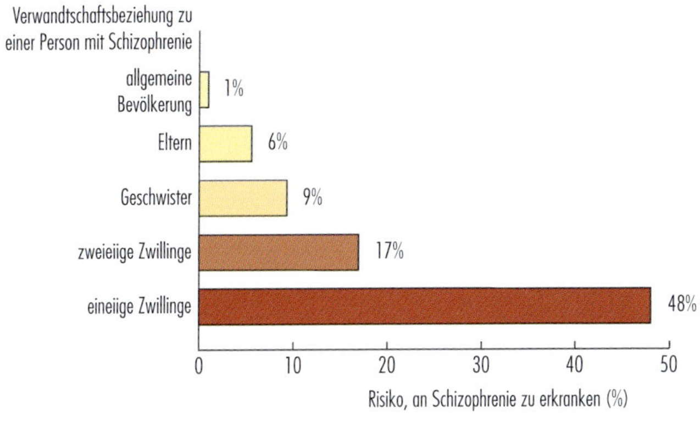

Abb. 4.5: Das genetische Risiko, an Schizophrenie zu erkranken. Wie die Grafik zeigt, liegt das Schizophrenierisiko in der allgemeinen Bevölkerung bei 1 zu 100 oder 1 Prozent. Für Angehörige eines Erkrankten besteht ein höheres Risiko; bei eineiigen Zwillingen erreicht es fast 50 Prozent.

schon vor der Geburt an der Gehirnentwicklung mit, obwohl sich die Krankheitssymptome erst im späten Teenageralter bemerkbar machen. Dieser Befund steht im Einklang mit der Beobachtung, dass Menschen in den ersten Lebensjahren besonders empfindlich auf Risikofaktoren aus der Umwelt ansprechen, auch wenn sich die Krankheitszeichen erst viel später zeigen.

Wie man mittlerweile weiß, sind genetische Abweichungen, die zu komplexen Störungen wie Autismus, Schizophrenie oder bipolarer Störung beitragen, entweder häufig oder selten. Als häufig bezeichnet man eine Abweichung, die schon vor vielen Generationen ins Genom der Menschen gelangt ist und heute bei mehr als einem Prozent der Weltbevölkerung vorliegt; solche Variationen nennt man *Polymorphismen*. Seltene Abweichungen oder Mutationen kommen bei weniger als einem Prozent der Weltbevölkerung vor. Beide Typen können zur Wahrscheinlichkeit einer Krankheit oder Entwicklungsstörung beitragen. Beide Formen der Variation können einen Menschen anfällig für Schizophrenie machen.

Wie man an dem Krankheitsmechanismus mit seltenen Varianten erkennt, können gelegentliche Mutationen im Genom eines Menschen das Risiko, an einer relativ häufigen Krankheit zu erkranken, stark ansteigen lassen. Wie wir in Kapitel 2 erfahren haben, führt die abweichende Kopienzahl, eine seltene Veränderung der Chromosomenstruktur, zu einem höheren Risiko für Krankheiten aus dem autistischen Formenkreis. Für die Schizophrenie gilt das Gleiche: Die gleiche Abweichung der Kopienzahl auf dem Chromosom 7, die das Risiko für Krankheiten aus dem autistischen Formenkreis ansteigen lässt, steigert auch das Schizophrenierisiko. Und wie bei den autistischen Störungen, so lassen seltene neue Mutationen in der DNA – Mutationen, die spontan in den Samenzellen des Vaters entstehen – die Gefahr für Schizophrenie und bipolare Störung ebenfalls ansteigen. Da die Samenzellen älterer Männer sich weiterhin teilen und im höheren Alter mehr Mutationen durchgemacht haben, erkranken die Kinder älterer Väter häufiger an Schizophrenie.

Betrachtet man den Krankheitsmechanismus mit häufigen Varianten, so zeigt sich, dass sowohl Schizophrenie als auch Störungen aus dem autistischen Formenkreis die Folge sind, wenn viele häufige Polymorphismen mehrerer Gene gemeinsam das Risiko steigen lassen. Im Gegensatz zu der seltenen Mutation, die das Risiko übermäßig stark beeinflusst, hat jede dieser häufigen Varianten nur eine sehr geringe Wirkung. Den stichhaltigsten Beleg für den Mechanismus der häufigen Varianten lieferte das Schizophrenie-Gemeinschaftsprojekt. Die beteiligten Wissenschaftler studierten die Zusammenhänge zwischen der Schizophrenie und Millionen verbreiteter Varianten in den Genomen mehrerer Zehntausend Personen. Dabei wurden bereits etwa 100 Genvarianten gefunden, die mit der Schizophrenie in Zusammenhang stehen. In dieser Hinsicht ähnelt die Genetik der Schizophrenie der anderer verbreiteter Krankheiten wie Diabetes, Herzinfarkt, Schlaganfall und Autoimmunkrankheiten.

Eine Zeit lang glaubte man, die Krankheitsmechanismen mit seltenen und häufigen Varianten würden sich gegenseitig ausschließen. Neuere Studien zu Autismus, Schizophrenie und bipolarer Störung legen aber die Vermutung nahe, dass es für jede Krankheit ein grundsätzliches genetisches Risiko gibt, das von den seltenen genetischen Abweichungen, die durch Schwankungen der Kopienzahl oder neue Mutationen verursacht werden kann (Kapitel 1, Tabelle 1), unabhängig ist. Das grundlegende Schizophrenierisiko beträgt beispielsweise ein Prozent, das entspricht einer von 100 Personen in der allgemeinen Bevölkerung. Die seltenen und häufigen genetischen Abweichungen leisten bei jeder Krankheit einen etwas anderen relativen Beitrag zum Gesamtrisiko, bestimmte Merkmale sind aber offensichtlich allen gemeinsam. Die häufigen Varianten, von denen jede nur ein kleines Risiko mit sich bringt, tragen zu der Krankheit bei einer relativ großen Zahl von Menschen bei, die seltenen Mutationen mit ihrem jeweils größeren Risiko sind für die Krankheit in der Regel bei weniger als einem von 100 Betroffenen von Bedeutung.

Das vielleicht überraschendste Ergebnis des großen Gemeinschaftsprojekts zur Erforschung der Genetik der Schizophrenie war die Erkenntnis, dass einige der gleichen Gene, die ein Risiko für Schizophrenie schaffen, auch ein Risiko für die bipolare Störung bedeuten. Und das ist noch nicht alles: Eine andere Gruppe von Genen, die das Schizophrenierisiko steigen lassen, schaffen auch ein Risiko für Störungen aus dem autistischen Formenkreis.

Wir haben also drei verschiedene Diagnosen – Autismus, Schizophrenie und bipolare Störung – mit gemeinsamen genetischen Varianten. Diese Überschneidung lässt darauf schließen, dass die drei Störungen in jungen Jahren auch andere Merkmale gemeinsam haben.

Fehlende Gene

Bei ungefähr einem von 4000 Neugeborenen fehlt ein Stück des Chromosoms Nummer 22. Die Länge der fehlenden DNA kann dabei schwanken, in der Regel liegt sie aber bei ungefähr drei Millionen DNA-Bausteinen, auch *Basenpaare* genannt. Die Folge ist der Verlust von 30 bis 40 Genen. Da die DNA an einer Stelle namens q11 ungefähr in der Mitte des Chromosoms fehlt, sagt man, die Betroffenen leiden am 22q11-Deletionssyndrom.

Das Krankheitsbild kann sich durch höchst unterschiedliche Symptome äußern. Fast alle Menschen, die von der Deletion betroffen sind, zeigen Anomalien an Kopf oder Gesicht, so eine Hasenscharte oder eine Lippen-Kiefer-Gaumenspalte, und über die Hälfte von ihnen leiden an Herz-Kreislauf-Krankheiten. Außerdem sind kognitive Defekte zu erkennen – das Spektrum reicht von Störungen des Arbeitsgedächtnisses und der exekutiven Funktionen über mäßig starke Lernstörungen bis hin zu geistiger Behinderung. Bei ungefähr 30 Prozent der Erwachsenen mit dem Syndrom werden psychische Störungen diagnostiziert, darunter die bipolare Störung und Angststörungen. Bei Weitem am häufigsten ist aber die Schizophrenie. Das Schizophrenierisiko liegt für Personen mit dem 22q11-Syndrom 20- bis 25-mal höher als in der Gesamtbevölkerung.

Um zu klären, welche Gene für die verschiedenen medizinischen Probleme im Zusammenhang mit dem Syndrom verantwortlich sind, suchten die Wissenschaftler nach einem Tier, an dem sie die Deletion nachvollziehen konnten. Wie sich herausstellte, enthält ein DNA-Abschnitt im

Chromosom 16 der Maus nahezu alle Gene, die beim Menschen in der Region q11 auf dem Chromosom 22 liegen. Indem sie bei verschiedenen Mäusen jeweils einen anderen Teil dieser Region entfernten, konnten die Wissenschaftler mehrere Mausmodelle des menschlichen Krankheitsbildes erzeugen.

Dabei zeigte sich, dass viele medizinische (nichtpsychische) Probleme beim Menschen, darunter die Gaumenspalte und manche Herzkrankheiten, auf den Verlust eines Transkriptionsfaktors zurückzuführen sind, das heißt eines Proteins, das an der Genexpression mitwirkt. Mithilfe solcher Mausmodelle gehen mittlerweile viele Wissenschaftler der Frage nach, welche speziellen Gene aus der Region 22q11 fehlen, wenn das Schizophrenierisiko steigt. Angesichts der Tatsache, dass Menschen mit diesem Deletionssyndrom häufig an Schizophrenie leiden, stehen die Chancen auf eine Identifizierung solcher Gene gut.

Im Jahr 1990 beschrieben David St. Clair, der damals an der Universität Edinburgh arbeitete, und seine Kollegen eine schottische Familie, in der psychische Krankheiten gehäuft vorkamen.[5] In dieser Familie wiesen 34 Personen eine sogenannte balancierte autosomale Translokation auf: Von zwei verschiedenen Chromosomen, die keine Geschlechtschromosomen sind, waren Stücke abgebrochen und hatten die Plätze getauscht. Bei fünf der 34 Familienmitglieder, die diese besondere Translokation trugen, wurde Schizophrenie oder eine schizoaffektive Störung (Schizophrenie plus Manie und/oder Depression) diagnostiziert, bei sieben weiteren eine Depression.

Die Wissenschaftler identifizierten zwei Gene, die durch die Translokation auseinandergerissen werden: *DISC1* (*disruption in schizophrenia 1*) und *DISC2* (*disruption in schizophrenia 2*). Diese besondere Translokation wurde zwar nur in einer Familie gefunden, die ungewöhnlich hohe Häufigkeit psychischer Störungen unter den Familienangehörigen lässt aber darauf schließen, dass diese beiden Gene und andere, die in der Nähe der Chromosomenbruchstellen liegen, für die psychischen Symptome von Schizophrenie und affektiven Störungen (»Stimmungsstörungen«) verantwortlich sein könnten. Zwei andere Forschergruppen fanden unabhängig voneinander einen weiteren genetischen Anhaltspunkt: Manche

Polymorphismen im *DISC1*-Gen treten häufig zusammen auf und scheinen zum Schizophrenierisiko beizutragen.[6] Bisher haben sich die Studien auf das Gen *DISC1* konzentriert, weil *DISC2* kein Protein produziert; vermutlich spielt *DISC2* aber eine Rolle für die Regulation von *DISC1*.

Wie sich in zahlreichen Studien an Taufliegen und Mäusen herausgestellt hat, wirkt *DISC1* an vielen Stellen im Gehirn auf verschiedene Zellfunktionen, so auch auf die Signalübertragung innerhalb der Zellen und auf die Genexpression. Besonders wichtig ist *DISC1* während der Gehirnentwicklung: Es hilft den Neuronen, im Gehirn des Fetus an die richtige Position zu wandern, sich dort anzusiedeln und zu verschiedenen Zelltypen zu differenzieren. Die Schädigung von *DISC1* beeinträchtigt seine Fähigkeit, diese entscheidenden Funktionen während der Embryonalentwicklung auszuüben.

Zusammengenommen zeigen die Mausmodelle sehr deutlich, dass die Funktionsstörungen des Gens *DISC1* zu Defiziten führen, die für Schizophrenie typisch sind. Außerdem zeigen alle Modelle Veränderungen im Aufbau des Gehirns, wie man sie ganz ähnlich auch bei Menschen mit Schizophrenie beobachtet. In einem Modell konnte man beispielsweise mit bildgebenden Verfahren die vergrößerten seitlichen Ventrikel und die kleinere Großhirnrinde nachweisen, die man auch bei Menschen mit Schizophrenie findet. Ein anderes Modell zeigt, dass sich ausgewachsene Tiere anormal verhalten, wenn man die Funktion des Gens kurz nach der Geburt blockiert. Die offenkundige Bedeutung des Gens *DISC1* für die Schizophrenie und die Befunde an Mäusen stehen im Einklang mit der Vorstellung, dass es sich bei der Schizophrenie um eine Entwicklungsstörung des Gehirns handelt.

Gene und das übermäßige Ausdünnen von Synapsen

Im Heranwachsenden- und früheren Erwachsenenalter stutzt das Gehirn sehr aktiv nicht benötigte Verknüpfungen zwischen den Neuronen zurück; dieser normale Vorgang der Ausdünnung spielt sich vor allem im präfrontalen Cortex ab. Wie wir bereits erfahren haben, besitzen Menschen mit Schizophrenie dort weniger Synapsen als nicht betroffene Personen, und deshalb hatte man schon lange den Verdacht, dass die Synapsen bei der Schizophrenie zu stark ausgedünnt werden.

Weitere Indizien für diese Vermutung lieferten vor Kurzem Steven McCarroll, Beth Stevens, Aswin Sekar und ihre Kollegen an der Harvard Medical School. Außerdem beschrieben sie, wie und warum das Ausdünnen schiefgehen kann, und sie konnten das verantwortliche Gen identifizieren.[7]

Die Wissenschaftler konzentrierten sich auf einen ganz bestimmten Abschnitt des menschlichen Genoms, nämlich den sogenannten Haupthistokompatibilitätskomplex (*major histocompatibility complex* oder MHC). Diese Gengruppe auf dem Chromosom 6 codiert Proteine, die für die Erkennung körperfremder Moleküle, einen entscheidenden Schritt der Immunantwort, unentbehrlich sind. Der MHC-Abschnitt, den man schon in früheren genetischen Studien mit der Schizophrenie in Verbindung gebracht hatte, enthält ein Gen namens *C4*. Die Aktivität von *C4* – das heißt, seine Expressionsstärke – schwankt von Mensch zu Mensch beträchtlich. Die Wissenschaftler wollten herausfinden, in welchem Zusammenhang Varianten des *C4*-Gens mit seiner Expressionsstärke stehen und ob diese wiederum mit der Schizophrenie zusammenhängt.

McCarroll, Stevens, Sekar und ihre Kollegen analysierten die Genome von mehr als 64 000 Menschen mit und ohne Schizophrenie. Wie sich dabei herausstellte, trugen Menschen mit Schizophrenie häufiger eine bestimmte Variante des *C4*-Gens, die als *C4A* bezeichnet wurde. Demnach lag die Vermutung nahe, dass *C4A* das Schizophrenierisiko steigert.

Bereits in früheren Studien hatte sich gezeigt, dass Proteine, die von Genen im MHC produziert werden, sowohl für die Immunität eine Rolle spielen als auch am Ausdünnen der Synapsen mitwirken. Damit stellte sich eine entscheidende Frage: Welche Rolle spielt das Proteinprodukt des *C4A*-Gens im Einzelnen? Um das herauszufinden, züchtete man Mäuse ohne das Gen. Bei diesen Tieren wurden die Synapsen weniger stark ausgedünnt als normalerweise, ein Hinweis, dass das Protein die Aufgabe hat, die Ausdünnung zu fördern; demnach konnte man vermuten, dass eine zu große Menge des Proteins zu übermäßiger Ausdünnung führt. In Studien an den gleichen Mäusen stellten McCarroll, Stevens, Sekar und ihre Kollegen außerdem fest, dass das C4A-Protein während der normalen Entwicklung die Synapsen, die beseitigt werden sollen, »markiert«. Je aktiver das *C4*-Gen ist, desto mehr Synapsen werden zerstört.

Insgesamt lassen die Studien darauf schließen, dass die Überexpression der Variante *C4A* zu einer übermäßigen Ausdünnung der Synapsen führt. Durch diesen Vorgang, der sich im späten Heranwachsenden- und frühen Erwachsenenalter abspielt, verändern sich die anatomischen Verhältnisse im Gehirn; das ist der Grund, warum die Schizophrenie so spät ausbricht und warum Menschen, die an der Krankheit leiden, eine dünnere Großhirnrinde haben.

Eine Genvariante, die für ein besonders aggressives Ausdünnen der Synapsen sorgt, reicht aber allein als Ursache für die Schizophrenie nicht aus; viele andere Faktoren spielen dabei ebenfalls mit. Bei einer kleinen Untergruppe von Betroffenen jedoch lässt ein ganz bestimmtes Gen, nämlich *C4A*, die anatomischen Veränderungen entstehen, die zur Schizophrenie führen. Demnach haben uns McCarroll, Stevens, Sekar und ihre Kollegen einen ersten wichtigen Einblick in den Entstehungsmechanismus der Krankheit geliefert, und das könnte irgendwann zu neuen Therapieverfahren führen. Außerdem werden wichtige Studien wie diese zur Anregung für andere Wissenschaftler, die mithilfe der Genetik unsere Erkenntnisse über psychische Störungen erweitern wollen.[8]

Modelle für die kognitiven Symptome der Schizophrenie

Wie bereits erwähnt, kann übermäßige Dopaminproduktion zur Entstehung der Schizophrenie beitragen, und Antipsychotika entfalten ihre Wirkung, indem sie die Dopaminrezeptoren in der mesolimbischen Leitungsbahn blockieren. Außerdem war davon die Rede, dass man mit bildgebenden Verfahren im Striatum von Menschen mit Schizophrenie erhöhte Dopaminmengen sowie besonders viele D2-Rezeptoren gefunden hat; zudem dürfte die erhöhte Zahl von D2-Rezeptoren zumindest bei manchen Menschen genetisch bedingt sein. Angesichts solcher Befunde machten Eleanor Simpson, Christoph Kellendonk und ich uns an die Klärung der Frage, ob eine stark erhöhte Zahl von D2-Rezeptoren im Striatum bei der Schizophrenie die Ursache der kognitiven Symptome ist.[9]

Dazu erzeugten wir zunächst ein Mausmodell mit einem menschlichen Gen, das die D2-Rezeptoren im Striatum überexprimierte. Wie wir feststellten, beeinträchtigt das übertragene Gen (»Transgen«) bei der Maus die gleichen kognitiven Prozesse, die auch bei Menschen mit Schizophrenie gestört sind. Außerdem mangelte es der Maus an Motivation, ein Defizit, das für die negativen Symptome der Schizophrenie charakteristisch ist. Am interessantesten war aber ein weiterer Befund: Zwar verschwanden die Motivationsdefizite, wenn wir das Transgen ausschalteten, die kognitiven Defizite blieben aber noch lange danach bestehen. Die Tätigkeit des Transgens während der vorgeburtlichen Entwicklung allein reichte aus, damit im Erwachsenenalter kognitive Defizite entstanden.

Unsere Befunde legten drei wichtige neue Gedanken nahe.

Erstens könnte eine übermäßige Dopaminwirkung in der mesolimbischen Leitungsbahn, die auf eine stark erhöhte Zahl von D2-Rezeptoren zurückzuführen ist, die wichtigste Ursache für die kognitiven Symptome der Schizophrenie seien, denn diese Leitungsbahn ist mit dem präfrontalen Cortex verknüpft, dem Ort der kognitiven Defizite. Zweitens lindern Antipsychotika, welche die D2-Rezeptoren blockieren, die positiven Symptome der Schizophrenie, haben aber wenig oder gar keine positiven Auswirkungen auf die kognitiven Symptome. Warum? Weil die Medikamente in einem zu späten Entwicklungsstadium verabreicht werden, nämlich erst dann, wenn die irreversiblen Veränderungen bereits stattgefunden haben. Und da drittens kognitive und negative Symptome bei Menschen mit Schizophrenie in einer engen Verbindung stehen, könnten sie durch einige der gleichen Faktoren verursacht werden.

Alle diese bemerkenswerten experimentellen Eingriffe – Erzeugung von Deletionen, Einbau von Transgenen und Steigerung der Zahl der D2-Rezeptoren bei Mäusen – sind nur einige der vielen Methoden, mit denen Wissenschaftler heute die Ursachen von Schizophrenie, Depression und bipolarer Störung erforschen. In einem weiteren Sinn ermöglichen sie uns allmählich gewisse Einblicke in den Zusammenhang zwischen Gehirnforschung und Kognitionspsychologie, über die Verbindung von Gehirn und Geist.

Wie geht es weiter?

Bevor wir uns anderen Störungen und Erkrankungen des Gehirns zuwenden, sollten wir uns noch einmal ansehen, welche wichtigen Beiträge die Erforschung von Krankheiten des autistischen Formenkreises, von affektiven Störungen und der Schizophrenie zu unseren Kenntnissen über das gesunde Gehirn geleistet hat.

Die Bedeutung der bildgebenden Verfahren ist dabei kaum zu überschätzen. Unser Wissen darüber, wo und wie psychische Störungen und Krankheiten des autistischen Formenkreises im Gehirn wirken, haben sich Hand in Hand mit den bildgebenden Verfahren weiterentwickelt. Und da in Studien mit bildgebenden Verfahren meist die Gehirne von Menschen mit und ohne eine bestimmte psychische Störung verglichen werden, haben sie uns auch neue Einblicke in das gesunde menschliche Gehirn geliefert. Mittlerweile sind die bildgebenden Verfahren so weit entwickelt, dass sie uns zeigen können, welche Gehirnareale – und manchmal auch, welche neuronalen Schaltkreise innerhalb dieser Areale – für eine normale Funktion unentbehrlich sind.

Ebenso wurde mit den bildgebenden Verfahren bestätigt, dass die Psychotherapie eine biologische Behandlungsform ist, dass sie – wie Medikamente – das Gehirn physisch verändert. In manchen Fällen von Depression konnte man mit der Bildgebung sogar vorhersagen, welche Patienten am besten mit Medikamenten, mit Psychotherapie oder mit beidem behandelt werden sollten.

Darüber hinaus haben wir erfahren, wie entscheidende neue Erkenntnisse über das Wesen von Depression und Schizophrenie dem Zufall zu verdanken waren, weil man Medikamente zur Behandlung anderer Krankheiten entwickelt hatte und dann beobachtete, dass sie auf Patienten mit diesen Störungen und Erkrankungen des Gehirns eine Wirkung hatten. Als man dann der Frage nachging, wie die Medikamente im Gehirn wirken, kristallisierten sich wichtige biochemische Grundlagen von Depression und Schizophrenie heraus und führten zu besseren Therapiemethoden für Patienten mit diesen Krankheiten.

Durch die Fortschritte der Genetik entdeckte man, wie genetische Varianten – ob verbreitet oder selten – ein Risiko für komplexe Störungen der Hirnfunktion schaffen. Besonders faszinierend ist die Entdeckung gemeinsamer Gene, die bei Schizophrenie und bipolarer Störung oder bei Schizophrenie und Krankheiten des autistischen Formenkreises wirksam sind. Solche Erkenntnisse über die molekularen Hintergründe von Depression und Schizophrenie haben ebenfalls zu unserem Verständnis von normalen Stimmungslagen und der Organisation von Denkvorgängen beigetragen.

Und schließlich werden wir wieder einmal daran erinnert, wie viel wir Tiermodellen von Krankheiten verdanken. In genetischen Untersuchungen hat sich gezeigt, dass manche Gene, die bei Tieren eine Rolle für das Sozialverhalten spielen, die gleiche Wirkung auch bei uns haben; demnach dürften Mutationen in solchen Genen an den Störungen des autistischen Formenkreises beteiligt sein. Insbesondere bei der Erforschung der Schizophrenie greift man in jüngster Zeit stark auf Mausmodelle zurück und hat dabei wesentliche Erkenntnisse über die Ursachen dieser Denk- und Willensstörung gewonnen.

In einem umfassenderen Sinn ermöglicht uns die Erforschung von Autismus, Depression, bipolarer Störung und Schizophrenie – und der von ihnen beeinflussten Gehirnfunktionen – tiefe Einblicke in das Wesen unseres Geistes und unseres Ichgefühls. Solche Einblicke werden zur Grundlage für ein neues Verständnis der Natur des Menschen und tragen damit zur Entstehung eines neuen Humanismus bei.

Kapitel 5

Das Lagerhaus des Ichs: Gedächtnis und Demenz

Lernen und Erinnerung gehören zu den erstaunlichsten Fähigkeiten unseres Geistes. Lernen ist der Prozess, durch den wir neues Wissen über die Welt erwerben, und Erinnerung ist der Prozess, mit dem wir das so gewonnene Wissen über längere Zeit behalten. Unser Wissen über die Welt und die meisten unserer Fähigkeiten sind nicht angeboren, sondern erlernt, aufgebaut im Laufe unseres Lebens. Dass wir so sind, wie wir sind, und nicht anders, liegt also zu einem beträchtlichen Maße an dem, was wir gelernt haben und woran wir uns erinnern.

Das Gedächtnis ist ein unverzichtbarer Bestandteil aller Gehirnfunktionen von der Wahrnehmung bis zum Handeln. Unser Gehirn schafft, speichert und verändert Erinnerungen, und es nutzt sie ständig, um sich die Welt zu erklären. Um denken und lernen zu können, Entscheidungen zu treffen und mit anderen Menschen in Wechselbeziehung zu treten, sind wir auf unser Gedächtnis angewiesen. Ist es gestört, leiden diese lebenswichtigen geistigen Fähigkeiten. Das Gedächtnis ist also der Klebstoff, der unseren Geist zusammenhält. Ohne seine einigende Kraft würde unser Bewusstsein in so viele Stücke zerbrechen, wie der Tag Sekunden hat.

Da ist es kein Wunder, dass wir uns um die dauerhafte Zuverlässigkeit unseres Gedächtnisses Sorgen machen.

Wie wir bereits erfahren haben, sind Depression und Schizophrenie von Gedächtnisstörungen begleitet, aber wie steht es mit dem Gedächtnisverlust als solchem? Ist er mit fortschreitendem Alter unvermeidlich? Unterscheidet sich der normale altersbedingte Gedächtnisverlust von der Alzheimer-Krankheit und anderen Erkrankungen, die das Gedächtnis beeinträchtigen?

In diesem Kapitel geht es zunächst darum, was wir über das Gedächtnis wissen, wie wir lernen und wie unser Gehirn das Gelernte als Erinnerung speichert. Anschließend betrachten wir das alternde Gehirn und drei neurologische Störungen, die sich auf das Erinnerungsvermögen auswirken: den altersbedingten Gedächtnisverlust, die Alzheimer-Krankheit und die frontotemporale Demenz. Sowohl die Alzheimer-Krankheit als auch die frontotemporale Demenz werden wie die Parkinson- und die Huntington-Krankheit, von denen Kapitel 7 die Rede sein wird, nach heutiger Kenntnis zumindest teilweise durch eine fehlerhafte Proteinfaltung verursacht. Aber bevor wir uns mit dem alternden Gehirn und der Faltung von Proteinen befassen, wollen wir uns der Frage widmen, welche verschiedenen Arten von Erinnerungen es gibt, wie sie entstehen und wo sie im Gehirn gespeichert werden.

Die Suche nach dem Gedächtnis

Das Gedächtnis ist eine komplexe mentale Funktion – sie ist sogar so komplex, dass die Wissenschaftler sich anfangs fragten, ob es überhaupt möglich ist, Erinnerungen in einer bestimmten Gehirnregion zu speichern. Viele glaubten, das sei nicht der Fall. Aber wie wir in Kapitel 1 gesehen haben, machte der kanadische Neurochirurg Wilder Penfield in den 1930er-Jahren eine erstaunliche Entdeckung. Wenn er den Schläfenlappen seiner epileptischen Patienten vor einer Operation stimulierte (Abbildung 5.1), fielen manchen von ihnen Erinnerungen wieder ein, so ein Schlaflied, das ihre Mutter ihnen vorgesungen hatte, oder der Anblick eines Hundes, der hinter einer Katze her war.

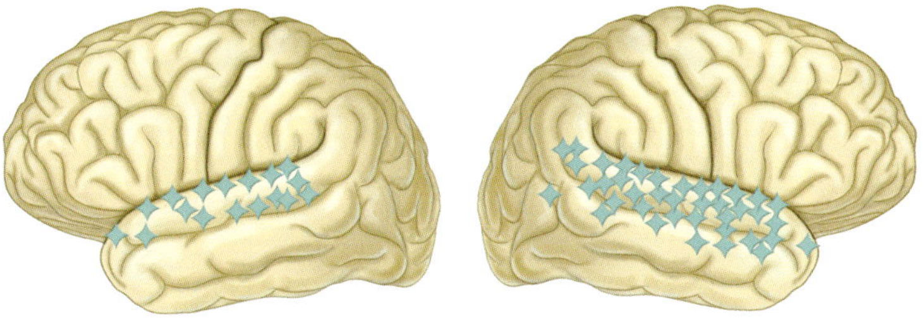

Abb. 5.1: Stimulationspunkte (Rauten) in den Schläfenlappen der linken und der rechten Gehirnhälfte, die akustische Erinnerungen wach werden lassen

Penfield hatte zuvor sensorische und motorische Landkarten der Gehirnfunktion skizziert, aber das Gedächtnis war etwas anderes, wesentlich Komplizierteres. Er bezog Brenda Milner mit ein, eine außerordentlich begabte junge Kognitionspsychologin aus dem Neurological Institute in Montreal; gemeinsam erforschten sie den Schläfenlappen und insbesondere seine mediale (innere) Oberfläche sowie seine Bedeutung für das Gedächtnis.

Eines Tages erhielt Penfield einen Anruf von William Scoville, einem Neurochirurgen, der in New Haven im US-Bundesstaat Connecticut tätig war. Scoville hatte gerade einen Mann operiert, der an schweren epileptischen Anfällen litt. Dieser Mann mit den Initialen H. M. (Abbildung 5.2) sollte zu einem der wichtigsten Patienten in der Geschichte der Neurowissenschaft werden.

H. M. war als Neunjähriger von einem Fahrradfahrer überfahren worden. Die Kopfverletzung, die er sich dabei zuzog, führte zu Epilepsie. Mit 16 Jahren hatte er die ersten stärkeren Anfälle. Er wurde mit der Höchstdosis der damals verfügbaren antikonvulsiven Medikamente behandelt, aber sie halfen ihm nicht. Er war zwar intelligent, aber wegen seiner häufigen Anfälle hatte er große Schwierigkeiten, die Highschool abzuschließen und eine Stellung zu behalten. Schließlich wandte sich H. M. an Scoville. Dieser vermutete, dass Narben in den Hippocampus-

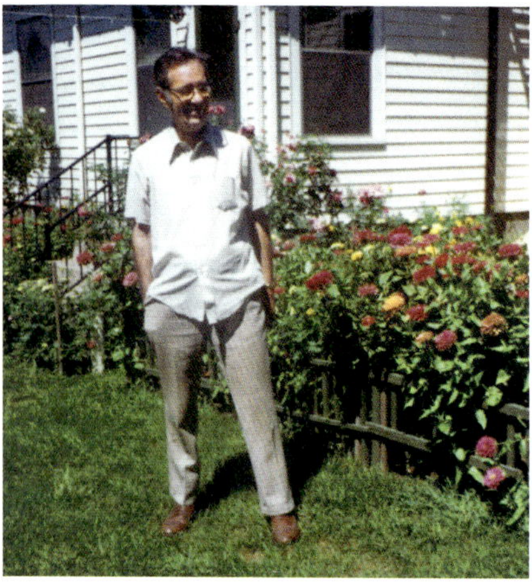

Abb. 5.2: H. M.

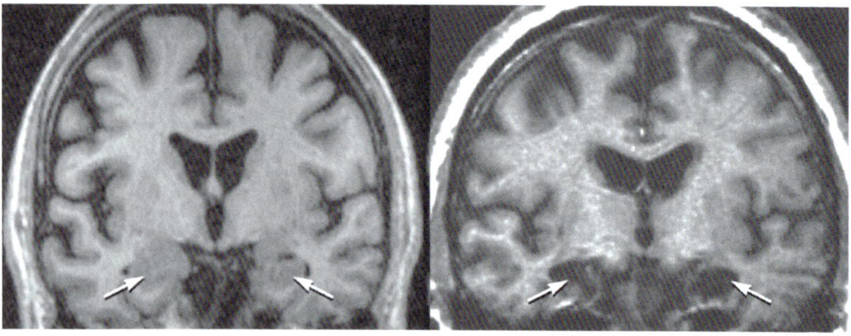

Abb. 5.3: Ein unversehrtes Gehirn im Vergleich zum Gehirn von H. M., in dem der mittlere Teil beider Schläfenlappen entfernt wurde (Pfeile)

strukturen, die tief im Inneren der Schläfenlappen liegen, die Ursache für die Probleme seines Patienten waren. Deshalb entfernte er auf beiden Seiten von H. M.s Gehirn einen Teil des Mittelabschnitts der Schläfenlappen, einschließlich des Hippocampus (Abbildung 5.3).

Mit der Operation war die Epilepsie bei H. M. im Wesentlichen geheilt, zurück blieb aber eine schwere Gedächtnisstörung. Der Patient war zwar der höfliche, sanftmütige, stille und freundliche junge Mann, der er immer gewesen war, aber er konnte keine neuen Langzeiterinnerungen mehr bilden. An Menschen, die er vor der Operation schon seit vielen Jahren gekannt hatte, erinnerte er sich, aber seine Erinnerung versagte bei allen, die er danach kennenlernte. Er konnte nicht einmal lernen, welcher Weg in dem Krankenhaus zur Toilette führte. Scoville lud Milner ein, H. M. zu studieren, und am Ende arbeitete sie 20 Jahre lang mit ihm. Und doch verhielt sich H. M. jedes Mal, wenn sie ins Zimmer kam, als würde er ihr zum ersten Mal begegnen.

Lange Zeit glaubte Milner, H. M.s Gedächtnisschwäche erstrecke sich auf alle Arten von Wissen. Dann machte sie eine bemerkenswerte Entdeckung. Sie bat H. M., den Umriss eines Sterns nachzuzeichnen, während er seine Hand, seinen Bleistift und das Papier in einem Spiegel betrachtete. Jeder, der diese Ausgabe zu lösen versucht, macht am ersten Tag Fehler, er zeichnet Linien außerhalb des Umrisses und muss sie später korrigieren, aber Menschen mit einem normalen Gedächtnis werden immer besser, bis sie am dritten Tag eine nahezu fehlerfreie Leistung erbringen. Hätte sich der Gedächtnisverlust bei H. M. auf alle Arten von Wissen erstreckt, hätte bei ihm keine solche Verbesserung eintreten dürfen. Aber nach drei Tagen – und obwohl er sich nicht daran erinnern konnte, die Aufgabe schon einmal geübt oder Milner zuvor gesehen zu haben – hatte H. M. die Aufgabe ebenso gut erlernt wie jeder andere (Abbildung 5.4).

Da H. M. sich nicht daran erinnern konnte, dass er geübt hatte, vermuteten die Wissenschaftler, dass das motorische Lernen – im Gegensatz zu allen anderen Formen des Lernens – eine besondere Form des Gedächtnisses beinhaltet. Offenbar sind andere Gehirnsysteme dafür verantwortlich.

Diese Meinung herrschte in der Neurowissenschaft über lange Jahre, aber dann stellte Larry Squire von der University of California in San Diego fest, dass Menschen mit Schäden in der mittleren Region beider

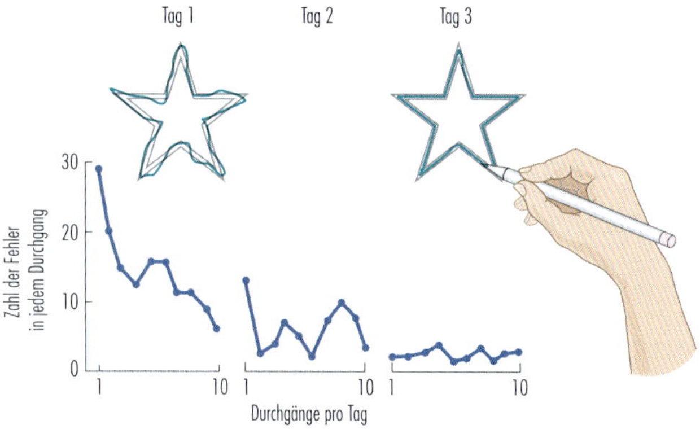

Abb. 5.4: Erlernen einer motorischen Aufgabe

Schläfenlappen (genau den Arealen, die man bei H. M. entfernt hatte) mehr als nur motorische Fähigkeiten lernen können. Sie verfügen über eine normale Sprachfähigkeit und können auch eine ganze Reihe erlernter Wahrnehmungsfähigkeiten, wie das Lesen von Spiegelschrift, abrufen. Außerdem können sie sich an Neues gewöhnen und andere einfache Formen des Lernens vollziehen. Wenn noch ein solches Spektrum von Lernfähigkeit vorhanden war, so Squires Überlegung, griffen solche Menschen vielleicht auf ein andersartiges Gedächtnissystem zurück.[1]

Schließlich wurde Squire klar, dass es im Gehirn zwei große Gedächtnissysteme gibt. Das eine, *explizites* oder *deklaratives Gedächtnis* genannt, versetzt uns in die Lage, uns bewusst an Menschen, Orte und Gegenstände zu erinnern. Das meinen wir, wenn wir in der Alltagssprache von »Gedächtnis« reden. In ihm spiegelt sich unsere bewusste Fähigkeit wieder, uns an Tatsachen und Ereignisse zu erinnern. Das explizite Gedächtnis greift auf die mittlere Region des Schläfenlappens zurück, und das war der Grund, warum H. M. sich nicht mehr an neue Tatsachen, Menschen oder die Ereignisse der letzten Tage erinnern konnte.

Der zweite von Squire identifizierte Typ ist das *implizite* oder *nichtdeklarative Gedächtnis*. Unser Gehirn nutzt es für motorische Fähigkeiten oder Wahrnehmungsvorgänge, die wir automatisch ausführen wie das

Autofahren oder die Verwendung der richtigen Grammatik. Wenn wir sprechen, sind wir uns gewöhnlich nicht bewusst, dass wir die richtige Grammatik verwenden – wir sprechen einfach. Das implizite Gedächtnis ist so rätselhaft, weil es im Wesentlichen unbewusst bleibt – und das ist auch der Grund, warum wir ihm so selten Aufmerksamkeit schenken. Unsere Leistung bei einer Tätigkeit verbessert sich durch Erfahrung, aber wir sind uns dessen weder bewusst noch haben wir das Gefühl, beim Ausführen der Tätigkeit das Gedächtnis zu benutzen. Studien zeigen sogar, dass sich die Leistung bei impliziten Tätigkeiten verschlechtern kann, wenn wir bewusst darüber nachdenken.

Dass das implizite Gedächtnis auf anderen Gehirnsystemen beruht als das explizite, ist keine Überraschung. Das implizite Gedächtnis greift nicht auf die mittleren Abschnitte des Schläfenlappens und andere Areale der höheren Kognition zurück, sondern eher auf Regionen, die auf Reize reagieren, wie beispielsweise die Amygdala, das Kleinhirn und die Basalganglien oder in den einfachsten Fällen die Reflexleitungsbahnen selbst.

Ein besonders wichtiger Teil des impliziten Gedächtnisses zeigt sich im Zusammenhang mit der Konditionierung. Als Erster äußerte Aristoteles die Vermutung, bestimmte Formen des Lernens könnten die Assoziation von Ideen erfordern. Wenn wir beispielsweise einen mit Lichtern bestückten Baum sehen, denken wir an Weihnachten. Verfeinert und in ein formelles Gewand gebracht wurde diese Vorstellung von den britischen Empirikern John Locke, David Hume und John Stuart Mill, den Vorvätern der modernen Psychologie.

Im Jahr 1910 trieb der russische Physiologe Iwan Pawlow diesen Gedanken einen entscheidenden Schritt weiter. In Studien an Hunden war ihm zuvor bereits aufgefallen, dass die Tiere Speichel absonderten, sobald er das Zimmer betrat, und zwar auch dann, wenn er kein Futter bei sich hatte. Mit anderen Worten: Die Hunde hatten gelernt, einen neutralen Reiz (die Tatsache, dass er das Zimmer betrat) mit einem positiven Reiz (Futter) zu assoziieren. Pawlow bezeichnete das neutrale Ereignis als *konditionierten* Reiz und den positiven als *unkonditionierten* Reiz – und die ganze Form des assoziativen Lernens nannte er *Konditionierung*.

Auf der Grundlage seiner Beobachtungen stellte Pawlow ein Experiment an, mit dem er herausfinden wollte, ob ein Hund die Speichelproduktion als Antwort auf jedes Signal erlernt, das die Ankunft von Futter ankündigt. Er läutete eine Glocke und gab den Hunden anschließend etwas zu fressen. Anfangs rief der Ton der Glocke keine Reaktion hervor. Aber nachdem er mehrere Male den Klang der Glocke mit dem Futter in Verbindung gebracht hatte, speichelten die Hunde bereits, wenn die Glocke läutete, auch wenn es anschließend kein Futter gab.

Pawlows Arbeiten hatten auf die Psychologie gewaltige Auswirkungen: Sie kennzeichneten eine deutliche Verschiebung in Richtung eines verhaltensorientierten Konzepts des Lernens. Für Pawlow gehörte zum Lernen nicht nur die Assoziation zwischen Ideen, sondern auch die zwischen einem Reiz und einer Verhaltensweise. Damit wurde das Lernen der experimentellen Analyse zugänglich: Man konnte Reaktionen auf Reize objektiv messen und die Parameter einer Reaktion beschreiben oder sogar verändern.

Squires Entdeckung, dass Gedächtnis keine einheitliche Funktion ist, sondern dass verschiedene Arten von Erinnerungen unterschiedlich verarbeitet und in unterschiedlichen Gehirnarealen gespeichert werden, war für unser Verständnis des Erinnerungsvermögens und des Gehirns ein wichtiger Fortschritt, aber sie warf zwangsläufig eine Reihe neuer Fragen auf. Wie speichern Neuronen die verschiedenartigen Erinnerungen? Sind für implizites und explizites Gedächtnis unterschiedliche Zellen verantwortlich? Und wenn ja, arbeiten sie unterschiedlich?

Gedächtnis und die Stärke der Synapsenverknüpfungen

Nach ersten Studien ging man davon aus, dass ein ziemlich komplexer neuronaler Schaltkreis notwendig ist, damit eine Erinnerung an etwas, das wir gelernt haben, gebildet und gespeichert werden kann. Dann aber stießen meine Kollegen und ich an der Columbia University sowie Jack Byrne, einer meiner früheren Studenten, der heute am Health Science

Center der University of Texas in Houston arbeitet, bei der Meeresschnecke *Aplysia* auf einen einfachen assoziativen Lernmechanismus, der keinen komplizierten neuronalen Schaltkreis voraussetzt.[2] *Aplysia* verfügt über einen wichtigen Abwehrreflex, der durch die Verknüpfungen einer geringen Zahl sensorischer und motorischer Neuronen vermittelt wird. Das Lernen führt zur Aktivierung modulatorischer Neuronen, wodurch die Verknüpfungen zwischen den sensorischen und den motorischen Neuronen gestärkt werden. Wie meine Kollegen und ich feststellten, trägt dieser Mechanismus bei wirbellosen Tieren im Rahmen der klassischen Konditionierung zum impliziten Lernen bei. Er ist auch in der Amygdala aktiv, dem Gehirnteil von Säugetieren, der für das implizite Lernen von Gefühlen und insbesondere von Angst unentbehrlich ist.

Ein anderer Wissenschaftler, der die Vorstellung von komplizierten neuronalen Schaltkreisen als Voraussetzung für das Lernen infrage stellte, war der kanadische Psychologe Donald Hebb. Er äußerte die Vermutung, assoziatives Lernen könne durch die einfache Interaktion zweier Neuronen stattfinden: Wenn das Neuron A ein Neuron B immer wieder dazu stimuliert, ein Aktionspotenzial – den elektrischen Impuls, der am Axon entlang zur Synapse wandert – abzugeben, spielt sich in mindestens einer der beiden Zellen eine Veränderung ab. Diese Veränderung stärkt die Synapsenverknüpfung zwischen den beiden Neuronen. Die gestärkte Verknüpfung schafft und speichert für kurze Zeit eine Erinnerung an die Interaktion.[3] Holger Wigström und Bengt Gustafsson, zwei Wissenschaftler an der Universität im schwedischen Göteborg, lieferten später die ersten Belege, die darauf schließen ließen, dass tatsächlich Hebbs Mechanismus zugrunde liegt, wenn sich im Hippocampus explizite Erinnerungen bilden.[4]

Sowohl implizite als auch explizite Erinnerungen können kurzfristig für einige Minuten oder auch längerfristig für Tage, Wochen oder noch länger gespeichert werden. Beide Formen der Erinnerungsspeicherung setzen ganz bestimmte Veränderungen im Gehirn voraus. Das Kurzzeitgedächtnis ist die Folge der Stärkung vorhandener Synapsenverbindungen, die nun besser funktionieren, Langzeiterinnerungen kommen hingegen durch die Entstehung neuer Synapsen zustande. Oder anders ausgedrückt: Das Langzeitgedächtnis erwächst aus anatomischen Veränderungen im Gehirn, beim Kurzzeitgedächtnis dagegen ist dies nicht der Fall. Wenn Synapsenverknüpfungen im Laufe der Zeit schwächer werden oder ganz verschwinden, verblassen die Erinnerungen oder gehen verloren.

Gedächtnis und das alternde Gehirn

Dank zahlreicher medizinischer Fortschritte kann ein heute geborener Durchschnittsamerikaner damit rechnen, ungefähr 80 Jahre zu leben – 1900 waren es nur 50 Jahre. Vielen älteren Amerikanern wird diese willkommene Zunahme der Lebenserwartung aber durch einen Verfall der kognitiven Fähigkeiten und insbesondere des Gedächtnisses vergällt (Abbildung 5.5).

Eine gewisse Schwächung des Erinnerungsvermögens, die ungefähr um das 40. Lebensjahr beginnt, ist normal. Bis vor kurzer Zeit war aber nicht klar, ob dieser altersbedingte Gedächtnisverlust, der auch als *benign senescent forgetfulness* (»gutartige Altersvergesslichkeit«) bezeichnet wird, nur die Frühphase der Alzheimer-Krankheit oder ein anderes, eigenständiges Phänomen ist. Die Antwort auf diese Frage ist nicht nur von beträchtlichem wissenschaftlichem Interesse, sondern sie hat für unsere Gesellschaft und ihre alternde Bevölkerung auch ungeheure finanzielle und emotionale Folgen.

Da implizites und explizites Gedächtnis im Gehirn von unterschiedlichen Systemen gesteuert werden, hat das Alter auf sie auch unterschiedliche Wirkungen. Das implizite Gedächtnis bleibt häufig bis ins hohe Alter und selbst bis zu den ersten Stadien der Alzheimer-Krankheit gut erhalten. Die Krankheit betrifft nämlich erst in einem sehr späten Stadium die Amygdala, das Kleinhirn oder andere Areale, die für das implizite Gedächtnis wichtig sind. Das ist auch die Erklärung dafür, warum Menschen, die sich an die Namen ihrer Angehörigen nicht mehr erin-

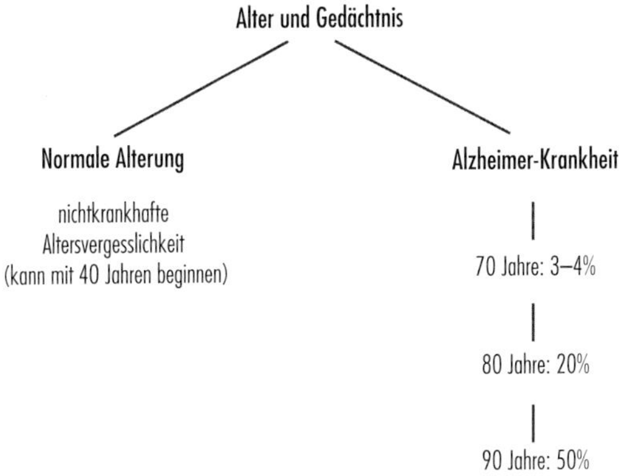

Abb. 5.5: Häufigkeit des Gedächtnisverlustes in der Bevölkerungsgruppe der Älteren

nern, noch Fahrrad fahren, einen Satz lesen oder Klavier spielen können. Das explizite Gedächtnis dagegen – die Erinnerung an Tatsachen und Ereignisse – wird bei der Alzheimer-Krankheit schon frühzeitig abgebaut.

Um zu klären, ob sich die Alzheimer-Krankheit und der altersbedingte Gedächtnisverlust biologisch unterscheiden, taten sich an der Columbia University zwei Wissenschaftlerteams zusammen; das eine wurde von Scott Small geleitet, das andere von mir. Wir verglichen drei Variablen: das Alter bei Beginn der beiden Störungen und ihr Fortschreiten, die betroffenen Gehirnareale und die molekularen Defekte in den so identifizierten Regionen.

Um das Alter bei Ausbruch und Verlauf zu vergleichen, griffen meine Kollegen und ich auf Mäuse zurück.[5] Mäuse bekommen keine Alzheimer-Krankheit, aber nach unseren Feststellungen zeigen sie einen altersbedingten Gedächtnisverlust, der vom Hippocampus ausgeht. Er beginnt wie bei Menschen in der Mitte des Lebens. Zumindest bei Mäusen konnten wir also einen altersbedingten Gedächtnisverlust als eigenständiges, von der Alzheimer-Krankheit unabhängiges Phänomen beobachten.

Small und seine Arbeitsgruppe wollten herausfinden, welche Gehirnareale am altersbedingten Gedächtnisverlust und welche an der Alzheimer-Krankheit beteiligt sind. Dazu untersuchten sie das Gehirn von

Versuchspersonen im Alter von 38 bis 90 Jahren mit bildgebenden Verfahren. Wie schon andere vor ihnen, so stellten sie fest, dass die Alzheimer-Krankheit im entorhinalen Cortex beginnt, darüber hinaus konnten sie aber beobachten, dass der altersbedingte Gedächtnisverlust vom Gyrus dentatus ausgeht, einer Struktur im Hippocampus.[6]

Anschließend gingen Smalls und mein Team gemeinsam der Frage nach, ob es im Gyrus dentatus irgendwelche molekularen Defekte gibt, die im entorhinalen Cortex nicht vorhanden sind.[7] Zu diesem Zweck obduzierten wir die Gehirne Verstorbener im Alter zwischen 40 und 90 Jahren, die *nicht* an der Alzheimer-Krankheit gelitten hatten. Mit Affymetrix Gene Chips – einem Verfahren, mit dem man Veränderungen der Expressionsstärke bei bis zu 23 000 Genen gleichzeitig nachweisen kann – fanden wir 19 Gen*transkripte*, die in Abhängigkeit vom Alter der untersuchten Personen unterschiedlich waren. (Transkripte sind die einzelsträngigen RNA-Moleküle, die im ersten Stadium der Genexpression gebildet werden.) Die erste und auffälligste Veränderung betraf ein Gen namens *RbAp48*. Dieses Gen wurde im Gyrus dentatus älterer Menschen zunehmend weniger aktiv, was zu einer schwächeren RNA-Transkription und der Synthese geringerer Mengen des RbAp48-Proteins führte. Außerdem spielte sich die Veränderung nur im Gyrus dentatus ab, aber weder in den anderen Arealen des Hippocampus noch im entorhinalen Cortex.

RbAp48 erwies sich als interessantes Protein. Es gehört zum CREB-Komplex, einer Gruppe von Proteinen, die entscheidend daran mitwirken, die für die Umwandlung von Kurzzeit- in Langzeiterinnerungen erforderliche Genexpression einzuschalten.

Am Ende griffen Small und ich noch einmal auf Mäuse zurück, um herauszufinden, ob sich die Expression des RbAp48-Proteins auch im Gyrus dentatus alternder Mäuse abschwächt. Wie wir feststellten, ist das der Fall – und auch hier spielt sich der Rückgang ausschließlich im Gyrus dentatus ab. Außerdem konnten wir beobachten, dass junge Mäuse mit gentechnisch ausgeschaltetem *RbAp48*-Gen in räumlichen Aufgaben ebenso schlecht abschnitten wie ihre älteren Artgenossen.

Wenn wir umgekehrt die Expression des *RbAp48*-Gens bei älteren Mäusen ankurbelten, verschwand der altersbedingte Gedächtnisverlust, und sie erbrachten ebenso gute Leistungen wie jüngere Tiere.

Aber nun erlebten wir eine Überraschung. Der Genetiker Gerard Karsenty von der Columbia University hatte die Entdeckung aufgegriffen, dass Knochen ein endokrines Organ sind und ein Hormon namens Osteocalcin ausschütten. Wie Karsenty feststellte, wirkt Osteocalcin auf viele Körperorgane und gelangt auch ins Gehirn, wo es die Produktion von Serotonin, Dopamin, GABA und anderen Neurotransmittern beeinflusst und so räumliches Gedächtnis und Lernen unterstützt.[8]

Nun gingen Karsenty und ich mit vereinten Kräften der Frage nach, ob das Osteocalcin auch Auswirkungen auf den altersbedingten Gedächtnisverlust hat.[9] Mein Kollege Stylianos Kosmidis injizierte Osteocalcin in den Gyrus dentatus von Mäusen und stellte fest, dass daraufhin in größerer Menge PKA, CREB und RbAp48 produziert wurden – die Proteine, die für die Ausbildung von Erinnerungen erforderlich sind. In Mäusen, die keine Injektion erhalten hatten, lagen CREB und RbAp48 in geringeren Mengen vor. Wenn wir alten Mäusen das Hormon gaben, verbesserten sich interessanterweise ihre Leistungen in Gedächtnisaufgaben wie dem Erkennen neuer Gegenstände, die mit dem Alter schlechter geworden waren. Mit ihrer Gedächtnisleistung reichten sie jetzt sogar an junge Mäuse heran. Außerdem verbesserte Osteocalcin auch die Lernfähigkeiten junger Mäuse.[10]

Diese Befunde – dass die Osteocalcinproduktion mit dem Alter nachlässt und dass das Hormon bei Mäusen den altersbedingten Gedächtnisverlust rückgängig machen kann – dürften eine weitere Erklärung dafür sein, warum körperliche Betätigung positive Auswirkungen auf das alternde menschliche Gehirn hat. Wir wissen, dass die Alterung mit einer Abnahme der Knochenmasse einhergeht und dass der nachfolgende Rückgang der Osteocalcinmenge bei Mäusen und möglicherweise auch bei uns Menschen zum altersbedingten Gedächtnisverlust beiträgt. Ebenso ist bekannt, dass intensives Training zum Aufbau von Knochenmasse führt. Wahrscheinlich lindert also das von den Knochen ausgeschüttete Osteocalcin nicht nur bei Mäusen, sondern auch bei Menschen den altersbedingten Gedächtnisverlust.

Wie solche Studien deutlich machen, handelt es sich beim altersbedingten Gedächtnisverlust eindeutig um eine ganz andere Störung als bei der Alzheimer-Krankheit – er betrifft andere Vorgänge in anderen Gehirnarealen. Außerdem sieht es so aus, als hätte das römische Ideal von einem gesunden Geist in einem gesunden Körper jetzt eine wissenschaftliche Grundlage.

Für alle Menschen, deren Gehirn normal altert, ist das eine gute Nachricht. Sie können entscheidende geistige Funktionen auch im hohen Alter aufrechterhalten, vorausgesetzt, sie ernähren sich gesund, bewegen sich ausreichend und pflegen Beziehungen mit anderen Menschen. Genau wie wir gelernt haben, die Lebenserwartung des Körpers zu verlängern, müssen wir auch dem Geist eine längere Lebensdauer verschaffen. Wie wir gesehen haben, machen uns mehrere Forschungsrichtungen Hoffnung, dass wir Krankheiten, die sich auf das Gedächtnis auswirken, eines Tages vorbeugen können.

Wichtig ist auch die Feststellung, dass viele Aspekte der kognitiven Funktion, die keine Erinnerung erfordern, recht gut altern. Weisheit und Überblick nehmen sicher mit dem Alter zu. Die Angst nimmt in der Regel ab. Für uns alle besteht die Herausforderung darin, die positiven Aspekte der Alterung zu maximieren und uns gleichzeitig alle Mühe zu geben, die Nachteile so gering wie möglich halten.

Alzheimer-Krankheit

Offensichtlich sind bestimmte Gehirnareale vom Alterungsprozess besonders betroffen, und wie bereits erwähnt, ist der Hippocampus einer der anfälligsten Teile. Manchmal wird er durch mangelnde Durchblutung oder Absterben der Zellen geschädigt, häufig jedoch entstehen Defekte durch die Alzheimer-Krankheit.

Typisch für die Alzheimer-Krankheit ist das gestörte Erinnerungsvermögen an Ereignisse der jüngeren Vergangenheit. Die Ursache ist ein Verlust von Synapsen, jener Kontaktstellen, an denen die Neuronen kommunizieren. Im Frühstadium der Krankheit kann das Gehirn noch neue Synapsen nachwachsen lassen, später jedoch sterben die Neuronen ab. Neue Neuronen kann unser Gehirn nicht hervorbringen, das heißt, ihr Tod führt zu bleibenden Schäden. Eine Behandlung der Alzheimer-Krankheit ist wahrscheinlich im Frühstadium am wirksamsten, bevor noch Zellen in größerem Umfang absterben; deshalb bemüht man sich in der Neurologie darum, die Krankheit mit funktioneller Bildgebung und anderen Methoden so früh wie möglich zu erkennen.

Mittlerweile hat man den Ablauf der Ereignisse, die zu den Symptomen der Alzheimer-Krankheit führen, in großen Teilen aufgeklärt. Dabei haben wir auch viel über die molekularbiologischen Hintergründe der Krankheit erfahren. Jedes Detail, das diesen Wissensschatz erweitert, verschafft uns ein weiteres potenzielles Ziel für Medikamente und einen weiteren möglichen Weg, das Fortschreiten dieser verheerenden Gesundheitsstörung aufzuhalten.

Entdeckt wurde die Alzheimer-Krankheit im Jahr 1906. Damals beschrieb der deutsche Psychiater Alois Alzheimer, ein Kollege von Emil Kraepelin, den Fall der 51-jährigen Auguste D., die plötzlich und ohne vernünftigen Grund eifersüchtig war. Wenig später entwickelten sich bei ihr Gedächtnisstörungen und ein fortschreitender Verlust der kognitiven Fähigkeiten. Irgendwann war ihr Gedächtnis so stark beeinträchtigt, dass sie sich selbst in ihrer eigenen Wohnung nicht mehr orientieren konnte. Sie versteckte Gegenstände. Sie glaubte plötzlich, andere Menschen wollten sie ermorden. Man wies sie in eine psychiatrische Klinik ein, und fünf Jahre nach dem Einsetzen der ersten Symptome starb sie.

Alzheimer nahm an Auguste D. eine Obduktion vor und fand in der Großhirnrinde drei auffällige Veränderungen, die sich seither als charakteristische Kennzeichen der Krankheit erwiesen haben. Erstens war ihr Gehirn geschrumpft und verkümmert. Zweitens fanden sich an der Außenseite der Nervenzellen Ablagerungen eines dichten Materials, die wir heute als *Amyloidplaques* bezeichnen. Und drittens lagen im Inneren

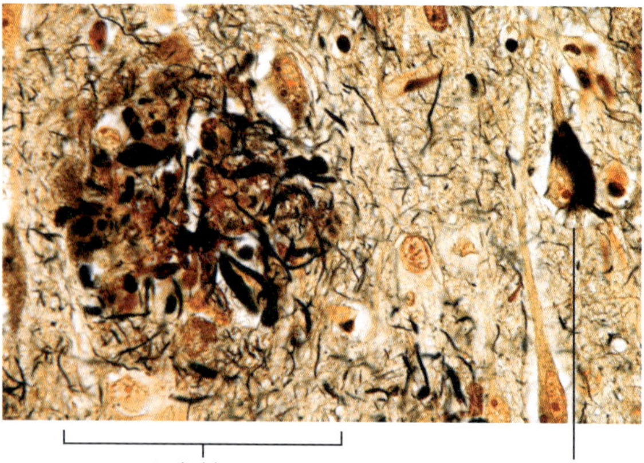

Abb. 5.6: Farbverstärktes Foto eines Amyloidplaques und eines Neurofibrillenknäuels im Gehirn

der Neuronen verfilzte Ansammlungen aus Proteinfasern, die wir heute als *Neurofibrillen* bezeichnen. Da diese Entdeckung so wichtig war, benannte Kraepelin die Krankheit nach Alois Alzheimer.

Einiges von dem, was der Pathologe nach der Obduktion im Mikroskop sehen kann, erkennen wir heute auch mit bildgebenden Verfahren. Abbildung 5.6 zeigt die Amyloidplaques und die verknäulten Neurofibrillen, an denen man die Alzheimer-Krankheit erkennt. Anfangs hielt man die anormalen Proteinansammlungen nur für Nebenprodukte der Krankheit, aber heute wissen wir, dass sie ein zentraler Bestandteil ihrer Ursache sind. Faszinierend ist an ihnen unter anderem, dass sie sich schon zehn bis 15 Jahre *vor* den ersten Anzeichen einer Gedächtnis- oder Gedankenveränderung bilden. Könnte man diese Strukturen nachweisen, wenn sie zum ersten Mal auftauchen, wäre es vielleicht möglich, eine Schädigung des Gehirns zu verhindern und damit die Alzheimer-Krankheit im Keim zu ersticken.

Die Plaques bilden sich anfangs nur in ganz bestimmten, abgegrenzten Bereichen des Gehirns. Ein solches Areal ist der präfrontale Cortex. Wie wir bereits erfahren haben, wirkt dieser Gehirnteil an Aufmerksamkeit, Selbstbeherrschung und Problemlösung mit. Die Bildung der Knäuel beginnt im Hippocampus. Amyloidplaques und Knäuel in diesen beiden

Arealen sind die Ursache für den kognitiven Verfall und den Gedächtnisverlust. Anfangs kann das Gehirn sie noch so gut ausgleichen, dass selbst Angehörige den Unterschied zwischen einem Menschen mit den ersten Schädigungen und einem anderen ohne Schäden nicht erkennen. Wenn im Laufe der Zeit jedoch immer mehr Verbindungen geschädigt werden und die ersten Neuronen absterben, zerfallen Regionen wie der Hippocampus, und das Gehirn verliert entscheidende Fähigkeiten wie die Speicherung von Erinnerungen. Dann machen sich die mit dem Gedächtnisverlust zusammenhängenden Symptome bemerkbar.

Die Rolle der Proteine bei der Alzheimer-Krankheit

Wie kommt es dazu, dass sich Plaques und Knäuel bilden? Wie man mittlerweile weiß, ist das Peptid *Beta-Amyloid* für die Bildung der Amyloidplaques verantwortlich. Dieses Peptid gehört zu einem viel größeren Protein, dem *Amyloid-Vorläuferprotein* (*amyloid precursor protein*, APP), das vermutlich in der Zellmembran der Dendriten steckt, jenen kurzen, verzweigten Fortsätzen der Neuronen (Abbildung 5.7). Zwei verschiedene Enzyme schneiden das Vorläuferprotein an unterschiedlichen Stellen durch, sodass das Beta-Amyloid-Peptid entsteht (Abbildung 5.7). Aus der Zellmembran befreit, schwimmt das Peptid in dem Zellzwischenraum außerhalb der Neuronen.

Wie sich herausgestellt hat, sind Produktion und Freisetzung des Beta-Amyloid-Peptids ganz normale Vorgänge, die sich im Gehirn jedes Menschen abspielen. Bei der Alzheimer-Krankheit jedoch dürfte das Protein besonders schnell produziert werden, oder seine Beseitigung aus der Zellumgebung ist verlangsamt. Beide Vorgänge können zu einer anormalen Anreicherung der Peptide führen. Außerdem sind die Peptide »klebrig«. Sie haften aneinander und bilden letztlich die Amyloidplaques, die für die Alzheimer-Krankheit charakteristisch sind.

Ein weiteres Protein, das an der Alzheimer-Krankheit beteiligt ist, beträgt die Bezeichnung »Tau« und befindet sich im Inneren der Neuro-

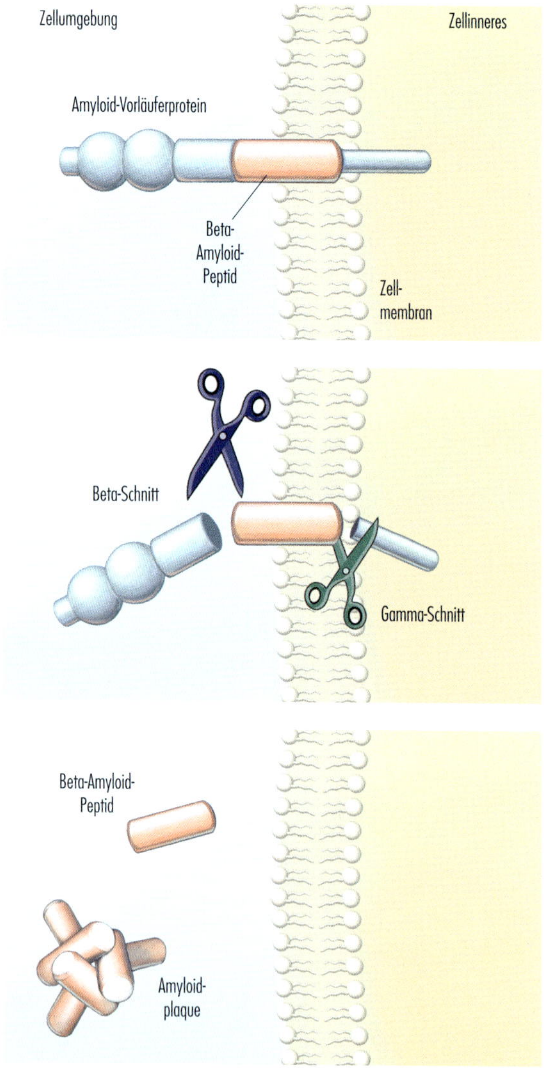

Abb. 5.7: Das Amyloid-Vorläuferprotein (APP) liegt in der Zellmembran und enthält das Peptid Beta-Amyloid (oben). Zwei Enzyme setzen Schnitte im Amyloid-Vorläuferprotein: Auf den Beta-Schnitt folgt der Gamma-Schnitt (Mitte). Durch die beiden Schnitte wird das Beta-Amyloid-Peptid in die Zellumgebung freigesetzt und kann dort Amyloidplaques bilden (unten).

nen. Damit ein Protein richtig funktioniert, muss es eine ganz bestimmte dreidimensionale Form haben. Diese nimmt es durch die Proteinfaltung an, einen Prozess, bei dem sich die Aminosäurekette des Proteins in einer sehr spezifischen Konformation zusammenlagert. Das Ganze kann man sich wie ein höchst kompliziertes Origami vorstellen. Führt ein molekularer Defekt dazu, dass sich das Tau-Protein falsch faltet, bildet es giftige Klumpen (Abbildung 5.8), die dann zu den neurofibrillären Knäueln werden.

Gemeinsam sorgen diese zwei Formen von Aggregaten – Plaques außerhalb der Nervenzellen und Knäuel in ihrem Inneren – für den Tod der Neuronen, und damit sind sie für das Fortschreiten der Alzheimer-Krankheit verantwortlich.

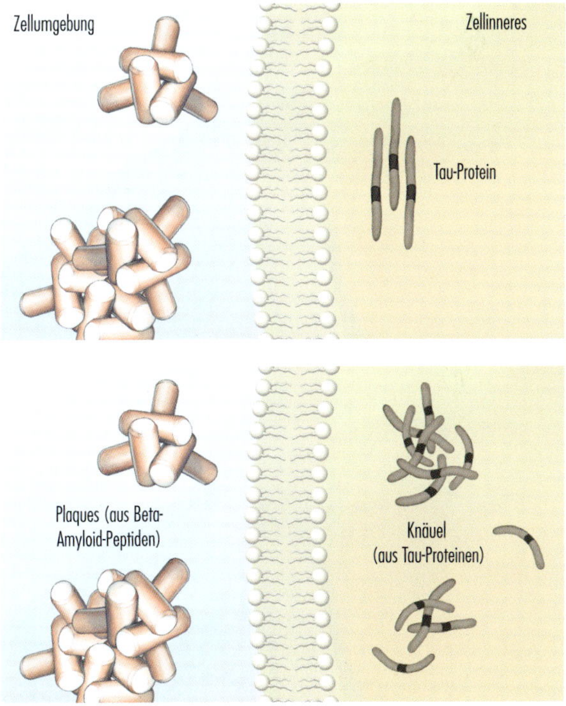

Abb. 5.8: Ein Moleküldefekt führt dazu, dass sich das Tau-Protein falsch faltet. Das fehlerhafte Protein verklumpt in der Zelle und bildet neurofibrilläre Knäuel.

Die genetische Erforschung der Alzheimer-Krankheit

Bei Menschen, in deren Familie es keine Vorgeschichte mit der Krankheit gibt, tritt Alzheimer meist jenseits des 70. oder 80. Lebensjahres auf, doch eine seltene, früh ausbrechende Form kommt in manchen Familien gehäuft vor. Eine ungewöhnliche Gelegenheit, die genetischen Grundlagen der Alzheimer-Krankheit zu erforschen, bot sich für John Hardy, der heute am Londoner University College arbeitet, als Carol Jennings mit ihm Kontakt aufnahm.

Bei Carols Vater war Anfang der 1980er-Jahre, als er 58 war, die Alzheimer-Krankheit diagnostiziert worden. Wenig später bekamen auch seine Schwester und sein Bruder, beide ebenfalls Mitte 50, die Krankheit. Wie sich herausstellte, waren auch Carols Urgroßvater, ihr Großvater und ein Großonkel betroffen gewesen. Im Hauptast der Familie waren fünf von zehn Kindern zur gleichen Zeit an Alzheimer erkrankt. Das durchschnittliche Alter beim Ausbruch der Krankheit betrug 55 Jahre (der Rekord für den frühzeitigen Ausbruch der familiären Alzheimer-Krankheit liegt bei Ende zwanzig).

Hardy und seine Kollegen wollten wissen, welche Gene alle betroffenen Geschwister in der Familie Jennings geerbt hatten, die gesunden Geschwister jedoch nicht. Ihr Befund: Die fünf betroffenen Geschwister und ein betroffener Cousin hatten einen Abschnitt auf dem Chromosom 21 gemeinsam, dem kleinsten Chromosom des menschlichen Genoms. Aber auch unter den nicht betroffenen Geschwistern trugen zwei einen Teil des gleichen Abschnitts. Daran konnte Hardy ablesen, dass das für die Alzheimer-Krankheit verantwortliche Gen *nicht* in dem Stückchen des Chromosoms 21 lag, das die betroffenen und die nicht betroffenen Geschwister gemeinsam hatten. Anschließend analysierte er sehr sorgfältig den Teil des Chromosoms, den nur die Familienmitglieder mit der Alzheimer-Krankheit geerbt hatten, und tatsächlich fand er dort das defekte Gen, das für die Verklumpung der Beta-Amyloid-Peptide sorgt.[11]

Nun hatte man zum ersten Mal ein Alzheimer-Gen identifiziert, und damit eröffnete sich die Möglichkeit, die Krankheit weiter zu erforschen.

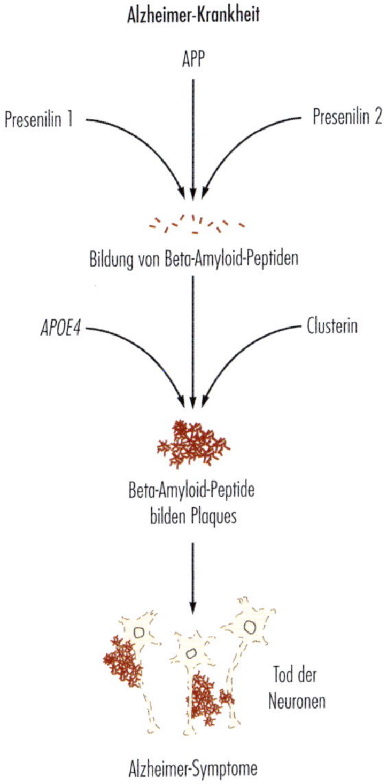

Abb. 5.9: Die früh ausbrechende Alzheimer-Krankheit kann auf mehreren Wegen entstehen, die in einem gemeinsamen Produkt zusammenlaufen: Ablagerungen von Beta-Amyloid-Peptiden. Bei Menschen mit Alzheimer-Krankheit wird ein Protein namens Clusterin in ungewöhnlich großen Mengen gebildet. Es tritt mit den Beta-Amyloid-Peptiden in Wechselwirkung und verstärkt in der Riechrinde den Gewebeverlust.

Den Pathologen war bereits aufgefallen, dass sich die Beta-Amyloid-Peptide zu Plaques zusammenlagern, aber Hardy konnte nachweisen, dass die Krankheit in der Familie Jennings mit einer Mutation im Amyloid-Vorläuferprotein beginnt und dass diese Mutation die Ursache ist, dass die Peptide verklumpen.

Seither haben Hardy und andere Wissenschaftler zahlreiche weitere Mutationen gefunden. Ein Wissenschaftlerteam in Toronto stieß auf Familien mit erblicher Alzheimer-Krankheit, die Mutationen in den

Genen für Presenilin tragen.[12] Diese Mutationen verhindern, dass Presinilin am Abbau der Beta-Amyloid-Peptide mitwirken kann, die in den Zwischenräumen zwischen den Neuronen schwimmen. Ihr Befund passt sehr gut zu Hardys Entdeckung. Beide Studien zeigen, dass es in allen Familien mit früh ausbrechender Alzheimer-Krankheit Mutationen gibt, die dazu führen, dass die Beta-Amyloid-Peptide im Gehirn tödliche Ablagerungen bilden. Oder anders formuliert: Alle Mutationen wirken sich auf einen einzigen Ablauf aus, der zur früh einsetzenden familiären Form der Alzheimer-Krankheit führt (Abbildung 5.9).

Solche genetischen Studien an Familien mit der erblichen Form der Alzheimer-Krankheit warfen für die Wissenschaftler die Frage auf, ob es auch Mutationen geben könnte, durch die sich die Zahl der Beta-Amyloid-Peptide verringert. Angenommen, solche Mutationen existieren: Schützen sie dann vor der Alzheimer-Krankheit?

Genau so eine Mutation fanden Thorlakur Jonsson und seine Kollegen vom isländischen Biotechnologieunternehmen deCODE Genetics.[13] Sie sorgt dafür, dass eine Aminosäure im Amyloid-Vorläuferprotein gegen eine andere ausgetauscht wird, und das hat zur Folge, dass insgesamt weniger Beta-Amyloid-Peptide produziert werden. Interessant ist die Mutation vor allem, weil ein anderer Aminosäureaustausch an derselben Stelle im Vorläuferprotein die Alzheimer-Krankheit *verursacht*. Und was noch faszinierender ist: Menschen über 80, bei denen die schützende Mutation vorhanden ist, weisen bessere kognitive Funktionen auf als Gleichaltrige, denen die Mutation fehlt.

Risikofaktoren für die Alzheimer-Krankheit

Mehrere Wissenschaftler arbeiten daran, Risikofaktoren für die häufigere, spät einsetzende Form der Alzheimer-Krankheit zu finden. Der bisher bedeutsamste nachgewiesene Risikofaktor ist das Gen *apolipoprotein E* oder kurz *APOE*. Es codiert ein Protein, das sich mit Fetten (Lipiden) zu Molekülen aus der Kategorie der Lipoproteine zusammenlagert. Lipoproteine sind Pakete aus Cholesterin oder anderen Fetten, die auf diese Weise mit dem Blut transportiert werden. Eine normale Cholesterinmenge im Blut ist für eine gute Gesundheit unentbehrlich, anormale Mengen können aber dazu führen, dass die Arterien verstopfen – die Folgen sind dann Schlaganfall oder Herzinfarkt. Eine Variante – ein Allel – dieses Gens heißt *APOE4*. Das *APOE4*-Allel kommt in der allgemeinen Bevölkerung nur selten vor, ist aber mit einem erhöhten Risiko für die spät einsetzende Alzheimer-Krankheit verbunden. Etwa die Hälfte aller Menschen, bei denen die Alzheimer-Krankheit spät ausgebrochen ist, tragen dieses Allel.

Unsere Gene können wir nicht verändern, aber gibt es andere Wege, das Alzheimer-Risiko zu vermindern? Eine Möglichkeit, auf die man in jüngster Zeit gestoßen ist, hat damit zu tun, wie unser Organismus im höheren Alter mit Glucose umgeht.

Glucose ist die wichtigste Energiequelle des Organismus; wir beziehen sie aus der Nahrung. Die Bauchspeicheldrüse schüttet Insulin aus, das die Muskeln in die Lage versetzt, Glucose aufzunehmen. Mit zunehmendem Alter werden wir alle ein wenig insulinresistent, das heißt, unsere Muskeln sprechen weniger empfindlich auf die Effekte des Insulins an. Entsprechend bemüht sich die Bauchspeicheldrüse, ein wenig mehr Insulin auszuschütten, und damit wird die Glucoseregulation weniger stabil. Ist die Instabilität zu stark, entsteht der Diabetes des Typs 2.

Wie sich in mehreren Studien gezeigt hat, ist Typ-2-Diabetes ein Risikofaktor für die Alzheimer-Krankheit. Außerdem wirken sich Veränderungen der Glucoseregulation, die den Diabetes Typ 2 begleiten, anscheinend auf die Bereiche des Hippocampus aus, die auch am altersbedingten Gedächtnisverlust beteiligt sind. Wichtig ist dabei, dass wir solche altersbedingten Veränderungen tatsächlich mit Ernährung und körperlicher Betätigung beeinflussen können, denn damit steigern wir die Insulinempfindlichkeit unserer Muskeln und unterstützen die Glucoseaufnahme.

Umweltfaktoren und Komorbiditäten – andere Krankheiten, an denen die Menschen außerdem leiden – dürften ebenfalls zur Anfälligkeit für die Alzheimer-Krankheit beitragen, aber bisher weisen alle Studien darauf hin, dass die Verklumpung des Amyloids die grundlegende Ursache der Demenz ist. Das ist eine sehr leistungsfähige Hypothese, die als Leitfaden für die Forschung äußerst nützlich war. In neueren Studien konzentriert man sich deshalb darauf, die Verklumpung zu verhindern und bereits vorhandene Amyloidklumpen mit Antikörpern, die diese Gebilde spezifisch erkennen, zu beseitigen. Wie wir erfahren haben, werden Krankheiten wie Schizophrenie und Depression anscheinend nicht von einem einzigen Gen verursacht, sondern von mehreren Hundert Genen – herauszufinden, wie diese Störungen entstehen, ist also viel schwieriger. Aber auch wenn unser Wissen über die Alzheimer-Krankheit nur langsam zu wachsen scheint, hat man in Wirklichkeit doch erstaunlich schnelle Fortschritte gemacht.

Frontotemporale Demenz

Die Alzheimer-Krankheit ist nicht die einzige häufige Form des geistigen Verfalls. Eine andere ist die frontotemporale Demenz. Sie wurde zehn Jahre vor der Alzheimer-Krankheit von Arnold Pick entdeckt, einem Professor für Psychiatrie an der Universität Prag. Die Krankheit galt damals als selten, aber heute wissen wir, dass sie zusammen mit der Alzheimer-Krankheit bei Menschen über 64 Jahren für die meisten Fälle der Demenz verantwortlich ist. Außerdem ist die frontotemporale Demenz die häufigste Demenzform bei *Unter*-65-Jährigen – betroffen sind in den Vereinigten Staaten schätzungsweise 45 000 bis 65 000 Personen. Sie setzt in der Regel in jüngeren Jahren ein und schreitet schneller fort als die Alzheimer-Krankheit.

Die frontotemporale Demenz beginnt in sehr kleinen Arealen im Stirnlappen des Gehirns, die mit sozialer Intelligenz zu tun haben und insbesondere dafür sorgen, dass wir Impulse unterdrücken (Abbildung 5.10). Früher war die Krankheit bei lebenden Menschen nicht von der Alzheimer-Krankheit zu unterscheiden, aber das gilt heute nicht mehr. Die frontotemporale Demenz führt häufig zu tiefgreifenden Störungen im Sozialverhalten und moralischen Denken. Die Betroffenen begehen häufig uncharakteristische, sozial unangebrachte Taten wie Ladendiebstahl. In einer Studie stellte sich heraus, dass ungefähr die Hälfte aller Patienten im Frühstadium der Krankheit entweder einmal festgenommen wurde oder wegen irgendeiner Tat hätte festgenommen werden können. Für Menschen mit der Alzheimer-Krankheit sind solche Verhaltensweisen nicht charakteristisch.

Von der frontotemporalen Demenz sind auch Gehirnareale betroffen, die uns in die Lage versetzen, Beziehungen zu anderen aufzubauen. Menschen mit der Krankheit, die früher liebevoll und freundlich waren, werden dann unter Umständen gleichgültig gegenüber den Menschen in ihrem Umfeld. Außerdem erhöht sich ihre Anfälligkeit für Süchte und ungesunde Lebensgewohnheiten: Manche essen ständig zu viel oder fangen an zu rauchen. Andere können ihre Geldausgaben nicht mehr kontrollieren und gehen bankrott. Diese Form der Demenz hat große Auswirkungen auf Familien, weil viele Betroffene im mittleren Alter sind und Kinder haben.

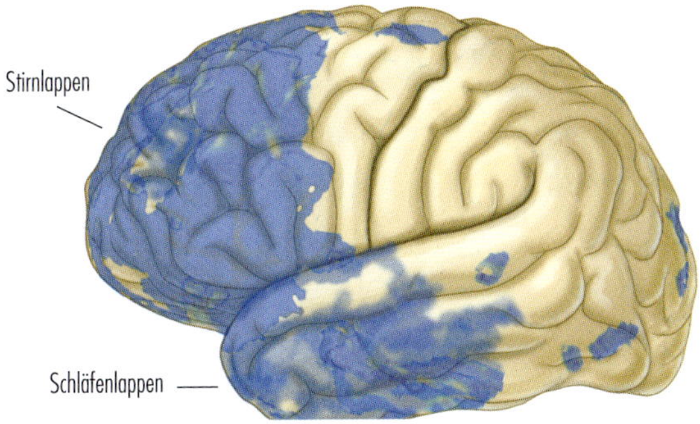

Abb. 5.10: Von der frontotemporalen Demenz sind der Stirn- und der Schläfenlappen der Großhirnrinde betroffen.

Die Genetik der frontotemporalen Demenz

Der biologische Mechanismus der frontotemporalen Demenz – einer Krankheit, die durch die Schädigung des Stirn- und des Schläfenlappens entsteht – gleicht dem der Alzheimer-Krankheit: Genetische Mutationen sorgen für falsch gefaltete Proteine, die Klumpen im Gehirn bilden. Das ist der Grund, warum Menschen mit beiden Krankheiten die gleichen Symptome zeigen. Aber die beiden Krankheiten unterscheiden sich in einigen der Gene, die für die falsche Faltung der Proteine verantwortlich sind. Die Ursache der frontotemporalen Demenz sind Mutationen in drei Genen: Eines codiert das Tau-Protein, das zweite heißt *C9ORF72*, und das dritte codiert Progranulin, ein Protein, das im Gehirn mehrere Funktionen erfüllt. Alle diese mutierten Gene schädigen die gleiche Gehirnregion, und alle tun es auf dem Weg über falsch gefaltete Proteine (Abbildung 5.11).

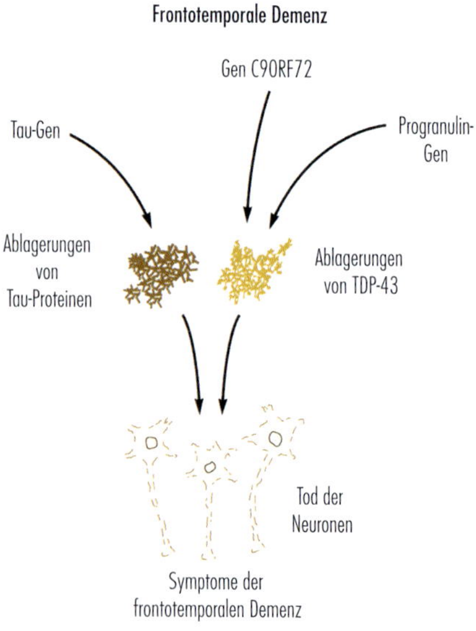

Abb. 5.11: Mutationen in drei Genen führen zur frontotemporalen Demenz.

Das mutierte Progranulingen produziert das normale Progranulinpotein, aber nicht in ausreichenden Mengen. (Das normale Protein hält nach heutiger Kenntnis ein anderes Protein namens TDP-43 davon ab, sich falsch zu falten.) Dieser Mechanismus ist ermutigend einfach. Er legt die Vermutung nahe, dass ein plausibler Weg zur Therapie der frontotemporalen Demenz darin bestehen könnte, entweder ein Medikament zu finden, das die Progranulinmenge in Blut und Gehirn steigert, oder einen Weg zu entwickeln, um Progranulin ins Gehirn zu transportieren. Bruce Miller von der University of California in San Francisco, der sich ausführlich mit der frontotemporalen Demenz beschäftigt hat, hält sie, was die Behandlung angeht, für eine der einfachsten neurodegenerativen Erkrankungen (Krankheiten, bei denen Nervenzellen zugrunde gehen). Derzeit erprobt er Arzneiwirkstoffe, die dazu dienen sollen, die Progranulinkonzentration in Blut und Gehirn zu steigern.[14]

Darüber hinaus hat Miller eine weitere Entdeckung gemacht. Sie unterstützt die Befunde des großen Neurologen John Hughlings Jackson aus dem 19. Jahrhundert. Jackson erkannte als Erster, dass die beiden Gehirnhälften unterschiedliche Aufgaben erfüllen: Die linke Hemisphäre ist für logische Funktionen wie den Umgang mit Sprache und Zahlen zuständig, die rechte eher für kreative Funktionen wie Musik und Kunst. Außerdem äußerte Jackson die Vermutung, dass beide Hälften sich gegenseitig hemmen. Bei einer Schädigung der linken Gehirnhälfte wäre diese demnach nicht mehr in der Lage, die rechte zu hemmen, sodass die dort angesiedelte Kreativität freigesetzt würde. Miller beschrieb eine Reihe von Patienten, bei denen die frontotemporale Demenz auf die linke Hemisphäre beschränkt war. Einige dieser Menschen zeigten kreative Schübe – das galt insbesondere dann, wenn sie bereits kreative Neigungen besaßen, bevor die linke Hemisphäre durch die Krankheit geschädigt wurde. Der Schaden der linken Gehirnhälfte bedeutete also offensichtlich eine Befreiung der kreativen, musikalischen rechten Seite.

Solche Befunde machen ein bemerkenswertes allgemeines Prinzip der Gehirnfunktion deutlich: Wenn ein neuronaler Schaltkreis abgeschaltet wird, kann ein anderer eingeschaltet werden. Warum? Weil der inaktivierte Schaltkreis normalerweise den anderen hemmt.

Wie geht es weiter?

Der erste Wissenschaftler, der eine durch falsche Proteinfaltung entstandene Krankheit beschrieb, war Stanley Prusiner: In den 1980er-Jahren beobachtete er die fehlerhafte Faltung bei der seltenen Creutzfeldt-Jakob-Krankheit. Wie wir nun wissen, konnten andere im weiteren Verlauf zeigen, dass fehlerhafte Proteinfaltungen auch zur Alzheimer-Krankheit und zur frontotemporalen Demenz beitragen. Auf den ersten Blick scheinen diese Demenzen kaum etwas mit Bewegungsstörungen gemeinsam zu haben. Bei genauerem Hinsehen zeigt sich jedoch, dass auch die Parkinson- und die Huntington-Krankheit durch falsch gefaltete Proteine entstehen. Auf diese Erkrankungen des Gehirns werden wir in Kapitel 7 zurückkommen.

Zunächst aber wollen wir uns mit der Frage befassen, was uns Störungen der Hirnfunktion über einen anderen Aspekt der menschlichen Natur lehren können: die Kreativität. Nicht nur unsere Gefühle, Gedanken, Verhaltensweisen, zwischenmenschlichen Beziehungen und Erinnerungen haben eine biologische Basis, sondern auch unsere angeborene Kreativität. In den vorangegangenen Kapiteln wurden bereits verschiedene Ausdrucksformen der Kreativität bei Menschen mit Autismus, Depression, bipolarer Störung und Schizophrenie erwähnt. Auch manche Menschen mit Alzheimer-Krankheit und frontotemporaler Demenz drücken sich kreativ aus, und zwar meist mit bildender Kunst. In Kapitel 6 geht es darum, was wir von Künstlern mit solchen Erkrankungen des Gehirns über Kreativität gelernt haben.

Kapitel 6

Unsere angeborene Kreativität: psychische Störungen und Kunst

Künstler – Maler, Schriftsteller, Bildhauer, Komponisten – scheinen anders zu sein als gewöhnliche Menschen, sind sie doch mit besonderen Begabungen gesegnet, die uns anderen fehlen. Die alten Griechen glaubten, kreative Menschen würden von den Musen inspiriert, den Göttinnen von Wissenschaften und Künsten. Eine andere Vorstellung von Kreativität hatten die romantischen Dichter des 19. Jahrhunderts. Sie vertraten die Ansicht, Kreativität erwachse aus einer Art Wahnsinn: Dieser vermindere die Einschränkungen, die uns durch Gewohnheit, Konvention und rationales Denken auferlegt werden, und versetzten den Künstler in die Lage, auf seine unbewussten kreativen Kräfte zuzugreifen.

Heute wissen wir, dass Kreativität im Gehirn entspringt. Sie hat eine biologische Grundlage. Und auch etwas anderes wissen wir: Bestimmte Formen der Kreativität entstehen zwar in Verbindung mit psychischen Störungen, unsere Fähigkeit zur Kreativität ist aber nicht von Krankheiten abhängig. Außerdem ist Kreativität allgegenwärtig. Jeder von uns bringt sie auf unterschiedliche Weise und mit unterschiedlichem Geschick zum Ausdruck.

Dennoch hatten die Romantiker nicht ganz unrecht. Die meisten Menschen können ihre angeborene kreative Fähigkeit nicht ohne Weiteres abrufen. Die biologischen Mechanismen der Kreativität bleiben für die Wissenschaft noch zu entdecken, einige Vorläufer kennt man aber bereits: Einer scheint darin zu bestehen, dass wir uns von Hemmungen frei machen, unserem Geist gestatten, frei zu schweifen und neue Zusammenhänge zwischen Ideen zu suchen. Eine solche Verbindung zum Unbewussten ist allen kreativen Menschen gemeinsam, besonders auffällig wird sie aber manchmal bei kreativen Menschen mit psychischen Krankheiten.

Dieses Kapitel beschäftigt sich mit der Frage, was uns Störungen und Erkrankungen des Gehirns – sowohl psychische als auch neurologische – über unsere kreativen Fähigkeiten verraten können. Dazu betrachten wir Kreativität zunächst aus mehreren Blickwinkeln und konzentrieren uns auf die Arbeit eines außerordentlich begabten zeitgenössischen Künstlers. Als Nächstes nähern wir uns der Kreativität aus der Sicht des Betrachters. Und schließlich gehen wir der Frage nach, was wir bisher über das Wesen des kreativen Prozesses und die biologischen Hintergründe der Kreativität wissen.

In vorangegangenen Kapiteln haben wir Menschen mit Schizophrenie, Depression und bipolarer Störung kennengelernt, die ihre kreativen Begabungen in Kunst, Literatur und Wissenschaft zum Ausdruck bringen. Dieses Kapitel konzentriert sich vor allem auf die bildende Kunst von Patienten mit Schizophrenie, die sogenannte psychotische Kunst. Mit ihr beschäftigen wir uns nicht nur, weil sie schön und anrührend ist, sondern auch weil sie gesammelt und eingehend studiert wurde. Im weiteren Verlauf erkunden wir den Einfluss solcher Werke auf die moderne Kunst, insbesondere auf den Dadaismus und den Surrealismus. Dann reißen wir kurz die Kunst von Menschen mit anderen Störungen der Gehirnfunktion (bipolare Störung, Autismus, Alzheimer-Krankheit und frontotemporale Demenz) an. Am Ende schließlich stehen einige Erkenntnisse, die wir mithilfe der modernen Gehirnforschung über unsere angeborenen kreativen Fähigkeiten gewonnen haben.

Aspekte der Kreativität

Der Künstler

Chuck Close hat Lese- und Rechtschreibschwäche, als Kind hatte er das Gefühl, zu vielem nicht in der Lage zu sein. Eines aber konnte er, und das konnte er gut: zeichnen. Besonders interessierte er sich für Gesichter – was uns besonders fasziniert, weil Close auch gesichtsblind ist: Er erkennt zwar ein Gesicht als Gesicht, kann es aber nicht mit einer bestimmten Person in Verbindung bringen.

Unsere Fähigkeit, Gesichter zu erkennen, ist im rechten Gyrus fusiformis angesiedelt, der »Spindelwindung« im unteren mittleren Teil des Schläfenlappens im Gehirn. Menschen, bei denen der vordere Teil dieser Region geschädigt ist, sind gesichtsblind wie Close. Ist der hintere Teil nicht intakt, können sie Gesichter überhaupt nicht sehen. Close ist in der abendländischen Kunstgeschichte vermutlich der Einzige, der Porträts malt, ohne einzelne Menschen erkennen zu können. Warum war er dann gerade darauf aus, Porträtkünstler zu werden? Close selbst sagt, seine Kunst sei der Versuch, einer Welt, die er nicht versteht, einen Sinn zu geben. Ihm kommt es überhaupt nicht seltsam vor, Porträts zu malen. Sein Antrieb war das Bestreben, die Gesichter von Menschen, die er kennt und liebt, zu verstehen und im Gedächtnis zu behalten. Ein Gesicht muss für ihn in eine flache Form gebracht werden. Hat er das getan, kann er es in seinem Gedächtnis auf eine Weise speichern, zu der er beim direkten Ansehen nicht in der Lage ist. Wenn er mich ansieht und ich meinen Kopf nur um einen Zentimeter bewege, ist es für ihn ein neuer Kopf, den er noch nie zuvor gesehen hat. Wenn er aber ein Foto des Gesichts aufnimmt und flach hinlegt, bewerkstelligt er die Umsetzung von einem flachen Medium zum anderen.

Diese Umsetzung läuft folgendermaßen ab: Zuerst macht Close ein Foto eines Gesichts. Dann legt er ein Stück durchsichtiges Plexiglas auf das Foto und zerlegt es in Pixel – das heißt, er unterteilt das Bild mit Hilfe eines Gitternetzes in Tausende von winzig kleinen Kästchen.

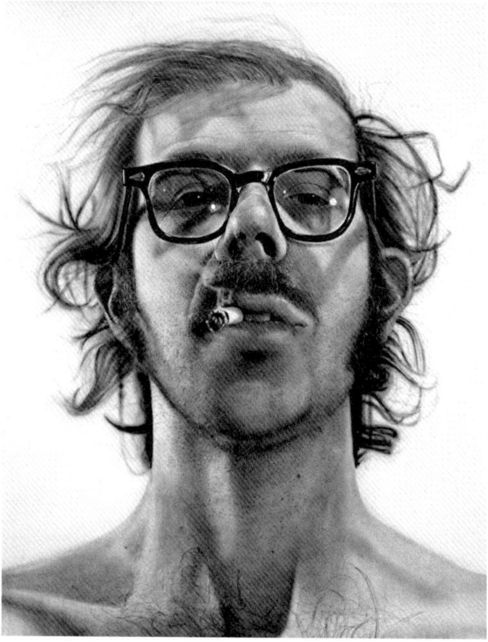

Abb. 6.1: Chuck Close, *Großes Selbstporträt*, 1967/68, Acryl auf Leinwand, 270 × 210 × 5 cm

Schließlich malt er Reihe für Reihe jedes einzelne Pixel, bis die Punkte zu einem Porträt zusammenfließen. Das endgültige Bild ist also eindeutig aus seinen Einzelteilen zusammengesetzt.

In seinen frühen Arbeiten erreichte Close mit dieser Methode ein beispielloses Maß an Realismus (Abbildung 6.1), was mit seinem Wunsch im Einklang stand, in der Welt einen Sinn zu finden. Im Laufe der Zeit verwendete er das Gitternetz aber auch stärker experimentell, worin sich eine fortschreitende Aufhebung von Hemmungen zeigte. Zunächst füllte er jedes Kästchen mit einer sich wiederholenden Kennzeichnung, einem Punkt, und schuf so aus sehr einfachen, aufeinanderfolgenden Einheiten herrlich komplexe Porträts. Schließlich entwickelte sich die Technik so weiter, dass jedes Kästchen als winziges, abstraktes Gemälde aus konzentrischen Kreisen dargestellt wurde (Abbildung 6.2). Statt aber nun jedes Quadrat mit dem gleichen einheitlichen Fleischton auszufüllen, legte Close mehrere vollfarbige Ringe an; aus größerer Entfernung entsteht so die Illusion einer einzigen Farbe, und das schafft ein Leben sprühendes, glaubhaftes Porträt.

Wie sich in Studien gezeigt hat, ist die rechte Gehirnhälfte mehr dafür zuständig, Ideen zusammenzusetzen und neue Kombinationen zu erkennen – kurz gesagt, beschäftigt sie sich mit Aspekten der Kreativität. Die linke Hälfte befasst sich mit Sprache und Logik. Und wie wir in Kapitel 5 erfahren haben, vertrat John Hughlings Jackson, der Begründer der modernen Neurologie, schon vor 100 Jahren die Ansicht, die linke Hemisphäre würde die rechte hemmen, sodass eine Schädigung der linken Gehirnhälfte die Kreativität verstärken kann. Dass Closes linke Hemisphäre beeinträchtigt ist, zeigt sich schon an seiner Lese- und Rechtschreibschwäche, und wie viele andere Künstler ist er Linkshänder, auch das ein Hinweis, dass die rechte Gehirnhälfte bei ihm dominiert.

Close hat diesen potenziellen Weg zur Kreativität nicht nur so gut wie möglich ausgeschöpft, sondern er hat sich wie ein begabter Sportler darum bemüht, das, was er bereits gut macht, noch besser zu machen. Mithilfe seiner Lese- und Rechtschreibschwäche hat er seine künstlerischen Neigungen verstärkt. Er betont immer wieder, dass alles, was er tut, den Antrieb aus seinen Lernschwächen bezieht. Algebra, Geometrie, Physik oder Chemie versteht er nicht. Durchs Leben kam er, indem er seinen Lehrern mit künstlerischem Zusatzunterricht und Projekten bewies, dass er sich für den Unterricht interessierte, obwohl er sich an die Tatsachen später nicht erinnern konnte. Er wurde gefördert, weil er zeigte, dass er über Fähigkeiten verfügte, und das führte dazu, dass er sich für etwas Besonderes hielt. Die Folge ist eine außerordentliche künstlerische Befähigung, und seine Darstellung von Gesichtern entwickelt sich ständig weiter.

Close ist ein Musterbeispiel für zwei wichtige Aspekte der Kreativität neben der Aufhebung von Hemmungen: für die Entschlossenheit, hart zu arbeiten und Schwierigkeiten zu überwinden, und für die ungeheure

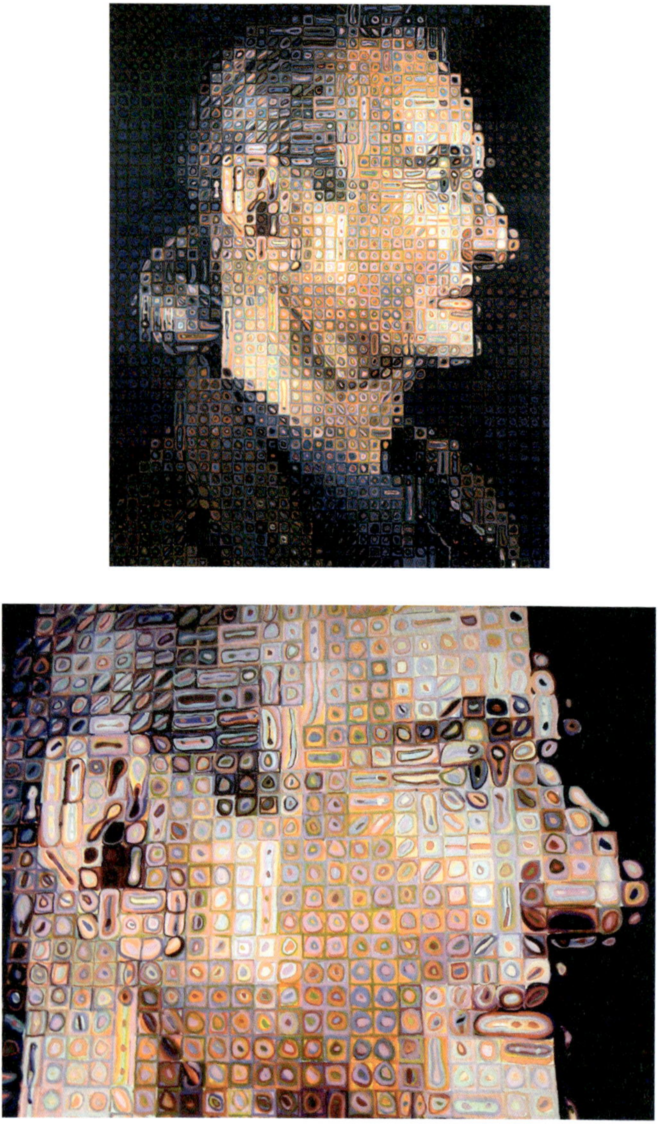

Abb. 6.2: Chuck Close, *Roy II*, 1994, Öl auf Leinwand, 256 × 211 cm (oben) und Detail aus demselben Gemälde (unten)

Plastizität unseres Gehirns. Wie wir in den Kapiteln über Autismus und Alzheimer-Krankheit bereits erfahren haben, können Schädigungen in manchen Teilen des Gehirns durch die Zunahme von Stärke und Leistungsfähigkeit anderer Regionen ausgeglichen werden. Die Fähigkeit des Gehirns, Schäden zu kompensieren, steigert unter Umständen auch die Fähigkeit eines Künstlers, neue, interessantere, kreative Dinge zu tun.

Der Betrachter

Während die alten Griechen und auch die Romantiker von kreativen Künstlern fasziniert waren, trat zu Beginn des 20. Jahrhunderts das Kunsterlebnis des Betrachters in den Mittelpunkt. Die Vorstellung, dass sowohl der Betrachter als auch der Künstler kreative mentale Prozesse vollziehen, äußerte erstmals Alois Riegl, ein Mitbegründer der Wiener Schule für Kunstgeschichte, um das Jahr 1900.

Riegl und seine beiden bekannten Schüler Ernst Kris (der später Psychoanalytiker wurde) und Ernst Gombrich vertraten eine neuartige Auffassung: Wenn wir ein Kunstwerk betrachten, sieht jeder von uns es unter etwas anderen Gesichtspunkten. Das liegt daran, dass in nahezu jedem Gegenstand, den wir sehen, ganz besonders aber in großen Kunstwerken, eine Zweideutigkeit steckt. Jeder von uns interpretiert diese Zweideutigkeit anders, und deshalb ist auch der Anblick desselben Kunstwerkes für jeden von uns unterschiedlich. Demnach erschafft jeder von uns seinen eigenen Blick auf das Werk – das heißt, wir durchlaufen einen kreativen Prozess, der in seinem Wesen dem kreativen Prozess des Künstlers ähnelt, auch wenn er in seinem Spektrum bescheidener ist. Dieser kreative Prozess wird auch als *beholder's share* (»Anteil des Betrachters«) bezeichnet.

Dass das stimmt, wissen wir: Wie weiter vorne bereits erwähnt, ist die eigentliche Sinnesinformation, die von einem beliebigen Bild ins Gehirn gelangt, nur rudimentär und bruchstückhaft. Unsere Augen sind keine Kameras, die ein vollständiges Bild an das Gehirn übermitteln. Das

Gehirn nimmt vielmehr unvollständige Sinnesinformationen auf und interpretiert sie im Licht unserer Gefühle, Erfahrungen und Erinnerungen. Erst durch diesen Interpretationsprozess, den unser Gehirn ausführt, können wir unsere eigene, einzigartige Wahrnehmung des gesehenen Bildes rekonstruieren, und das ist die Grundlage für die Beteiligung des Betrachters.

Ann Temkin, die leitende Kuratorin für Malerei und Bildhauerei am Museum of Modern Art in New York, nennt Closes Porträt von Roy Lichtenstein (Abbildung 6.2) als Beispiel für die Reaktion des Betrachters. »In diesen Bildern steckt offensichtlich ein Hin und Her zwischen den abstrakten Markierungen, dem Akt des Malens und der Darstellung eines Menschen«, sagt sie. »Keines davon ist allein die ganze Erfahrung. Ein Teil der Erfahrung sind die abstrakten Kreise und Quadrate und eigenartigen Formen, die man aus der Nähe sieht, ein anderer Teil besteht darin, dass man zurücktritt und dann erkennt: Ach, das ist Lichtenstein. Der Prozess, durch den man Lichtenstein erkennt, ist so in das Gemälde eingebettet, dass man es als Betrachter nahezu neu erschafft.«[1] Der gleiche Erkennungsprozess ist auch in die Vorgänge eingebettet, mit denen unser Gehirn aus Closes winzigen geometrischen Formen schließlich Lichtensteins Gesicht aufbaut.

Der kreative Prozess

Gibt es eine Erklärung dafür, warum es zu bestimmten Zeiten in der Geschichte und an bestimmten Orten zu einer Welle der Kreativität kommt? Ob wir vom kulturellen Gären der Renaissance sprechen, von den Impressionisten in Paris, der Wiener Secession um 1900 oder den abstrakten Expressionisten in New York: Unentbehrlich sind stets die Beziehungen zwischen kreativen Menschen. Manchmal nimmt diese Interaktion die Form der Konkurrenz zwischen Kollegen an, oder sie ist umgekehrt der Wunsch, sich gegenseitig zu unterstützen. Ideen kristallisieren sich häufig heraus, wenn kreative Menschen in einem Café oder auf einer Party miteinander sprechen. Mit anderen Worten: Der Mythos vom einsamen Genie ist genau das – ein Mythos.

Aber welche Faktoren tragen nun zur individuellen Kreativität bei? Für Close ist der wesentliche Aspekt der Kreativität, wie wir erfahren haben, die Lösung eines Problems: technische Fähigkeiten und die Bereitschaft, hart zu arbeiten. Wie sich in Studien herausgestellt hat, tragen noch andere Eigenschaften dazu bei, die Wahrscheinlichkeit für Kreativität zu erhöhen. Die erste ist die Persönlichkeit: Manche Charaktere sind häufiger kreativ als andere. Dabei gilt es den Plural zu beachten: Wie der Entwicklungspsychologe Howard Gardner in seinem Werk über Mehrfachintelligenzen betont, ist Kreativität nicht auf einen einzigen Charaktertyp beschränkt. Es gibt sie vielmehr in vielen Formen: Manche von uns verfügen über besondere arithmetische Fähigkeiten, andere sind sprachbegabt, wieder andere haben ihre Stärken im visuellen Bereich.[2]

Der zweite Aspekt ist die Phase der Vorbereitung, in der jemand sowohl bewusst als auch unbewusst an einem Problem arbeitet. Und drittens kommt der Anfangsmoment der Kreativität hinzu, das Aha-Erlebnis, wenn eine plötzliche Erkenntnis zuvor unzusammenhängende Faktoren im Gehirn eines Menschen verknüpft. Und als Letztes folgt die Ausarbeitung der Idee.

Nachdem wir bewusst an einem Problem gearbeitet haben, brauchen wir eine »Inkubationszeit«, in der wir auf bewusstes Denken verzichten und unserem Unbewussten einen Freiraum lassen. Diese Phase dient nach den Worten des Psychologen Jonathan Schooler dazu, »den Geist schweifen zu lassen«.[3] Neue Ideen kommen uns häufig nicht dann, wenn wir angestrengt an einem Projekt arbeiten, sondern wenn wir spazieren gehen, unter der Dusche stehen oder an etwas anderes denken. Das sind die Aha-Erlebnisse, die Erleuchtungen der Kreativität, und mittlerweile gewinnen wir auch einige Erkenntnisse über die biologischen Vorgänge, die ihnen zugrunde liegen.

Nach den Beobachtungen von Kris, der sich mit den unbewussten geistigen Prozessen der Kreativität beschäftigt hat, erleben kreative Menschen bei ihrer Arbeit hin und wieder Augenblicke, in denen sie auf kontrollierte Weise eine relativ ungehinderte Kommunikation zwischen den unbewussten und den bewussten Teilen ihres Geistes zulassen. Diesen kontrollierten Zugang zu unserem Unbewussten bezeichnet er als »Regression im Dienst des Ego«.[4] Damit meint er, dass sich kreative Menschen auf eine primitivere Form der psychologischen Funktionen zurückziehen, die ihnen Zugang zu ihren unbewussten Bestrebungen und Wünschen verschafft – und zu einem Teil des damit verbundenen kreativen Potenzials. Da unbewusstes Denken freier und mit größerer Wahrscheinlichkeit assoziativ ist – es arbeitet weniger mit abstrakten Begriffen als vielmehr mit Bildern –, erleichtert es die Entstehung von Aha-Erlebnissen, die neue Kombinationen und Umformungen von Ideen begünstigen.

Die Biologie der Kreativität

Über die biologischen Hintergründe der Kreativität wissen wir nur wenig, aber eines ist klar: Sie ist mit der Aufhebung von Hemmungen verbunden. Jacksons Idee, dass linke und rechte Gehirnhälfte sich gegenseitig hemmen und dass ein Schaden in der linken Gehirnhälfte die kreativen Fähigkeiten der rechten freisetzt, wurde mit moderner Technologie bestätigt.

So hat sich beispielsweise durch PET-Aufnahmen des Gehirns gezeigt, dass in den Reaktionen der linken und der rechten Gehirnhälfte auf einen wiederholten Reiz ein faszinierender Unterschied besteht. Die linke Hemisphäre reagiert immer auf den Reiz (ein Wort oder einen Gegenstand), ganz gleich, wie oft er präsentiert wird. Die rechte Hälfte dagegen ist durch den wiederholten Reiz häufig gelangweilt, reagiert aber aktiv auf neue Reize. Die rechte Hemisphäre, die sich stärker um Neues kümmert, besitzt also die besseren Voraussetzungen für Kreativität. Eine ähnlich bemerkenswerte Entdeckung machte auch der Neurologe Bruce Miller, der uns in Kapitel 5 bereits begegnet ist: Menschen mit einer frontotemporalen Demenz in der linken Hemisphäre erleben manchmal einen

Kreativitätsschub, vermutlich weil die Störung in der linken Hälfte deren hemmende Wirkung auf die rechte aufhebt.[5]

Weiterverfolgt wurde dieser Gedanke im Rahmen eines höchst interessanten Gemeinschaftsprojekts von Mark Jung-Beeman von der Northwestern University (Evanston, Illinois) und John Kounios an der Drexel University (Philadelphia, Pennsylvania). Sie konfrontierten die Studienteilnehmer mit Fragestellungen, die sich entweder systematisch oder mittels eines plötzlichen Aha-Erlebnisses lösen ließen. Wenn Teilnehmer ein solches Aha-Erlebnis haben, leuchtet ein bestimmtes Areal der rechten Gehirnhälfte auf. Die Experimente befinden sich zwar noch im Frühstadium, sie sprechen aber für die Idee, dass plötzliche Einsichten, Augenblicke der Kreativität, auftreten, wenn in unserem Gehirn ganz bestimmte neuronale und kognitive Prozesse ablaufen, und manche davon sind in der rechten Gehirnhälfte lokalisiert.[6]

Ähnliche Schlüsse erlauben auch Experimente mit bildgebenden Verfahren, die Charles Limb und Allen Braun an den National Institutes of Health anstellten. Sie wollten klären, welche Unterschiede zwischen den mentalen Prozessen bestehen, die hinter der Jazz-Improvisation auf der einen Seite und der Aufführung einer auswendig gelernten musikalischen Abfolge auf der anderen bestehen. Dazu untersuchten sie erfahrene Jazzpianisten mit dem Scanner und baten sie, eine ad hoc kreierte musikalische Sequenz oder ein Musikstück aus dem Gedächtnis zu spielen. Wie die beiden Wissenschaftler dabei feststellten, kommt es bei der Improvisation zu einer Reihe charakteristischer Veränderungen im dorsolateralen präfrontalen Cortex, einem Areal, das für die Impulskontrolle sorgt.[7]

In welcher Beziehung stehen Impulse und Kreativität? Bevor die Pianisten zu improvisieren begannen, fanden Limb und Braun im Gehirn der Musiker eine »Deaktivierung« des dorsolateralen präfrontalen Cortex. Wenn sie jedoch die auswendig gelernte Melodie spielten, blieb die Region aktiv. Mit anderen Worten: Beim Improvisieren dämpfte das Gehirn die Hemmungen, die normalerweise vom dorsolateralen präfrontalen Cortex vermittelt werden. Dass die Künstler neue Musik schaffen konnten, lag zum Teil daran, dass sie in ihrer Kreativität nicht gehemmt und unsicher waren.

Aber einfach nur durch Ausschalten des dorsolateralen präfrontalen Cortex wird niemand zu einem großen Pianisten. Die Musiker profitierten von der Aufhebung der Hemmungen nur deshalb, weil sie wie die meisten anderen erfolgreichen Kreativen ihre Kunstform jahrelang geübt hatten, sodass ihr Gehirn voller musikalischer Ideen war, die sie auf dem Podium spontan kombinieren konnten.

Die Kunst von Menschen mit Schizophrenie

Die Bewegung der Romantik, die in der ersten Hälfte des 19. Jahrhunderts ihre Blütezeit erlebte, betonte Intuition und Emotion im Gegensatz zur Rationalität als Quelle ästhetischen Erlebens und weckte damit ein besonderes Interesse an der Kreativität von Menschen mit Geisteskrankheiten. Die Romantik charakterisierte Psychosen als erhabene Zustände, die einen Menschen von konventioneller Vernunft und gesellschaftlichen Sitten befreite, sodass er Zugang zu den verborgenen Bereichen des Geistes bekam, die normalerweise unbewusst und damit unzugänglich sind.

Der Erste, der sich für die Kunst psychotischer Patienten interessierte, war Philippe Pinel, der Arzt, der für diese Patienten auch einen humanen, psychologischen Behandlungsansatz entwickelt hatte. Er schrieb 1801 über die Kunst zweier seiner Psychiatriepatienten und gelangte zu dem Schluss, Wahnsinn könne manchmal verborgene künstlerische Talente freisetzen.[8] Im Jahr 1812 fanden Pinels Ansichten ihren Widerhall auch bei Benjamin Rush, einem der Gründerväter der Vereinigten Staaten und Begründer der Psychiatrie als eigenständigem Fachgebiet in dem neuen Staat. Eine Geisteskrankheit, so schrieb Rush, sei wie ein Erdbeben, das »die oberen Schichten unseres Globus in Krämpfe versetzt und dabei kostbare, prächtige Fossilien an die Oberfläche wirft, deren Existenz den Eigentümern des Bodens, in dem sie vergraben lagen, unbekannt war.«[9]

Der italienische Arzt und Kriminologe Cesare Lombroso sammelte

1864 die Kunstwerke von 108 Patienten und veröffentlichte sie unter dem Titel *Genio e Follia* (»Genie und Wahnsinn«), später auf Deutsch erschienen unter dem Titel *Genie und Irrsinn in ihren Beziehungen zum Gesetz, zur Kritik und zur Geschichte.* Wie Rush, so stellte auch Lombroso fest, dass die Geisteskrankheit manche Menschen, die nie zuvor gemalt hatten, in Maler verwandelte. Lombroso hielt die Kunst allerdings für einen Teil der Krankheit und hatte kein Gespür für ihren ästhetischen Wert.[10]

Emil Kraepelin, der Vater der modernen wissenschaftlichen Psychiatrie, nahm gegenüber der Beziehung zwischen Psychose und Kreativität einen weniger romantischen, aber nicht weniger anerkennenden Standpunkt ein. Im Jahr 1891, kurz nachdem er Direktor der psychiatrischen Klinik an der Universität Heidelberg geworden war, stellte Kraepelin fest, dass einige seiner schizophrenen Patienten malten. Er nahm ihre Kunstwerke in eine »Lehrsammlung« auf und wollte herausfinden, ob das Studium der Gemälde den Ärzten bei der Krankheitsdiagnose helfen konnte. Außerdem glaubte Kraepelin, die Malerei könne für die Patienten von therapeutischem Wert sein, eine Ansicht, die heute beträchtliche Unterstützung erfährt.

Karl Wilmanns, ein späterer Direktor der Heidelberger Klinik, setzte Kraepelins Tradition fort und sammelte ebenfalls die Gemälde seiner psychotischen Patienten. Im Jahr 1919 stellte er Hans Prinzhorn für Arbeiten an der Sammlung ein. Prinzhorn war Psychiater und Kunsthistoriker; sein kunsthistorisches Studium hatte er bei Alois Riegl absolviert.

Prinzhorn setzte die Erweiterung der Sammlung fort. Da nur ungefähr zwei Prozent aller Patienten in der Heidelberger Klinik auch Kunstwerke schufen, bat er die Leiter anderer psychiatrischer Einrichtungen in Deutschland, Österreich, der Schweiz, Italien und den Niederlanden, ihm ebenfalls die Kunstwerke ihrer psychotischen Patienten zu schicken. Als Antwort auf seinen Appell erhielt Prinzhorn mehr als 5000 Gemälde, Zeichnungen, Skulpturen und Collagen, die das Werk von rund 500 Patienten repräsentierten.

Die Patienten, deren Werke Prinzhorn sammelte, hatten zwei herausragende Merkmale: Sie waren psychotisch und sie waren künstlerisch naiv, das heißt, sie hatten keine künstlerische Ausbildung. Prinzhorn erkannte, dass die Kunst psychotischer Patienten nicht einfach eine in visuelle Sprache übersetzte Krankheit darstellt. Der Mangel an künstlerischer Ausbildung, der sich in dem größten Teil ihrer Zeichnungen zeigt, unterscheidet sich nicht von dem, was wir in den Werken jedes unerfahrenen Erwachsenen sehen würden, der mit dem Zeichnen beginnt; er spiegelt als solcher nichts Pathologisches wider. Prinzhorn wurde klar, dass die Bilder der Patienten eigenständige kreative Werke waren und bemerkenswerte Beispiele naiver Kunst darstellten.

Wie Prinzhorn jedoch nachdrücklich betonte, beschränkt sich künstlerische Naivität nicht auf Künstler, die an Psychosen leiden. Eines der bemerkenswertesten Beispiele für einen Künstler, der weder ausgebildet noch psychotisch war, ist Henri Rousseau (1844–1910). Rousseau, ein französischer Zollbeamter, wurde zu seinen Lebzeiten von Kritikern häufig verspottet, aber seine Werke sind von außerordentlicher künstlerischer Qualität. Am Ende wurde er als autodidaktisch gebildetes Genie und wichtiger postimpressionistischer Maler anerkannt (Abbildung 6.3 und 6.4). Seine Werke beeinflussten mehrere Künstlergenerationen, darunter die Surrealisten und Picasso. Obwohl Rousseau Frankreich nie verließ, zeigen seine bekanntesten Gemälde verschiedene Szenen aus dem Dschungel (Abbildung 6.4). Die Anregung für solche Bilder bezog er aus seinem unbewussten Fantasieleben.

Anfang des 20. Jahrhunderts verbrachten Psychiatriepatienten, die einmal in eine Klinik eingeliefert waren, in der Regel den Rest ihres Lebens – 20 bis 40 Jahre – in einer Einrichtung. Manche von ihnen begannen nach der Einweisung in die Klinik zu malen. Rudolf Arnheim, ein angesehener Experte für Kunstpsychologie, stellt dazu fest:

> Tausende von Patienten in den Einrichtungen griffen auf Brief-, Toiletten- oder Einwickelpapier, Brot oder Holz zurück, um den machtvollen Gefühlen des mentalen Aufruhrs, der durch ihre Angst, ihre Frustration, ihren Protest gegen die Einengung und ihre größenwahnsinnigen Visionen verursacht wurde, sichtbaren Ausdruck

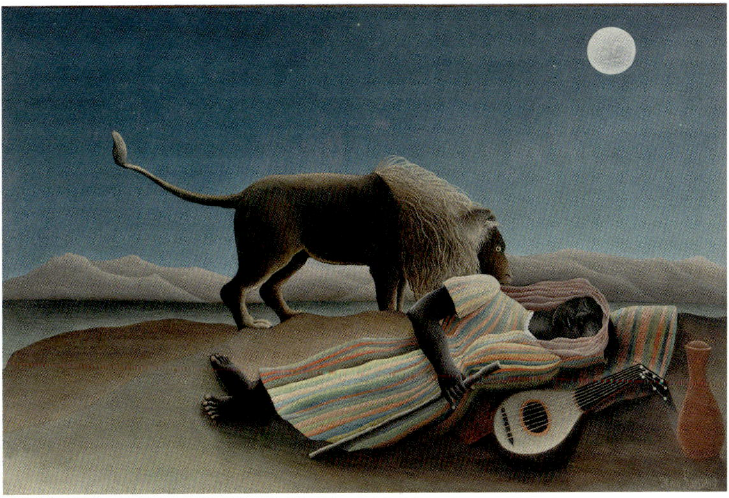

Abb. 6.3: Henri Rousseau, *Die schlafende Zigeunerin*, 1897

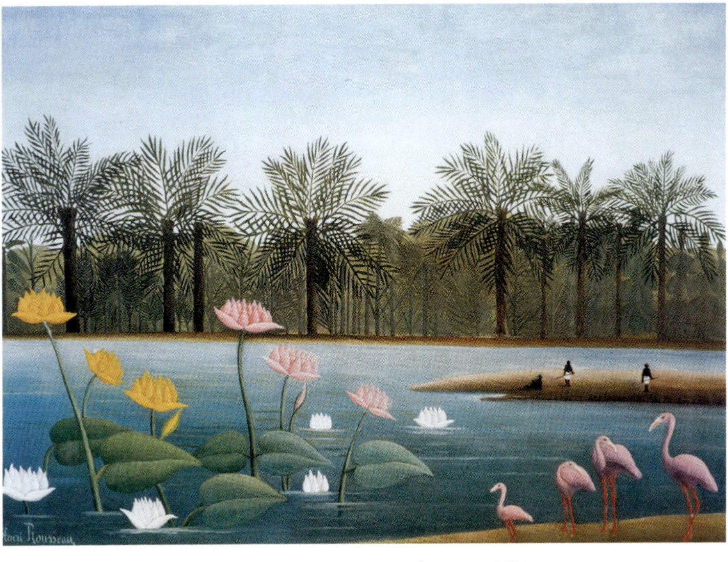

Abb. 6.4: Henri Rousseau, *Die Flamingos*, 1907

> zu verleihen. Aber von den Psychiatern spürte nur gelegentlich der eine oder andere prophetische Vorreiter, welche diagnostischen Möglichkeiten in diesen gespenstischen Bildern steckten, und spekulierte vielleicht über ihre mögliche verborgene Bedeutung für das Wesen der menschlichen Kreativität.[11]

Prinzhorn setzte mit seiner Wertschätzung für die Kreativität und den ästhetischen Wert der Kunstwerke seiner Patienten die Ansicht durch, dass viele Aspekte der »psychotischen Kunst«, wie sie damals genannt wurde, nicht nur Kuriositäten waren, sondern eine ernsthafte Würdigung verdienten. Thomas Röske, der derzeitige Leiter der Prinzhorn-Sammlung, weist ausdrücklich darauf hin, dass die Gemälde vielen Menschen, von denen man sonst nie etwas gehört hätte, eine Stimme verliehen – und häufig war es eine ganz eigenständige Stimme.[12]

Prinzhorns schizophrene Meister

Im Jahr 1922 veröffentlichte Prinzhorn sein höchst einflussreiches Buch *Bildnerei der Geisteskranken: Ein Beitrag zur Psychologie und Psychopathologie der Gestaltung*, das er mit Beispielen aus der Heidelberger Sammlung illustrierte.[13] Von den 500 in der Sammlung vertretenen Künstlern litten 70 Prozent an Schizophrenie; die restlichen 30 Prozent hatten eine bipolare Störung. In diesen Anteilen spiegelt sich ungefähr die Hospitalisierung von Menschen mit den genannten psychischen Erkrankungen wider. Prinzhorn konzentrierte sich insbesondere auf die Arbeiten von zehn Patienten, die er als »schizophrene Meister« bezeichnete. Er erläuterte die Krankengeschichte der einzelnen, jeweils durch ein Pseudonym geschützten Künstler, dann folgte eine Analyse der Werke und ihrer klinischen Folgerungen für die Diagnose und für den Krankheitsverlauf bei dem Künstler.

Nach Prinzhorns Beschreibung litten die Patienten an einer »völligen autistischen Vereinzelung… die Eigenart schizophrener Gestaltung«[14], und ihre Arbeiten sind nach seinen Feststellungen durch ein »beunruhigendes Fremdheitsgefühl« gekennzeichnet.[15] In ihren Kunstwerken spiegelte sich für Prinzhorn ein »ursprünglicher Gestaltungsdrang«[16] als Gegenkraft gegen das Gefühl der Isolation, das sie empfanden. Da die meisten dieser Künstler keine Ausbildung hatten, demonstrierte Prinzhorn mithilfe ihrer Werke auch überraschende Parallelen zu Arbeiten von Kindern und von Künstlern aus primitiven Gesellschaften. In allen Fällen spiegelte sich in den Kunstwerken demnach die ungeschulte künstlerische Kreativität wider, die in allen Menschen vorhanden ist. Für diese Künstler war ein leeres Stück Papier häufig eine passive Leere, die danach schrie, ausgefüllt zu werden. Deshalb neigten sie dazu, jeden Zentimeter

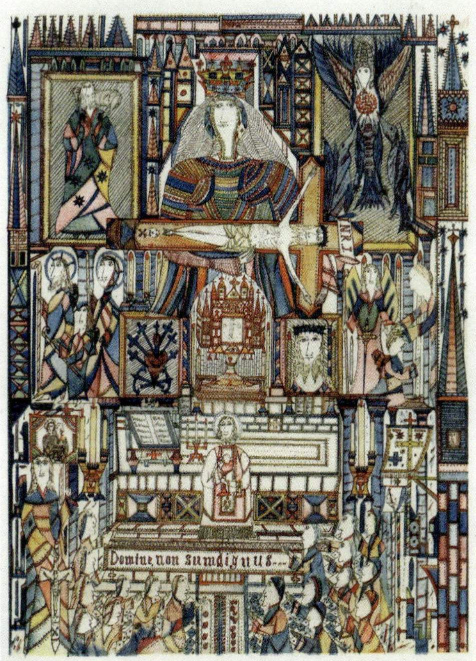

Fall 16. Abb. 113. Altar mit Priester und Madonna (Aquarell). 20×28

Abb. 6.5: Peter Moog, *Altar mit Priester und Madonna*

der Bildfläche auszufüllen. Dies erkennen wir in den Gemälden von Peter Moog (Abbildung 6.5), Viktor Orth (Abbildung 6.6) und August Natterer (Abbildung 6.7), drei von Prinzhorns schizophrenen Meistern.

Moog wurde 1871 geboren und wuchs in ärmlichen Verhältnissen auf. Sein Vater galt als geistesgestört, aber Moog selbst war freundlich, hochintelligent und mit einem guten Gedächtnis ausgestattet. Nachdem er die Schule abgeschlossen hatte, wurde er Kellner und führte von nun an ein lockeres Leben mit Wein, Weib und Gesang. In dieser Zeit zog er sich eine Gonorrhöe zu. Er heiratete im Jahr 1900, aber seine Frau starb 1907. Während einer Tätigkeit als Geschäftsführer eines großen Hotels fing er an, stark zu trinken, und 1908 erlebte er plötzlich die erste psychotische Episode. Wenige Wochen später wurde bei ihm Schizophrenie diagnostiziert, und man wies ihn in eine Irrenanstalt ein, wo er bis zu seinem Tod 1930 lebte. In Moogs Visionen, wie wir sie in *Altar mit Priester und Madonna* (Abbildung 6.5) erkennen, dominiert die religiöse Bilderwelt.[17]

Orth kam 1853 als Sohn einer alten Adelsfamilie zur Welt. Er entwickelte sich als Kind normal und wurde später Marinekadett, aber als er 25 war, suchte ihn die Paranoia heim, und von 1883 bis zu seinem Tod 1919 lebte er in einer Klinik. Zu verschiedenen Zeiten hielt er sich für den König von Sachsen, den König von Polen und den Herzog von Luxemburg. Im Jahr 1900 begann er zu malen. Über Orths Gemälde sagte Prinzhorn, vor seinem Eifer sei »keine leere Fläche sicher«. Wie Moog bemalte er jeden Zentimeter der Seite, aber anders als dieser schuf er keine Gemälde mit raffinierten Details. Bei Orths Bildern handelt es sich vielfach um Seestücke, und darin kommt ein Schiff mit drei Masten vor, das nach Prinzhorns Vermutung sein Ausbildungsschiff war. Eine abstrakte Version des Dreimasters auf dem Meer sehen wir in Abbildung 6.6. Die farbigen diagonalen Bereiche »deuten auf die gewählte Paraphrase eines Sonnenuntergangs auf See«, schrieb Prinzhorn.[18]

Ein anderer von Prinzhorns schizophrenen Meistern war August Neter, geboren 1868 in Deutschland als August Natterer. Er studierte Ingenieurwesen, heiratete und war ein erfolgreicher Elektriker, aber plötzlich entwickelten sich bei ihm Panikattacken, die von Wahnvorstellungen

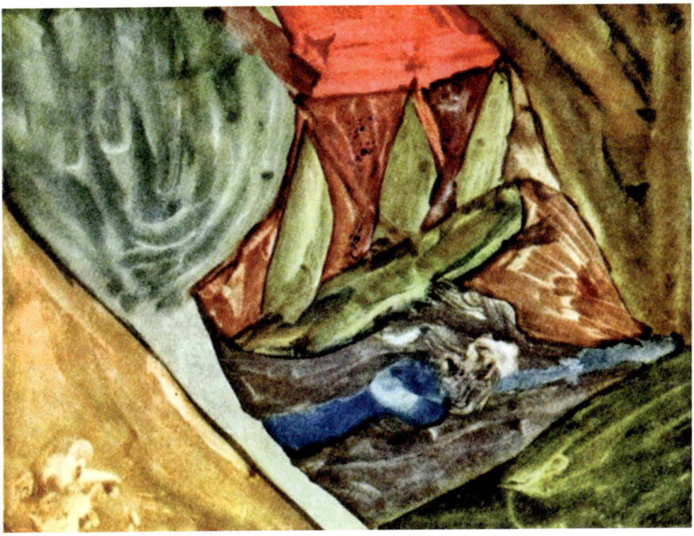

Abb. 6.6: Viktor Orth, *Dreimaster abends auf See*, Aquarell, 29 × 21 cm

begleitet waren. Am 1. April 1907 hatte er eine entscheidende Halluzination des Jüngsten Gerichts, in deren Verlauf nach seinen eigenen Aussagen innerhalb einer halben Stunde 10 000 Bilder aufblitzten. »Die Bilder sind Offenbarungen des Weltgerichts gewesen«, sagte Natterer. »Sie wurden mir zur Vollendung der Erlösung von Gott offenbart.«[19]

Natterer bemühte sich, die 10 000 Bilder seiner Halluzination vom Jüngsten Gericht in seinen Kunstwerken einzufangen. Die Bilder sind immer in einem klaren, objektiven Stil ausgeführt, der fast an eine technische Zeichnung erinnert, wie beispielsweise in *Weltachse mit Hase* (Abbildung 6.7). Natterer behauptete, dieses Gemälde habe den Ersten Weltkrieg vorhergesagt – er habe alles im Voraus gewusst. Nach Aussagen von Natterer repräsentiert der Hase in dem Gemälde »das zerbrechliche Glück. – Er hat auf der Walze angefangen zu laufen … Der Hase wurde dann in ein Zebra (oberer Teil gestreift) und dann in einen Esel (Eselskopf) aus Glas verwandelt. Dem Esel wurde eine Serviette umgehängt: er wurde rasiert.«[20]

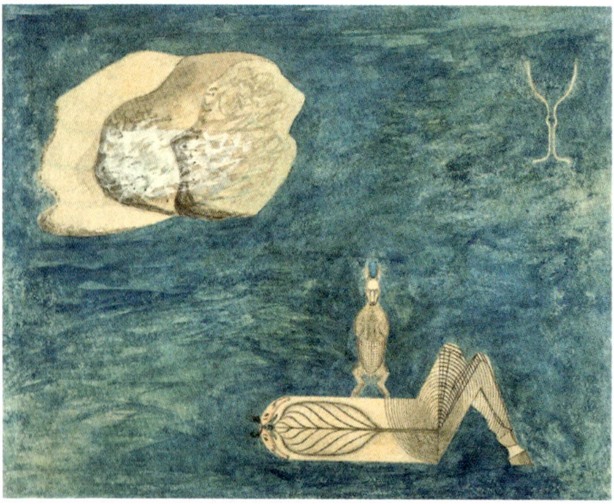

Abb. 6.7: August Natterer, *Weltachse mit Hase*

Einige Merkmale psychotischer Kunst

Die auf den vorangegangenen Seiten wiedergegebenen Bilder entspringen höchstwahrscheinlich den gleichen inneren kreativen Fähigkeiten wie jedes andere Kunstwerk, aber da die Künstler an Schizophrenie litten und nicht durch künstlerische oder gesellschaftliche Konventionen eingeschränkt waren, hielten zeitgenössische Kritiker die Werke für einen reineren Ausdruck ihrer unbewussten Konflikte und Wünsche. Das ist der Grund, warum die meisten Menschen so eindringlich emotional auf diese Kunst reagieren. Es ist auch der Grund, warum die Werke uns selbst mit unserer modernen Aufnahmefähigkeit als erstaunlich originell erscheinen. Die Veröffentlichung der Werke Anfang der 1920er-Jahre war sogar ein Anlass, den Begriff des »Originellen« in der abendländischen Kunst neu zu überdenken. Vieles, was wir für Kunst halten, ist nach Röskes Ansicht ideologisch aufgeladen: »Wir erwarten von der Kunst bestimmte Dinge.« Und weiter sagt er: »Die Prinzhorn-Sammlung zeigt uns vom Leben des Einzelnen und vom Leben in der Gesellschaft mehr Aspekte als herkömmliche Kunst es kann.«[21]

Was unterscheidet die Kunst, die Prinzhorn sammelte, von der anderer Künstler, ob ausgebildet oder nicht? Schizophrenie führt, wie wir wissen, zu ungeordnetem Denken, mit dem der Mensch sich von der Realität entfernt. Diese Störung im Verhältnis zwischen einem Menschen und seinem sozialen Umfeld kann zu auffälligen Verzerrungen der Sichtweise führen, Verzerrungen, die häufig auch die Funktion der künstlerischen Form verändern. Deshalb ist die Nebeneinanderstellung unzusammenhängender Elemente ein häufiges Merkmal schizophrener Kunst. Ein weiteres ist die Darstellung von Wahnvorstellungen und halluzinierten Bildern. Wieder andere sind zweideutige Bilder oder die Neuzusammenstellung zerlegter Körperteile. Das Werk jedes Künstlers ist durch wiederkehrende Motive gekennzeichnet, die aus dem unbewussten Geist des Urhebers entspringen. Wie Kraepelin es prophezeit hatte, haben die Werke also tatsächlich charakteristische Themen, die für ihre Schöpfer spezifisch sind.

Der Einfluss der psychotischen Werke auf die moderne Kunst

Die Kunstrichtungen Dadaismus und Surrealismus waren im Wesentlichen eine Antwort auf das Blutbad des Ersten Weltkrieges. Die Auswirkungen dieses Krieges auf die Psyche kann man gar nicht hoch genug einschätzen. Bei Kriegsbeginn machten viele junge Leute begeistert mit, weil sie glaubten, der Konflikt werde zu einer Verjüngung der Gesellschaft führen. Aber schon nach einem Jahr blieb vielen Menschen nur noch ein Gefühl der völligen, sinnlosen Zerstörung. Der Krieg stellte den Glauben an den unausweichlichen gesellschaftlichen Fortschritt infrage, und was noch wichtiger war: Er traf das abendländisch-rationale Selbstverständnis mitten ins Herz. Aus dem Versagen der Vernunft erwuchs der Gedanke, Irrationalität könne eine lebensbejahende Alternative sein.

Inmitten des Kriegschaos entstand 1916 in Zürich die Dada-Bewegung. Der Surrealismus wurde kurz danach in Paris geboren, wo sich die meisten Anhänger des Dadaismus nach dem Krieg niedergelassen hatten. Er war zwar anfangs eine literarische Bewegung, aber schon bald stellte sich heraus, dass sich Methoden und Orientierung des Surrealismus besser für die bildende Kunst eigneten. Wie die Dadaisten, so stellten sich auch die Surrealisten gegen die Tradition der akademischen Kunst und der Werte, die sie verkörperte. Stattdessen suchten sie nach einer neuen Philosophie, die kreativer und positiver war als das Chaos des Dadaismus. Eine solche Philosophie fanden sie in den Arbeiten von Freud, Prinzhorn und ähnlichen Denkern.

Freud hatte die Bedeutung des unbewussten Denkens dokumentiert, das nicht rational ist und nicht von einem Gefühl für Zeit, Raum oder Logik gelenkt wird. Außerdem hatte er auf Träume als Königsweg zum Unbewussten aufmerksam gemacht. Die Surrealisten bemühten sich darum, die Logik aus ihren Werken zu verbannen, und griffen zur Anregung auf Träume und Mythen zurück, um so die Macht der Fantasie freizusetzen. Außerdem waren sie wie Cézanne und nach ihm die Kubisten bemüht, die Kunst von ihrer historischen, darstellenden Entwicklung in eine neue Richtung zu lenken.

Max Ernst, anfangs ein führender Kopf des Dadaismus und später ein wichtiger Vertreter der surrealistischen Kunst, kaufte ein Exemplar von Prinzhorns Buch und nahm es mit nach Paris, wo es zur »Bilderbibel« der Surrealisten wurde. Die meisten Mitglieder der Pariser Surrealistengruppe konnten Prinzhorns auf Deutsch verfasstes Buch zwar nicht lesen, aber die Bilder sprachen für sich und machten deutlich, was man außerhalb der konventionellen bürgerlichen Einstellungen und Hemmungen erreichen kann.

Die völlige Naivität der psychotischen Künstler wurde für die Surrealisten zu einer machtvollen Anregung. Sie machten sich daran, die verborgenen Tiefen des unbewussten Geistes zu erkunden und so die Kreativität von den Beschränkungen des rationalen Denkens zu befreien. Sie ermutigten sich gegenseitig, ihre eigenen erotischen und aggressiven Triebe auszuloten und auszudrücken. Entsprechend griff jeder surrealistische Künstler auf zentrale Motive zurück, die genau wie bei den psychotischen Künstlern aus den jeweiligen persönlichen, unbewussten mentalen Abläufen erwuchsen.

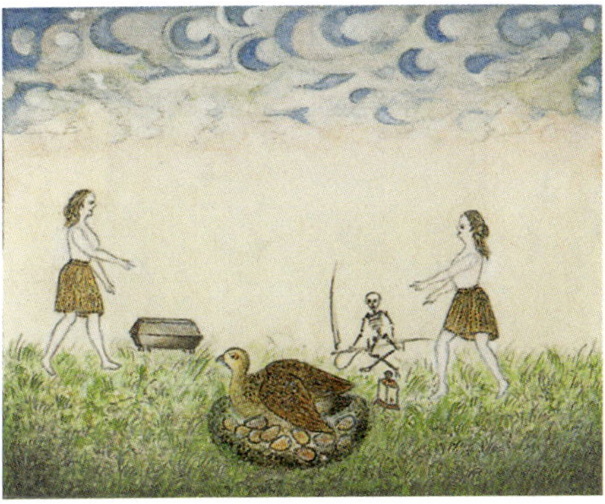

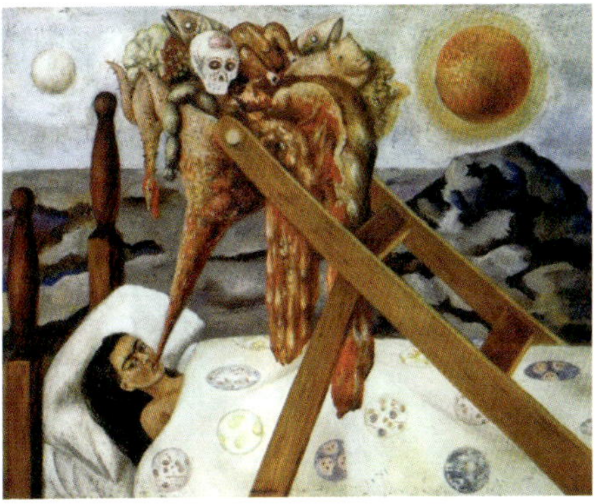

Abb. 6.8: Heinrich Hermann Mebes, *Das brütende Rebhuhn oder die herrschende Sünde* (oben); Frida Kahlo, *Ohne Hoffnung*, 1945 (unten)

Im Jahr 2009 stellte Röske in Heidelberg eine Ausstellung zusammen, in der er systematisch surrealistische Kunst mit psychotischen Werken aus der Prinzhorn-Sammlung verglich. Die Werkschau mit dem Titel »Surrealismus und Wahnsinn« konzentrierte sich auf vier Prozesse oder Techniken, mit denen die Surrealisten das Unbewusste anzapfen und so die psychotischen Künstler nachahmen wollten.

Der erste und wichtigste Prozess war das *automatische Zeichnen*. Der Automatismus als Methode, um ins Unbewusste vorzudringen, wurde

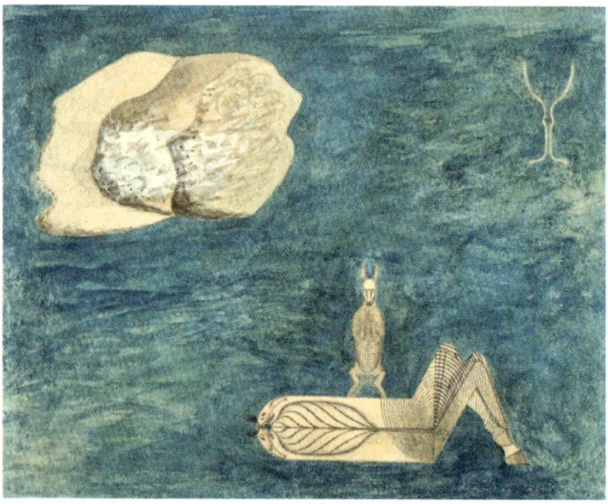

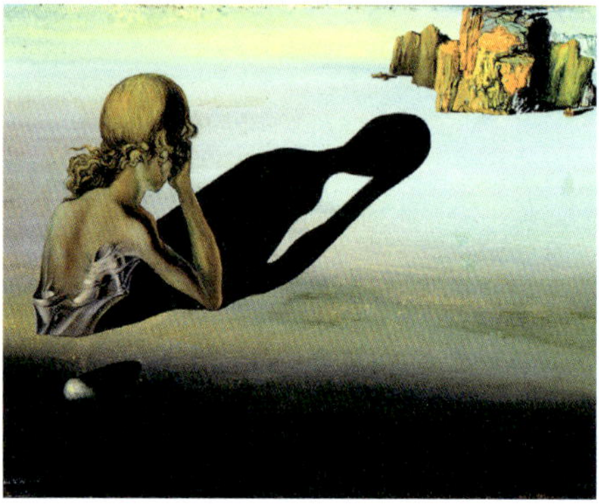

Abb. 6.9: August Natterer, *Weltachse mit Hase,* 1919 (oben); Salvador Dalí, *Reue, oder Sphinx, eingebettet in Sand*, 1931 (unten)

im 19. Jahrhundert von Psychiatern eingeführt. Ein Pionier des automatischen Zeichnens war André Masson. Als Zweites kam die *Kombination unzusammenhängender Elemente* hinzu. Je entfernter die Beziehung zwischen den Elementen war, desto wahrhaftiger und eindringlicher wurde das Bild. Ernst führte die Methode in seinen dadaistischen Collagen zu einer erstaunlich hohen Virtuosität. Röske verglich ein Bild von Heinrich Hermann Mebes aus der Prinzhorn-Sammlung mit einem Werk von Frida Kahlo (Abbildung 6.8).

Der dritte Prozess, *paranoisch-kritische Methode* genannt, wurde von Salvador Dalí entwickelt. Dalí führt die visuelle Doppelbedeutung seiner Bilder, die eigentlich Bilderrätsel sind, auf die durch Paranoia entstehenden Wahrnehmungsveränderungen zurück. Ähnliche Zweideutigkeiten findet man auch in Bildern aus der Prinzhorn-Sammlung. In der Ausstellung hängte Röske ein Werk von Dalí neben Natterers *Weltachse mit Hase* (Abbildung 6.9).

Die vierte Methode war die *Figurenverschmelzung*: Abgetrennte Körperteile werden neu angeordnet und verbunden, was häufig schockierende Wirkungen hat. Diese Methode wandte der Surrealist Hans Bellmer in seinen Zeichnungen an.

Die Surrealisten verfolgten das Ziel, auf ihren eigenen unbewussten Geist zuzugreifen und so eine Bildkunst zu erschaffen, die in der Kunst der psychotischen Patienten bereits existiert hatte. Die psychotischen Künstler hatten dies von sich aus und völlig unbewusst getan, aber die Surrealisten hatten, wie Röskes Ausstellung zeigt, mit ihren bewussten Bemühungen ebenfalls Erfolg. Beide Künstlergruppen erwecken in uns das von Prinzhorn beschriebene »beunruhigende Fremdheitsgefühl«. Und während die psychotischen Künstler keine Ausbildung genossen hatten, gaben die Surrealisten sich große Mühe zu verlernen, was sie gelernt hatten. Picasso behauptete, er habe erst wie Raffael gemalt, und dann habe er sein ganzes Leben dafür gebraucht, um zu lernen, wie ein Kind zu zeichnen.[22]

Was wir aus anderen psychischen Störungen über Kreativität lernen können

Der Gedanke, dass Kreativität aus Wahnsinn entsteht, wurde jahrhundertelang dadurch genährt, dass Stimmungsstörungen bei Schriftstellern und Künstlern ungewöhnlich häufig vorkommen. Bei Menschen aus dem autistischen Formenkreis beobachtete man eine andere Art von Genialität: die Inselbegabung. Und selbst neurologische Störungen wie

Alzheimer-Krankheit und frontotemporale Demenz können kreative Fähigkeiten offenbaren.

In seinem Buch *Touched with Fire: Manic-Depressive Illness and the Artistic Temperament* gibt Kay Redfield Jamison einen Überblick über die umfangreichen Forschungsergebnisse, die darauf schließen lassen, dass der Anteil manisch-depressiver oder bipolarer Störungen bei Schriftstellern und Künstlern wesentlich höher ist als in der allgemeinen Bevölkerung.[23] Vincent van Gogh und Edvard Munch beispielsweise, zwei Begründer des Expressionismus, waren manisch-depressiv, ebenso der romantische Dichter Lord Byron und die Romanautorin Virginia Woolf. Die Psychiaterin Nancy Andreasen von der University of Utah untersuchte die Kreativität bei heute lebenden Schriftstellern und stellte fest, dass sie viermal häufiger an bipolaren Störungen und dreimal häufiger an Depressionen leiden als Menschen, die nicht kreativ sind.[24]

Jamison weist darauf hin, dass bei Menschen mit bipolaren Störungen während der meisten Zeit keine Symptome auftreten; nur wenn der Wechsel von der Depression zur Manie stattfindet, erleben sie ein überschwängliches Gefühl der Energie und eine Fähigkeit zum Formulieren von Gedanken, was ihre künstlerische Kreativität dramatisch verstärkt. Das Spannungsverhältnis und der Übergang zwischen den verschiedenen Stimmungszuständen sowie die Hartnäckigkeit und die Disziplin, auf die Menschen mit bipolarer Störung während gesunder Phasen zurückgreifen können, sind dabei von entscheidender Bedeutung. Manche Autoren vertreten die Ansicht, dass gerade diese Spannungen und Übergänge den Künstlern und Künstlerinnen mit bipolarer Störung letztlich ihre schöpferische Kraft verleihen.[25]

Ruth Richards von der Harvard University trieb die Analyse noch einen Schritt weiter.[26] Sie überprüfte die Idee, dass eine genetisch bedingte Anfälligkeit für bipolare Störungen mit kreativen Neigungen einhergehen könnte. Sie untersuchte nahe Verwandte ihrer Patienten, und zwar solche, die nicht an einer bipolaren Störung litten; dabei stellte sie fest, dass der Zusammenhang tatsächlich vorhanden ist. Richards vermutet deshalb, dass Gene, die ein größeres Risiko für eine bipolare Störung mit sich bringen, auch mit größerer Wahrscheinlichkeit Kreativität verleihen. Damit ist nicht gesagt, dass die bipolare Störung eine Neigung zur Kreativität schafft, aber Menschen, welche die mit einer bipolaren Störung assoziierten Gene tragen, besitzen auch den verstärkten Überschwang, die Begeisterung und die Energie, die in der Kreativität ihren Ausdruck finden und zu ihr beitragen. Die Studien machen noch einmal deutlich, welch wichtigen Beitrag genetische Faktoren zur Kreativität leisten.

Kreativität bei Menschen mit Autismus

Menschen mit Störungen aus dem autistischen Formenkreis gehen kreative Problemlösung anders an als neurotypische Personen. In einer Studie an neurotypischen Personen und solchen aus dem autistischen Formenkreis stellten Martin Doherty von der University of East Anglia in England und seine Kollegen fest, dass Menschen mit vielen autistischen Merkmalen zwar weniger Ideen hervorbringen, diese jedoch origineller sind. Nach seiner Vermutung gehen solche Menschen häufiger unmittelbar zu weniger konventionellen Ideen über, weil sie weniger auf Assoziationen oder Erinnerungen zurückgreifen, die ihr kreatives Denken einschränken würden.[27]

In einer Studie sollten die Versuchspersonen möglichst viele potenzielle Verwendungsmöglichkeiten für eine Büroklammer benennen. Die meisten Teilnehmer erklärten, man könne die Büroklammer als Haken, als Nadel oder zum Säubern kleiner Zwischenräume verwenden. Zu den weniger häufigen Antworten gehörten die Verwendung als Ballast für ein Papierflugzeug, als Draht zum Durchschneiden von Blumen oder als Spielmarke. Die Personen, die eher ungewöhnliche Antworten gaben, wiesen auch eine höhere Zahl autistischer Merkmale auf. Ähnlich waren die Ergebnisse, wenn den Teilnehmern abstrakte Zeichnungen vorgelegt wurden, zu deren Erklärung sie möglichst viele Ideen äußern sollten: Auch hier gaben die Versuchspersonen mit der größten Zahl autistischer Merkmale in der Regel weniger Interpretationen, die aber ungewöhnlicher waren.

Manche Menschen aus dem autistischen Formenkreis verfügen über bemerkenswerte Stärken, und einige sind geradezu Wunderkinder in Musik, Rechnen, Zeichnen und Ähnlichem. Viele solche autistischen Inselbegabten wurden berühmt. Einer von ihnen ist Stephen Wiltshire, den Sir Hugh Casson, der Präsident der Royal Academy of Arts, für den vielleicht besten jugendlichen Künstler Großbritanniens hielt. Wenn Stephen ein Gebäude einige Minuten lang angesehen hatte, konnte er es schnell, zuverlässig und präzise zeichnen. Dabei machte er sich keine Notizen, sondern er zeichnete ausschließlich aus dem Gedächtnis und ließ kaum einmal ein Detail aus. Casson schrieb: »Stephen Wiltshire zeichnet genau, was er sieht – nicht mehr und nicht weniger.«[28]

Der angesehene Neurologe und Autor Oliver Sacks fand es faszinierend, dass Stephen trotz seiner gewaltigen emotionalen und intellektuellen Defizite künstlerisch so begabt sein konnte. Das veranlasste ihn zu der Frage: »War Kunst nicht letztlich der Ausdruck einer persönlichen Sichtweise, eines Ichs? Kann man Künstler sein, ohne ein ›Ich‹ zu besitzen?«[29] Vermutlich muss jeder, der ein Ichgefühl hat, auch ein Gefühl der Empathie für andere besitzen. Sacks arbeitete mehrere Jahre mit Wiltshire, und in dieser Zeit wurde immer deutlicher, dass der junge Mann über eine außergewöhnliche Wahrnehmungsfähigkeit verfügte, aber nie starke Empathie entwickelte. Es war, als wären die beiden Bestandteile der Kunst – Wahrnehmung und Mitgefühl – in seinem Gehirn getrennt.

Eine andere außergewöhnliche künstlerische Inselbegabung war Nadia: Sie zeichnete mit zweieinhalb Jahren die ersten Pferde und dann verschiedene andere Gegenstände so, dass Psychologen es schlicht für unmöglich hielten. Mit fünf Jahren fertigte sie Zeichnungen von Pferden an, die mit denen professioneller Zeichner vergleichbar waren. Nadia besaß ein Gespür für Perspektive, das sich auch bei begabten jungen Künstlern sonst erst nach dem zehnten Lebensjahr entwickelt: Schon früh beherrschte sie die räumliche Darstellung, konnte Äußeres und Schatten wiedergeben.[30]

Wie sich diese Kreativität bei autistischen Menschen erklären lässt, wissen wir nicht; ein Übersichtsartikel von Francesca Happé und Uta Frith, in der zahlreiche Studien ausgewertet werden, legt aber die Vermutung nahe, dass eine überlegene sensorische Aufmerksamkeit, die Konzentration auf Details, ein gutes visuelles Gedächtnis und Mustererkennung sowie ein verbissener Übungseifer beteiligt sein dürften. Fast 30 Prozent aller Menschen aus dem autistischen Formenkreis zeigen besondere Fähigkeiten in Musik, Gedächtnisleistung, Arithmetik und Kalenderberechnungen, Zeichnen oder Sprache. Bei einigen Personen entwickelten sich auch mehrere Talente. Stephen Wiltshire verfügt zum Beispiel neben seinem Zeichentalent auch über das absolute Gehör und eine musikalische Begabung. Solche Befunde lassen vermuten, dass sich die biologischen Grundlagen für die Begabung zu numerischen oder kalendarischen Berechnungen beispielsweise nicht nennenswert von den Grundlagen eines künstlerischen oder musikalischen Talents unterscheiden – eine Schlussfolgerung, die auch auf neurotypische Menschen zutreffen könnte.[31]

Darold Treffert von der University of Wisconsin studiert Inselbegabungen und erklärt: »Die ernsthafte Erforschung von Inselbegabungen, einschließlich autistischer Inselbegabter, kann unser Wissen über Gehirnfunktionen und das Potenzial des Menschen weiter voranbringen als je zuvor – und uns helfen, beides zu maximieren.«[32] Nach Ansicht von Allan Snyder, Direktor des Centre for the Mind an der Universität im australischen Sydney, ist die Kontrolle der linken Gehirnhälfte über das kreative Potenzial der rechten bei Menschen mit Autismus abgeschwächt.[33]

Kreativität bei Menschen mit Alzheimer

Viele Menschen mit der Alzheimer-Krankheit greifen zur Kunst, um mit ihren Angehörigen zu kommunizieren. Kunst wird damit nicht nur zu einem Mittel des kreativen Ausdrucks, sondern auch zu einer Sprache, derer sie sich bedienen können, wenn ihnen andere Kommunikationswege verschlossen bleiben.

Auch das Umgekehrte ist richtig: Künstler, bei denen die Alzheimer-Krankheit ausbricht, können weiterhin interessante Werke malen. Sehr deutlich wurde dieses Phänomen in der Person von Willem de Kooning, einem der Begründer des Abstrakten Expressionismus und der New Yorker Schule. Im Jahr 1989 wurden bei de Kooning im Rahmen einer Untersuchung Alzheimer-artige Symptome gefunden. Er litt an schwerem Gedächtnisverlust und verlor häufig die Orientierung, aber wenn er sein Atelier betrat, war er wieder konzentriert und engagiert. Mit der Einfachheit, Luftigkeit und dem lyrischen Stil seiner späten Gemälde wich er dramatisch von seinen früheren Werken ab, was sein Lebenswerk bereicherte.[34] Mehrere Kunsthistoriker haben die Ansicht vertreten, man solle sich darüber nicht wundern, weil die Kreativität in vielen Fällen und insbesondere bei abstrakten Expressionisten wie de Kooning mehr der Intuition als dem Intellekt entspringt.

Kreativität bei Menschen mit frontotemporaler Demenz

Wenn die frontotemporale Demenz auf der linken Seite des Gehirns beginnt, ist in der Regel die Sprachfähigkeit betroffen, und die Folge ist Aphasie. Wie Bruce Miller von der University of California in San Francisco 1996 feststellte, begannen einige seiner Demenzpatienten, die an fortschreitenden Sprachstörungen litten, künstlerische Kreativität zu entfalten. Wenn sie zuvor schon gemalt hatten, verwendeten sie jetzt kräftigere Farben, und einige Personen, die zuvor nie gemalt hatten, fingen nun damit an. Insbesondere erlebten einige von Millers Patienten, bei denen die vordere linke Gehirnregion geschädigt war, eine verstärkte Aktivität in den rechten hinteren Regionen, die nach heutiger Kenntnis an künstlerisch-schöpferischen Tätigkeiten beteiligt sind.[35]

Dieser plötzliche Kreativitätsschub spricht für John Hughlings Jacksons Überzeugung, dass linke und rechte Gehirnhälfte unterschiedliche Funktionen erfüllen und sich gegenseitig hemmen. Mit einer solchen Unterscheidung wird zwar das Wesen komplizierter Prozesse wie der

Kreativität (die mit ziemlicher Sicherheit zahlreiche Ursachen haben) übermäßig vereinfacht, doch bildgebende Verfahren haben inzwischen ausreichend Belege für die Schlussfolgerung geliefert, dass manche Aspekte der künstlerischen und musikalischen Kreativität tatsächlich der rechten Gehirnhälfte entspringen.

Wie die Alzheimer-Krankheit, so kann auch die frontotemporale Demenz nicht nur im Verhalten, sondern auch im Malstil eines Künstlers zu dramatischen Veränderungen führen. In seinem Artikel »Die rätselhafte Wandlung des Chuck Close« stellt der Autor Wil S. Hylton fest, dass der angesehene Maler mit 76 Jahren seinen charakteristischen Porträtstil – und eigentlich sein ganzes Leben – auf den Kopf gestellt hat. Hylton schreibt:

> Im Laufe des letzten Jahres habe ich immer wieder bei Close in verschiedenen Häusern und Wohnungen die Ostküste hinauf und hinunter Station gemacht, weil ich mir eine Vorstellung von den Veränderungen in seinem Leben und ihrem Zusammenhang mit seiner Arbeit machen wollte. Bei meinem letzten Besuch in seinem Strandhaus … sah er gebräunt und ausgeruht aus … Er hatte den ganzen Vormittag in dem Atelier hinter uns an einem großen Selbstporträt gearbeitet, von dem ich wusste, dass er deswegen sehr aufgeregt war … Es war eine radikale Abkehr von seiner Kunst der letzten 20 Jahre. Die Striche und Wirbel, die er normalerweise in jedes Quadrat des Gitters gemalt hatte, waren verschwunden. Stattdessen hatte er jede Zelle mit nur einer oder zwei beherrschenden Farben gefüllt, sodass ein schwerfälliger Digitaleffekt wie in der Grafik eines Commodore 64 entstand. Die Farben selbst waren hart und grell, grelles Rosa und leuchtendes Blau, während das Gesicht in dem Porträt – sein Gesicht – genau in der Mitte gespalten war, wobei die eine Seite der Leinwand in ganz anderen Schattierungen bemalt war als die andere.[36]

Als Close ins Zimmer kam und mit Hylton über das Gemälde zu plaudern begann, verlor er häufig den Faden. Nachdem das ungefähr ein

Dutzend Mal geschehen war, schlug Hylton vor, eine Pause zu machen, und sie verabredeten sich für den nächsten Tag erneut. Als Hylton an die Begegnung mit Close und seinem neuen Malstil dachte, fiel ihm ein, was der Kritiker William Hazlitt im 19. Jahrhundert über betagte Künstler gesagt hatte: »Man hat das Gefühl, dass sie nicht ganz und gar sterblich sind, dass es an ihnen einen unvergänglichen Teil gibt« – Theodor Adorno hatte vom »Spätstil« gesprochen.[37]

Als Close am nächsten Tag wieder mit Hylton sprach, erwähnte er, dass man bei ihm ein Jahr zuvor fälschlich die Alzheimer-Krankheit diagnostiziert hätte. Nachdem er einige Wochen lang in panischer Angst gelebt hatte, erfuhr er, dass die Diagnose falsch war und dass er stattdessen eine andere Krankheit hatte.[38] Seither hat er in Gesprächen mit anderen mehrfach erklärt, er habe frontotemporale Demenz, und das sei die Erklärung für sein verändertes Verhalten und seinen großartigen neuen Stil.

Kreativität als untrennbarer Bestandteil der menschlichen Natur

Die Vorstellung, Kreativität stehe im Zusammenhang mit Wahnsinn, ist ein romantischer Fehlschluss. Kreativität entstammt keiner Geisteskrankheit, sondern sie gehört untrennbar zum Wesen des Menschen. Rudolf Arnheim betont: »Nach der derzeitigen psychiatrischen Ansicht bringt eine Psychose kein künstlerisches Genie hervor, sondern sie setzt im besten Fall Kräfte der Fantasie frei, die unter normalen Umständen aufgrund hemmender gesellschaftlicher und erziehungsbedingter Konventionen vielleicht unter Verschluss bleiben würden.«[39]

Eine etwas andere Sichtweise in der Frage von Kreativität und psychischer Störung vertritt Andreasen. In ihrem Essay »Secrets of the Creative Brain« (»Geheimnisse des kreativen Gehirns«) stellt sie die Frage: »Warum gehören so viele der kreativsten Köpfen der Welt auch zu denen, die am stärksten von solchen Störungen betroffen sind?«[40]

Zunächst einmal stützen Andreasens Studien und viele andere Untersuchungen die Vorstellung, dass es keinen Zusammenhang zwischen Kreativität und Intelligenz gibt. Viele Menschen mit hohem IQ sind nicht kreativ und umgekehrt. Die meisten kreativen Menschen sind klug, aber sie müssen, wie Andreasen es formuliert, nicht unbedingt »so klug« sein.

Andererseits stellte Andreasen aber fest, dass viele von ihr untersuchte kreative Schriftsteller irgendwann in ihrem Leben einmal an einer affektiven Störung gelitten hatten, während der Anteil bei den Kontrollpersonen in ihrer Studie, die nicht so kreativ waren wie die Autoren, aber einen ähnlichen IQ hatten, nur bei 30 Prozent lag. Etwas Ähnliches fanden auch Jamison und der Psychiater Joseph Schildkraut: 40 bis 50 Prozent der von ihnen untersuchten kreativen Autoren und Künstler litten an einer affektiven Störung, nämlich entweder an einer Depression oder an einer bipolaren Störung.[41]

Weiterhin konnte Andreasen beobachten, dass außergewöhnlich kreative Menschen häufiger als die Kontrollpersonen mindestens einen Verwandten ersten Grades mit Schizophrenie hatten. Dieser Befund legte für sie den Verdacht nahe, dass manche besonders kreativen Menschen ihre Begabung einer subklinischen Form der Schizophrenie verdanken, die »ihre assoziativen Bindungen so weit lockert, dass die Kreativität gestärkt wird, aber nicht weit genug, um sie psychisch krank zu machen.«[42]

An das Ende ihres Essays über Kreativität stellte Andreasen ein Zitat aus *A Beautiful Mind* (*Genie und Wahnsinn*) von Sylvia Nasar, einer Biografie über den Mathematiker John Nash, der den Wirtschaftsnobelpreis erhielt und an Schizophrenie litt:

> Nasar schildert, wie Nash während seines Aufenthaltes im McLean Hospital Besuch von einem Mathematikerkollegen bekam. »Wie können Sie, ein Mathematiker, ein Mann, der dem logischen Denken und der Vernunft verpflichtet ist«, fragte der Kollege, »glauben, dass Außerirdische Ihnen Nachrichten schicken? Wie können Sie glauben, Sie wären von Außerirdischen dazu auserwählt worden, die Welt zu retten?« Worauf Nash erwiderte: »Weil mir die Gedan-

ken über übernatürliche Wesen auf dem gleichen Weg gekommen sind wie meine mathematischen Ideen. Deshalb habe ich sie ernst genommen.«[43]

In einer großen Studie, die kürzlich im Fachblatt *Nature Neuroscience* veröffentlicht wurde, fanden der Wissenschaftler Robert Power und seine Kollegen in Zusammenarbeit mit dem isländischen Unternehmen deCODE Genetics heraus, dass genetische Faktoren, die das Risiko für bipolare Störung und Schizophrenie steigen lassen, bei Menschen in kreativen Berufen häufiger vorkommen.[44] Maler, Musiker, Schriftsteller und Tänzer tragen diese Genvarianten mit einer um 25 Prozent höheren Wahrscheinlichkeit als Menschen, deren Berufe als weniger kreativ eingestuft werden: Bauern, Handwerker und Verkäufer. Dazu sagt Kári Stefánsson, Gründer und Vorstandsvorsitzender von deCODE, der unter den Koautoren der Studie war: »Wenn man kreativ sein will, muss man anders denken. Und wenn man anders ist, besteht die Gefahr, als seltsam, verrückt oder sogar geistesgestört etikettiert zu werden.«[45]

Wenn wir psychotische Zustände im Vergleich zum normalen Verhalten als etwas völlig Fremdes betrachten, erkennen wir nicht, dass es sich bei solchen Zuständen häufig um dramatische Ausdrucksformen von Charakteren oder Temperamenten handelt, die auch in der allgemeinen Bevölkerung vorkommen – und die sich im Geist kreativer Denker, Wissenschaftler und Künstler in stärkerem Maße finden. So betrachtet, könnten Menschen mit Störungen und Erkrankungen des Gehirns durchaus leichteren Zugang zu bestimmten Aspekten ihres Unbewussten haben als Menschen ohne solche Störungen. Besonders entscheidend ist dieser Unterschied im Hinblick auf die Kreativität. Und was ebenso wichtig ist: Der aufgrund einer psychischen Störung erleichterte Zugang zur Kreativität im Unbewussten lässt sich, wie die surrealistischen Künstler zu zeigen versuchten, auch nachahmen.

Wie geht es weiter?

Auch wenn wir die Vorstellung, Kreativität werde von Musen oder Wahnsinn angeregt, verwerfen und anerkennen, dass sie ihre Grundlagen im Gehirn hat, bleiben noch Fragen. Kreativität scheint uns außerhalb des Gewöhnlichen zu stehen. Jeder hat eine Fantasie, und wir machen kreativen Gebrauch davon, um auf neue Ideen zu kommen. Und doch ist nicht zu leugnen, dass Menschen, die bemerkenswerte neue Dinge schaffen können, irgendwie anders sind. Innerer Antrieb und harte Arbeit sind zwar unentbehrlich, sie reichen aber nicht aus, um zu erklären, warum manche Menschen außergewöhnlich kreativ sind.

Psychische Krankheiten wie Schizophrenie und bipolare Störung haben deutlich gemacht, welche zentrale Rolle unbewusste geistige Prozesse für die Kreativität spielen. Studien an Menschen mit Autismus werfen neues Licht auf das Wesen von Talent und kreativer Problemlösung. Alzheimer-Krankheit und frontotemporale Demenz zeigen die Plastizität unseres Gehirns. Manchmal schädigen solche Krankheiten die linke Seite des Gehirns, sodass die kreativere rechte Seite befreit wird, und das führt zu einer bisher unbekannten oder einer radikal anderen Kreativität.

Aus der Biologie haben wir bisher gelernt, dass Kreativität zumindest teilweise dadurch entsteht, dass Hemmungen gelockert werden und im Gehirn unbewusst neue Assoziationen zustande kommen. Die Folge ist eine neue Sicht der Welt, die nach Andreasens Feststellungen häufig starke Gefühle von Freude und Erregung hervorruft.[46] Auf unser Unbewusstes greifen wir bei allen kreativen Tätigkeiten zurück, ob wir ein Problem lösen, einen neuen Zusammenhang zwischen zwei wissenschaftlichen Befunden erkennen, ein Porträt malen oder ein Porträt betrachten.

Das Unbewusste! Wir bedienen uns seiner bei allen unseren Handlungen, Wahrnehmungen, Gedanken, Erinnerungen, Gefühlen und Entscheidungen, in Krankheit und Gesundheit. Mit dem Bewusstsein verhält es sich nicht anders. Das Bewusstsein ist das letzte große Rätsel des menschlichen Gehirns, und auch an ihm sind, wie wir in Kapitel 11 noch genauer erfahren werden, unbewusste Prozesse beteiligt.

Kapitel 7

Bewegung: Parkinson- und Huntington-Krankheit

Bewegung fühlt sich für die meisten Menschen vollkommen intuitiv an. Deshalb machen wir uns unter Umständen nicht klar, wie kompliziert die Vorgänge dahinter sind. Bevor wir uns bewegen können, muss unser Gehirn Befehle an den Körper senden und die Muskeln anweisen, sich zusammenzuziehen oder zu entspannen. Solche Kommandos werden vom motorischen System gesteuert, einer fein aufeinander abgestimmten Gruppe neuronaler Schaltkreise und Leitungsbahnen, die in der Großhirnrinde entspringen, durch das Rückenmark abwärts laufen und sich in alle Winkel unseres Körpers verzweigen.

Wenn im motorischen System etwas schiefgeht, macht sich das durch ungewöhnliche Verhaltensweisen oder Bewegungen bemerkbar, oder auch durch einen Verlust der Kontrolle über die Bewegungen. Auch im Gehirn ist es eindeutig zu erkennen; deshalb haben die Neurologen sich so eifrig auf die Anatomie konzentriert – man wollte neurologische Störungen auf die spezifischen neuronalen Schaltkreise im Gehirn zurückführen, die dafür verantwortlich sind.

Solche Untersuchungen an neurologischen Störungen haben viel zu unseren Kenntnissen über die normale Gehirnfunktion beigetragen. Bis in die 1950er-Jahre wurde die klinische Neurologie sogar im Scherz als das Fachgebiet der Medizin bezeichnet, das alles diagnostizieren und praktisch nichts therapieren kann. Seither führten neue Erkenntnisse über die molekularen Grundlagen neurologischer Störungen aber zu einer Umwälzung in der Therapie für Menschen mit Parkinson-Krankheit, Schlaganfall und sogar Rückenmarksverletzungen.

Viele neue Erkenntnisse der Neurologie stammen aus Untersuchungen der Proteinfaltung. Normalerweise falten sich Proteinmoleküle zu einer ganz bestimmten dreidimensionalen Form. Wenn sie sich falsch zusammenlagern oder aus anderen Gründen nicht funktionieren, können sie im Gehirn verklumpen und zum Tod der Nervenzellen führen. Wie wir bereits erfahren haben, sind Alzheimer-Krankheit und frontotemporale Demenz auf Störungen der Proteinfaltung zurückzuführen. Und mittlerweile wissen wir, dass die Defekte der Proteinfaltung auch bei Huntington-Krankheit, Parkinson-Krankheit und anderen Leiden mitspielen.

In diesem Kapitel wollen wir die Funktionsweise des motorischen Systems genauer betrachten. Anschließend geht es um die Huntington- und die Parkinson-Krankheit. Am Ende schließlich beschäftigen wir uns mit den gemeinsamen Merkmalen von Proteinfaltungsstörungen, mit der Selbstvermehrung der als Prionen bezeichneten bizarren Proteine und mit genetischen Studien zur falschen Proteinfaltung.

Die außerordentlichen Fähigkeiten des motorischen Systems

Das motorische System steuert mehr als 650 Muskeln und sorgt für ein breit gefächertes Repertoire möglicher Tätigkeiten, vom reflexhaften Kratzen an einer juckenden Stelle bis zu den Pirouetten einer Balletttänzerin, vom Niesen bis zum Seiltanz. Manche dieser Handlungen sind angeboren, das heißt, unsere Fähigkeit, sie auszuführen, ist in Gehirn und Rückenmark bereits eingebaut. So sind wir beispielsweise für den aufrechten Gang programmiert. Viele Tätigkeiten sind aber auch erlernt und erfordern Tausende von Übungsstunden.

Alle diese Muskeln zu koordinieren, ist eine ungeheure Aufgabe, und doch führt das motorische System die meisten Bewegungen ohne bewusste Anweisung aus. Wir denken nicht darüber nach, wie wir laufen oder springen oder nach einem Objekt greifen sollen, sondern wir tun es einfach. Wie kann das Gehirn eine so komplexe Handlungsfolge in Gang setzen und koordinieren?

Wie der englische Physiologe Charles Sherrington vor rund 100 Jahren erkannte, liefern unsere Sinne ihre Informationen zwar auf vielen Wegen ans Gehirn, es gibt aber nur einen Weg nach außen: die Bewegung. Das Gehirn nimmt ein ständiges Trommelfeuer von Sinnesinformationen auf und setzt sie letztlich in koordinierte Bewegungen um. Wenn wir die Bewegung verstehen, so Sherringtons Überlegung, wären wir dem Verständnis des Gehirns einen großen Schritt näher.

Sherrington entdeckte, dass jedes Motoneuron in unserem Rückenmark Signale an mindestens einen der 650 Muskeln im Körper sendet, häufig aber auch an mehrere. Außerdem wurde ihm klar, dass das Gehirn nicht nur Bewegungen in Gang setzen und ausführen muss, sondern dass es auch Rückmeldungen des Körpers über dessen Tätigkeit braucht. Hat der Muskel die beabsichtigte Bewegung ausgeführt? Wie schnell? Wie präzise?

Im Gehirn gibt es eine besondere Klasse von Neuronen, die Rückmeldungen über die Bewegungen jedes einzelnen Muskels liefern. Diese sogenannten *sensorischen Feedback-Neuronen* sind nicht mit den sensorischen Neuronen zu verwechseln, die Informationen über die Außenwelt von den Sinnesorganen zum Gehirn übermitteln. Die Feedback-Neuronen gehören zum motorischen System, und das Gehirn nutzt die von ihnen kommenden Informationen, um unser inneres Körpergefühl und unser Gefühl für die relativen Positionen unserer Gliedmaßen im Raum zu erzeugen: die Eigenwahrnehmung, die auch als *Propriozeption* bezeichnet wird. Ohne sie könnten wir nicht mit geschlossenen Augen auf irgendeinen Teil unseres Körpers zeigen oder einen Schritt tun, ohne auf unsere Füße zu blicken.

Um die koordinierte Tätigkeit des motorischen Systems genauer zu untersuchen, betrachtete Sherrington den einfachsten aller motorischen Schaltkreise: den Reflex. Reflexhafte Bewegungen werden von einer

Leitungsbahn gesteuert, in der Feedback-Neuronen des Muskels unmittelbar mit Motoneuronen im Rückenmark verknüpft sind – das Gehirn ist dabei nicht beteiligt. Deshalb haben wir unsere Reflexe kaum unter Kontrolle, selbst wenn wir uns Mühe geben.

Sherrington experimentierte mit Reflexen bei Katzen und entdeckte, dass die Motoneuronen selektiv einen von zwei Signaltypen empfangen und darauf reagieren: *exzitatorische* Signale und *inhibitorische* Signale. Exzitatorische Signale lösen die Tätigkeit der Motoneuronen aus, die beispielsweise die Streckung einer Extremität in Gang setzen; inhibitorische Signale dagegen erzeugen bei den Motoneuronen, die für die Beugung sorgen, die umgekehrte Bewegung: die Entspannung. Schon ein einfacher Kniesehnenreflex erfordert also zwei gleichzeitige, entgegengesetzte Kommandos: die Muskeln, die das Knie strecken, müssen angeregt werden, und die antagonistischen Muskeln, die das Knie beugen, werden gehemmt.

Auf der Grundlage dieser überraschenden Entdeckung formulierte Sherrington ein Prinzip, das sich nicht nur auf Reflexe anwenden lässt, sondern auch auf die Logik der Gehirnorganisation als Ganzes. Jeder Schaltkreises im Nervensystem hat im weitesten Sinn die Aufgabe, die gesamten exzitatorischen und inhibitorischen Informationen, die er empfängt, zu sammeln und zu entscheiden, ob er diese Information weitergibt. Sherrington bezeichnete das Prinzip als »integrative Tätigkeit des Nervensystems«.[1]

Sherrington machte zum ersten Mal deutlich, dass wir komplexe neuronale Schaltkreise verstehen können, wenn wir einfachere studieren – ein Prinzip, das heute in der Neurowissenschaft verbreitet Anwendung findet. In diesem Sinn demonstrierte er einerseits, vor welchen Herausforderungen wir noch heute stehen, und andererseits wies er einen Weg, um sie zu überwinden. Im Jahr 1932 erhielt er zusammen mit Edgar Adrian, den wir im Kapitel 1 kennengelernt haben, den Nobelpreis für Physiologie oder Medizin, weil sie entdeckt hatten, wie Neuronen ihre Aktivität koordinieren.

Die Parkinson-Krankheit

Allein in den Vereinigten Staaten leiden ungefähr eine Million Menschen an der Parkinson-Krankheit. Jedes Jahr werden 60 000 neue Fälle diagnostiziert, und eine beträchtliche Zahl weiterer Erkrankungen wird nicht entdeckt. Weltweit sind sieben bis zehn Millionen Menschen von der Krankheit betroffen, die in der Regel um das 60. Lebensjahr herum beginnt.

Die Parkinson-Krankheit wurde erstmals 1817 von dem britischen Arzt James Parkinson in einem Artikel mit der Überschrift »An Essay on the Shaking Palsy« (»Ein Aufsatz über die Schüttellähmung«) beschrieben.[2] Darin berichtete Parkinson über sechs Patienten, die alle drei charakteristischen Krankheitszeichen aufwiesen: Zittern im Ruhezustand, anormale Körperhaltung und verlangsamte, sparsame Bewegungen (*Bradykinesie*). Mit der Zeit verschlimmerten sich die Symptome.

Bis mehr über die Krankheit veröffentlicht wurde, sollte noch ein ganzes Jahrhundert vergehen. Frederic Lewy beschrieb 1912 sogenannte Einschlusskörper, Proteinablagerungen im Inneren bestimmter Neuronen im Gehirn von Menschen, die an der Parkinson-Krankheit gestorben waren. Im Jahr 1919 beschrieb dann der russische Medizinstudent Konstantin Tretiakoff in Paris die Substantia nigra, einen Gehirnteil, der nach seiner Auffassung an der Parkinson-Krankheit beteiligt war (Abbildung 7.1).

Die Substantia nigra (»schwarze Substanz«) ist beiderseits des Mittelhirns als dunkler Streifen zu erkennen. Ihre Farbe verdankt sie dem *Neuromelanin*, einer Verbindung, die sich, wie wir heute wissen, vom Dopamin ableitet. Tretiakoff beobachtete bei der Obduktion eines Parkinson-Patienten im Gehirn eine verringerte Pigmentmenge, was auf einen Zellverlust schließen ließ. Und nicht nur das: Er sah auch die von Lewy beschriebenen Einschlusskörper. Diese Gebilde, denen Tretiakoff den Namen »Lewy-Körperchen« gab, sind bis heute ein charakteristisches Kennzeichen der Krankheit.

Nun vergingen noch einmal 40 Jahre, bevor Arvid Carlsson im Gehirn von Menschen mit Parkinson-Krankheit das Dopamin entdeckte – oder genauer gesagt, die niedrige Dopaminkonzentration. Carlsson interessierte sich für drei Neurotransmitter: Noradrenalin, Serotonin und Dopamin. Insbesondere wollte er herausfinden, welche dieser drei Substanzen an der medikamenteninduzierten Parkinson-Krankheit mitwirkte. Wie man mittlerweile herausgefunden hatte, verursacht der Wirkstoff Reserpin, der zur Therapie von Bluthochdruck verwendet wurde, bei Menschen und Tieren die Symptome der Parkinson-Krankheit. Wie Reserpin wirkt, wusste niemand, aber in ersten Studien stellte sich heraus, dass es den Serotoninspiegel senkt.

Carlsson fragte sich, ob Reserpin auch den Dopaminspiegel sinken lässt. Er spritzte Kaninchen den Wirkstoff und stellte fest, dass sie daraufhin teilnahmslos wurden; die Ohren hingen herunter, und sie konnten sich nicht mehr bewegen. Um dem Effekt entgegenzuwirken, injizierte er den Tieren den chemischen Vorläufer des Serotonins. Nichts geschah. Dann injizierte er den Dopamin-Vorläufer L-Dopa, und siehe da, die Tiere wachten wieder auf. Carlsson erkannte, wie wichtig sein Befund war, und äußerte 1958 die Vermutung, Dopamin wirke irgendwie an der Parkinson-Krankheit mit.[3]

Später konnte Carlsson in weiteren Studien zeigen, dass Dopamin für die Steuerung der Muskelbewegungen unentbehrlich ist.[4] Wie wir in Kapitel 4 erfahren haben, senken Antipsychotika, die zur Behandlung der Schizophrenie eingesetzt werden, im Gehirn den Dopaminspiegel, was zu den typischen anormalen Muskelbewegungen der Parkinson-Krankheit führt. Im weiteren Verlauf fand Carlsson heraus, dass die Frühsymptome der Parkinson-Krankheit auf den Tod Dopamin produzierender Neuronen in der Substantia nigra zurückzuführen sind, aber was die Zellen absterben lässt, wusste er nicht.[5] Heute ist bekannt, dass die Neuronen einer Störung der Proteinfaltung zum Opfer fallen: Die Lewy-Körperchen in den Dopamin produzierenden Neuronen sind Klumpen falsch gefalteter Proteine, die für die Zellen tödlich sind. Wenn die Krankheit sich verschlimmert, sind neben der Substantia nigra auch andere Gehirnteile betroffen.

Der Österreicher Oleh Hornykiewicz entdeckte, dass bei Menschen

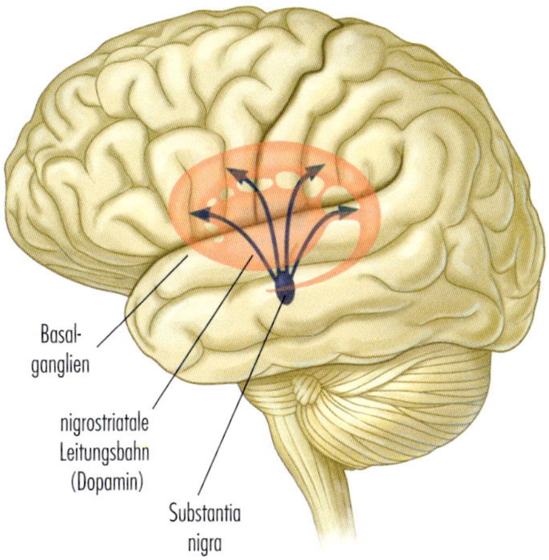

Abb. 7.1: Von der Parkinson-Krankheit betroffene Gehirnareale. Das in der Substantia nigra produzierte Dopamin wird über die nigrostriatale Leitungsbahn an die Basalganglien weitergeleitet.

mit Parkinson-Krankheit, deren Gehirn nach ihrem Tod untersucht wurde, der Dopaminspiegel sehr niedrig war (Abbildung 7.2).[6] Im Jahr 1967 verabreichte George Cotzias vom Brookhaven National Laboratory in New York erstmals L-Dopa an Patienten, um das fehlende Dopamin zu ersetzen.[7] Anfangs hielt man L-Dopa für ein Heilmittel, aber nach einer euphorischen Phase von mehreren Jahren sank sein Stern: Es wirkt nämlich nur so lange, wie es in der Substantia nigra noch Dopamin produzierende Zellen gibt. Wenn diese Zellen in immer größerer Zahl absterben, nutzt sich die positive Wirkung des Medikaments sehr schnell ab, und die Patienten leiden dann unter unwillkürlichen Bewegungen, der sogenannten Dyskinesie. Ganz offensichtlich brauchte man ein anderes Therapieverfahren.

Eine Alternative war die Chirurgie. Die erste wirksame chirurgische Behandlung der Parkinson-Krankheit fand 150 Jahre nach Parkinsons Erstbeschreibung statt, als Neurochirurgen verzweifelt versuchten, Patienten mit unkontrollierbarem, starkem Zittern und eingeschränkter Bewegungsfähigkeit zu helfen. Die Chirurgen identifizierten – im

Wesentlichen durch Ausprobieren – bestimmte Stellen in neuronalen Schaltkreisen in den Basalganglien und im Thalamus, die für das Zittern verantwortlich waren, und linderten die Symptome ihrer Patienten, indem sie die fraglichen Areale zerstörten.

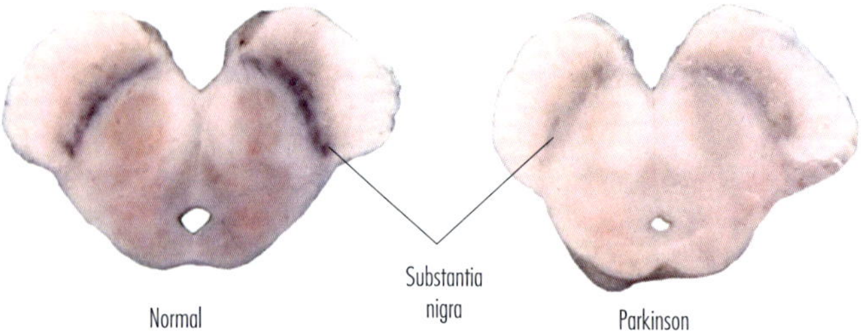

Abb. 7.2: Bei der Parkinson-Krankheit gehen Dopamin produzierende Zellen (hier als dunkle Flecken dargestellt) in der Substantia nigra verloren.

Während der 1970er- und 1980er-Jahre machte man, was das Wissen um Anatomie und Physiologie des motorischen Systems angeht, große Fortschritte. Das war vor allem Mahlon DeLong zu verdanken, der damals an der Johns Hopkins University arbeitete und heute an der Emory University tätig ist. Er stellte fest, dass der Nucleus subthalamicus, ein Teilbereich der Basalganglien, ebenfalls reich an Dopamin produzierenden Nervenzellen ist und für die Bewegungssteuerung eine entscheidende Rolle spielt.[8]

Gerade als DeLong am Nucleus subthalamicus arbeitete, tauchte auf den Straßen eine neue Droge auf, die von den Dealern unter dem Namen »synthetisches Heroin« verkauft wurde. Die Droge war mit MPTP (1-Methyl-4-phenyl-1,2,3,6-tetrahydropyridin) verunreinigt, einer Substanz, welche die für die Parkinson-Krankheit typischen Symptome auslöste: Bewegungsverlangsamung, Zittern und Muskelsteifigkeit. Als einige junge Leute nach dem Konsum der Droge gestorben waren, zeigte sich bei der Obduktion, dass das MPTP den Nucleus subthalamicus zerstört hatte, und mit ihm waren die Gehirnzellen abgestorben, die das Dopamin produziert hatten. Der Schaden ließ sich bei den Überlebenden nicht wiedergutmachen, aber sie sprachen positiv auf L-Dopa an.

Anschließend erzeugten Wissenschaftler mit MPTP und Affen ein Tiermodell der Parkinson-Krankheit. Sie rechneten damit, dass die Zerstörung der Dopamin produzierenden Zellen zu einer ungewöhnlich niedrigen Aktivität des Nucleus subthalamicus führen würde, was dann die Symptome der Parkinson-Krankheit zur Folge hätte. Als DeLong aber anfing, elektrische Signale einzelner Neuronen im Nucleus subthalamicus der Affen aufzuzeichnen, fand er etwas anderes: Die Neuronen waren anormal stark aktiv. Zu seiner Verwunderung wurden die Symptome der Parkinson-Krankheit nicht durch eine verminderte Aktivität dieser Neuronen hervorgerufen, sondern durch eine anormale Aktivitätszunahme.

Um zu überprüfen, ob die anormale Aktivität die Ursache des typischen Zitterns und der Steifigkeit bei der Parkinson-Krankheit ist, zerstörte DeLong auf einer Seite des Gehirns den Nucleus subthalamicus, womit er die anormale Aktivität zum Stillstand brachte. Das verblüffende Ergebnis veröffentlichte er 1990: Die Zerstörung des Nucleus subthalamicus in einer Gehirnhälfte eines Affen mit Parkinson-Krankheit hatte zur Folge, dass Zittern und Muskelsteifigkeit in der anderen Körperhälfte verschwanden.[9]

Der Neurochirurg Alim-Louis Benabid von der Universität Joseph Fourier im französischen Grenoble nahm DeLongs Entdeckung zum Anlass, um über die Anwendung der Tiefen Hirnstimulation zur Behandlung von Parkinson-Patienten nachzudenken. Wie wir bereits erfahren haben, werden dabei Elektroden ins Gehirn eingepflanzt und an einer anderen Körperstelle eine batteriebetriebene Apparatur implantiert. Diese sendet hochfrequente elektrische Impulse zu einem Nervenschaltkreis, in diesem Fall zum Nucleus subthalamicus. Die Impulse inaktivieren letztlich den Schaltkreis (ganz ähnlich wie die Schädigung im Affengehirn), und damit wird verhindert, dass eine anormale Aktivität die Bewegungssteuerung beeinträchtigt (Abbildung 7.3). Die Behandlung lässt sich steuern und auch rückgängig machen.

In den 1990er-Jahren hatte die Tiefe Hirnstimulation praktisch alle anderen chirurgischen Therapieverfahren für die Parkinson-Krankheit verdrängt. Sie wirkt nicht bei jedem und führt auch nicht zu einer Heilung – man behandelt nur die Krankheitssymptome. Wenn die Batterie versagt, die die elektrischen Impulse aussendet, oder wenn eine Drahtverbindung unterbrochen wird – was nur selten vorkommt –, ist die positive Wirkung der Behandlung fast augenblicklich zu Ende.

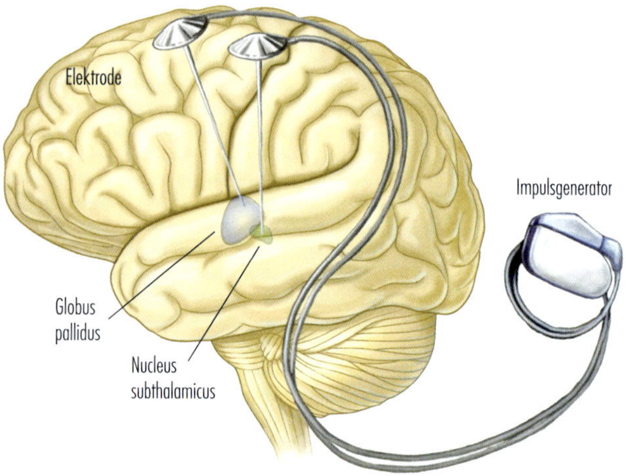

Abb. 7.3: Tiefe Hirnstimulation

Auch Menschen mit psychiatrischen Störungen wie der Depression konnte man mit der Tiefen Hirnstimulation erfolgreich behandeln. Anders als bei der Linderung von Bewegungsstörungen stimuliert man hier nicht den motorischen Schaltkreis, sondern die elektrischen Impulse regen das Belohnungssystem des Gehirns an, was die Symptome der Depression verringert. Am Ende könnte sich also herausstellen, dass die Tiefe Hirnstimulation weniger eine Therapie für bestimmte Krankheiten ist als vielmehr der Beeinflussung ganz bestimmter neuronaler Schaltkreise dient.

Die Huntington-Krankheit

In den Vereinigten Staaten gibt es ungefähr 30 000 Menschen mit der Huntington-Krankheit, einem Leiden, von dem beide Geschlechter gleichermaßen betroffen sind. Sie kann in sehr unterschiedlichem Alter ausbrechen, der Durchschnitt liegt jedoch bei 40 Jahren. Erstmals beschrieben wurde die Krankheit 1872 von George Huntington, einem Arzt, der an der Columbia University studiert hatte. Er nannte als typische Merkmale der Krankheit: Erblichkeit, unwillkürliche Bewegungen sowie Veränderungen in Persönlichkeit und Kognitionsfähigkeit. Seine Beschreibung war so klar und genau, dass auch andere Ärzte die Krankheit nun leicht diagnostizieren konnten und sie nach ihm benannten.

Im Gegensatz zur Parkinson-Krankheit, die anfangs auf einen kleinen Bereich begrenzt ist, kann die Huntington-Krankheit schon frühzeitig weite Teile des Gehirns betreffen und führt dann zu kognitiven und motorischen Fehlfunktionen, darunter Schlafstörungen und Demenz. Betroffen sind vorwiegend die Basalganglien, aber auch die Großhirnrinde, der Hippocampus, der Hypothalamus, der Thalamus und gelegentlich das Kleinhirn werden in Mitleidenschaft gezogen (Abbildung 7.4).

Bis man mit der Bekämpfung der Huntington-Krankheit erste Fortschritte erzielen konnte, vergingen viele Jahre; erst 1968 gründete Milton Wexler – ein bekannter Psychoanalytiker, dessen Frau daran erkrankt war – die Hereditary Disease Foundation. Damit verfolgte Wexler einen doppelten Zweck: Er wollte einerseits Mittel für die Grundlagenforschung einwerben und andererseits eine wissenschaftliche Zusammenarbeit organisieren, die sich auf die Erforschung der Huntington-Krankheit konzentrieren sollte. Seine Stiftung trug viel dazu bei, dass unsere Kenntnisse über die Krankheit weiter vorankamen.

Da die Huntington-Krankheit erblich ist, konzentrierte sich die Stiftung zunächst darauf, das verantwortliche Gen zu finden. Im Jahr 1983 konnten David Housman und James Gusella die Huntington-Krankheit in einem Gen an der Spitze des Chromosoms 4 lokalisieren; dieses Gen nannten sie *huntingtin*.[10]

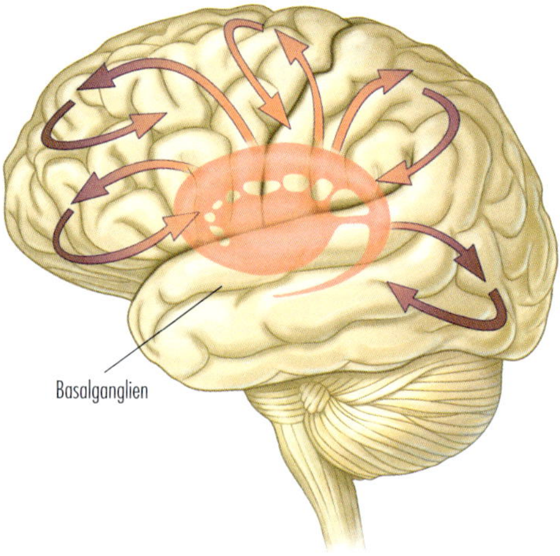

Abb. 7.4: Die Huntington-Krankheit schädigt kurz nach ihrem Ausbruch die Basalganglien und breitet sich später in der Großhirnrinde aus.

Zehn Jahre später gelang es im Rahmen eines internationalen Gemeinschaftsprojekts namens Gene Hunters, das von der Hereditary Disease Foundation finanziert wurde, das mutierte *huntingtin*-Gen zu isolieren und zu sequenzieren.[11] Nachdem es isoliert war, konnte man es in einen Wurm, eine Fliege oder eine Maus einschleusen und dann den Krankheitsverlauf beobachten. Wie die Gene Hunters feststellten, ist ein Abschnitt des *huntingtin*-Gens ungewöhnlich lang. Diese sogenannte CAG-Verlängerung ist die Ursache der Krankheit.

Unsere Gene sind im Wesentlichen eine Sammlung von Anweisungen, die mit einem Alphabet aus vier Buchstaben geschrieben werden: C (Cytosin), A (Adenin), T (Thymin) und G (Guanin). Jedes Wort besteht aus drei Buchstaben. Das Wort CAG codiert die Aminosäure Glutamin und sorgt dafür, dass sie während der Proteinsynthese in die wachsende Molekülkette eingebaut wird. Bei der Huntington-Krankheit wiederholt sich in einem Teil des mutierten Gens immer und immer wieder das Wort CAG, sodass zu viele Glutamin-Bausteine eingefügt werden. Die lange Glutaminkette sorgt dafür, dass das Protein innerhalb des Neurons verklumpt und die Zelle abstirbt. Wir alle besitzen in dem fraglichen Abschnitt des *huntingtin*-Gens zahlreiche CAG-Wiederholungen, aber nur wer eine mutierte Version des Gens mit mehr als 39 CAGs geerbt hat, bekommt die Krankheit (Abbildung 7.5).

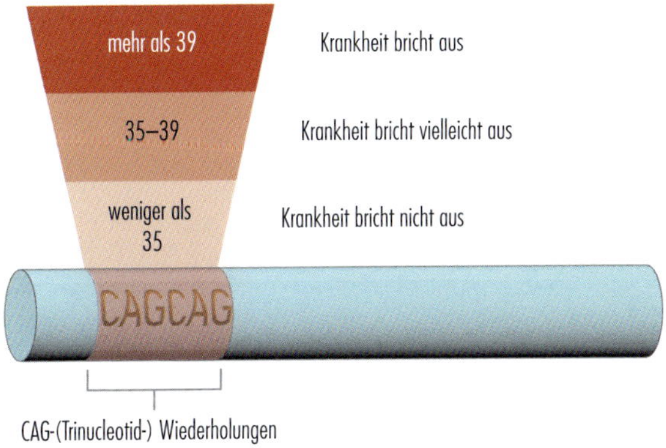

Abb. 7.5: Ein Protein, das lange CAG-Ketten enthält, verklumpt in der Zelle und wird giftig. Das Risiko, die Huntington-Krankheit zu bekommen, steigt mit der Anzahl der CAG-Wiederholungen.

Wenig später entdeckte man zehn weitere Krankheiten, bei denen die gleiche CAG-Verlängerung vorliegt, darunter das Fragile-X-Syndrom, mehrere Formen der Spinozerebellären Ataxie und die Myotone Dystrophie. Von allen diesen Krankheiten ist das Nervensystem betroffen, an allen sind falsch gefaltete Proteine beteiligt, die Klumpen bilden, und alle lassen die Zellen absterben.

Gemeinsame Merkmale von Proteinfaltungsstörungen

Wie wir heute wissen, ähneln die molekularen Ursachen von Parkinson- und Huntington-Krankheit im Kern denen mehrerer anderer neurodegenerativer Erkrankungen wie Creutzfeldt-Jakob-Krankheit, Alzheimer, frontotemporale Demenz, chronisch-traumatische Enzephalopathie (eine Erkrankung, die bei Menschen nach wiederholten Gehirnerschütterungen auftritt, zum Beispiel bei Boxern) und die genetisch bedingte Form der amyotrophen Lateralsklerose (ALS oder Lou-Gehrig-Krankheit). Alle diese Krankheiten sind die Folge anormal gefalteter Proteine, die sich im Gehirn ablagern, giftig werden und am Ende die Neuronen abtöten (Abbildung 7.6).

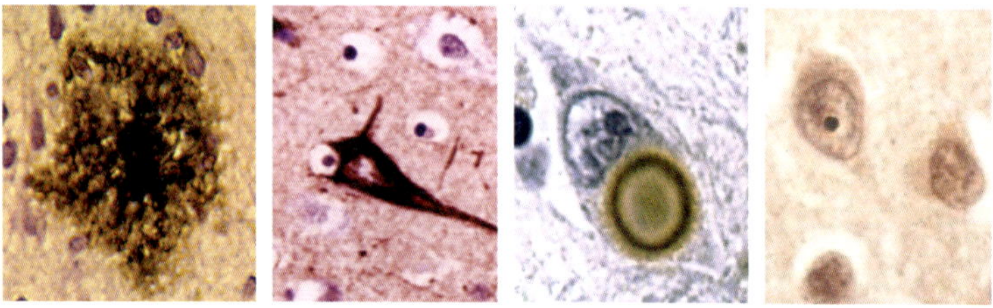

Beta-Amyloid-Plaque	*Tau-Knäuel*	*Lewy-Körperchen*	*Einschlusskörper*
Alzheimer-Krankheit	Posttraumatische Belastungsstörung, chronische traumatische Enzephalopathie	Parkinson-Krankheit	Huntington-Krankheit

Abb. 7.6: Anormal gefaltete Proteine bilden Ablagerungen im Gehirn und verursachen damit neurodegenerative Erkrankungen.

Im Jahr 1982 berichtete Stanley Prusiner von der University of California in San Francisco über eine bemerkenswerte Entdeckung: An der Creutzfeldt-Jakob-Krankheit, einer seltenen degenerativen Gehirnerkrankung, ist ein infektiöses, anormal gefaltetes Protein beteiligt.[12] Dieses Protein bezeichnete Prusiner als *Prion*.

Prionen entstehen, wenn sich normale Vorläuferproteine falsch zusammenfalten. In ihrer normalen Konformation erfüllen die Vorläuferproteine gesunde Zellfunktionen und kommen überall im Gehirn vor. Wie alle anderen Zellen, so verfügen auch die Neuronen über innere Mechanismen, welche die Form der Proteine überwachen. In der Regel sind solche Mechanismen in der Lage, Mutationen oder Zellschädigungen auszugleichen, aber wenn wir älter werden, können sie Formveränderungen nicht mehr so effektiv verhindern. In einem solchen Fall kann ein mutiertes Gen oder eine Schädigung der Zelle dazu führen, dass sich normale Vorläuferproteine falsch falten und die Konformation der tödlichen Prionen annehmen. Die Prionen bilden dann in den Neuronen unlösliche Aggregate, beeinträchtigen die Zellfunktionen und töten die Zelle schließlich ab (Abbildung 7.7).

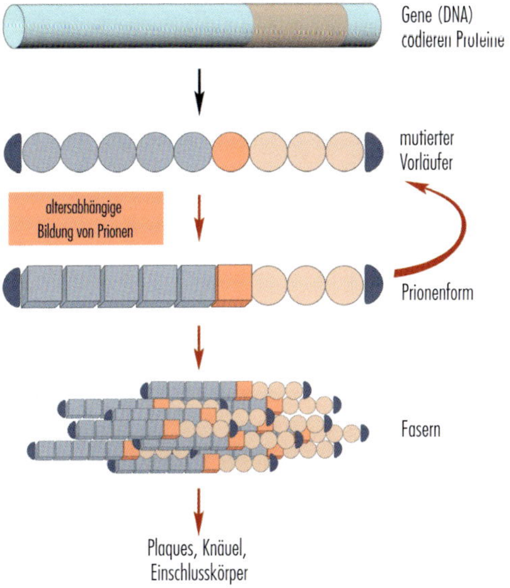

Abb. 7.7: Altersabhängige Bildung von Prionen: Mutierte Vorläuferproteine können normale Proteine zur Formveränderung veranlassen.

Das Ungewöhnliche – und Gefährliche – an den Prionen ist ihre Fähigkeit, sich zu vermehren. Mit anderen Worten: Prionen brauchen keine Gene, um sich zu verdoppeln. Deshalb sind diese falsch gefalteten Proteine von ihrem Wesen her ansteckend. Sie können von betroffenen Neuronen ausgeschüttet und dann von Nachbarzellen aufgenommen werden, wo sie anschließend normale Vorläuferproteine dazu veranlassen, sich ebenfalls anormal zu falten, zu Prionen zu werden und letztlich die Zellen zu töten (Abbildung 7.8).

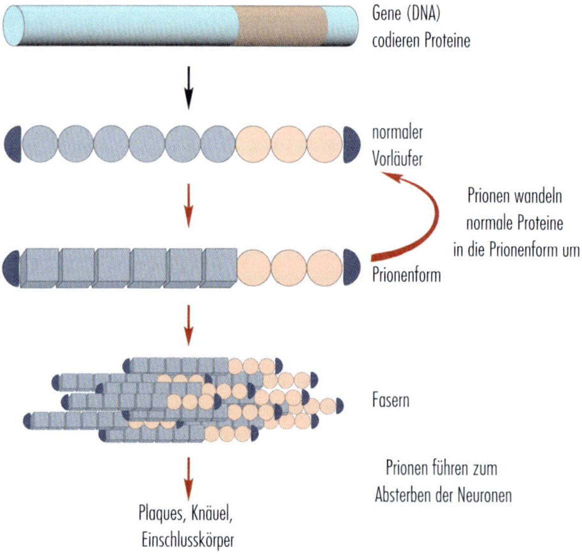

Abb. 7.8: Durch falsche Faltung verwandeln sich normale Vorläuferproteine in Prionen, die dann im Gehirn giftige Ablagerungen bilden.

Als man in Erfahrung gebracht hatte, wie sich Prionen bilden, eröffneten sich für die Forschung neue Wege mit dem Ziel, die falsche Faltung von Proteinen zu verhüten oder rückgängig zu machen. Derzeit gibt es noch keine Medikamente, mit denen man den Verfall des Gehirns verhindern könnte, aber die Bildung der Prionen bietet drei Ansatzpunkte, an denen ein solcher Eingriff denkbar wäre: erstens der Punkt, an dem sich ein normales Vorläuferprotein in die Form eines Prions faltet, zweitens der Vorgang, durch sich den die Prionen zu faserförmigen Aggregaten zusammenlagern, und drittens die Ausbildung von Plaques, Knäueln und Einschlusskörpern (Abbildung 7.9).

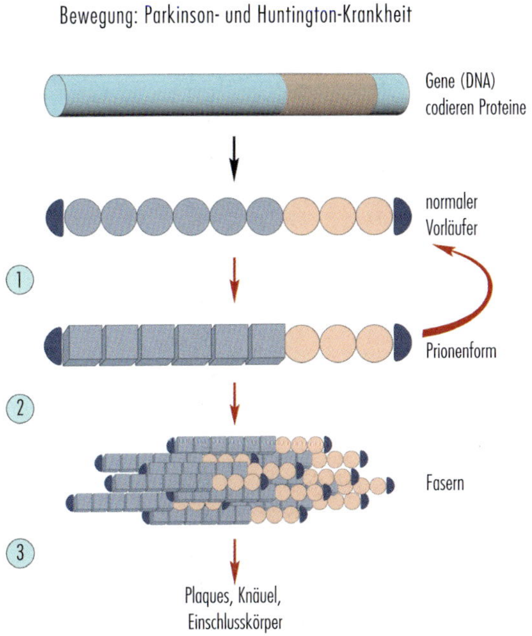

Abb. 7.9: Drei mögliche Ansatzpunkte, an denen man die falsche Faltung der Proteine verhindern oder rückgängig machen kann

Mit seinen erstaunlichen Beobachtungen an den Prionen – dass sie sich vermehren und andere Zellen infizieren können, obwohl sie keine DNA enthalten – stieß Prusiner anfangs in vielen wissenschaftlichen Kreisen auf beträchtliche Skepsis. Aber 1997, 15 Jahre nachdem er die sich selbst verdoppelnden, falsch gefaltete Proteine entdeckt hatte, erhielt er den Nobelpreis für Physiologie oder Medizin. Im Jahr 2014 schrieb er ein Buch über seine Erfahrungen in den dazwischenliegenden Jahren:

> Dieses Buch habe ich geschrieben, weil ich fürchtete, dass weder Wissenschaftshistoriker noch Journalisten eine zutreffende Darstellung meiner Forschungsarbeiten liefern können. Mein in der ersten Person geschriebener Bericht handelt von den Gedanken, den Experimenten und den damit in Verbindung stehenden Ereignissen, die zur Identifizierung infektiöser Proteine führten, der »Prionen«, wie

ich sie genannt habe. Ich habe mich bemüht, einen im Rückblick sehr kühn wirkenden Plan zu beschreiben: Ich wollte die Zusammensetzung des Erregers definieren, der Scrapie verursacht, eine Tierseuche, deren Ätiologie damals ein Rätsel war. Obwohl ich von dem Problem so fasziniert war, suchte mich die Furcht vor dem Fehlschlag heim; meine Ängste waren nahezu in jeder Wendung spürbar. War es ein unlösbares Problem? Mit den ersten kleinen Erfolgen stellte sich auch eine Heerschar von Neinsagern ein, die sowohl meine Herangehensweise als auch meine wissenschaftliche Befähigung infrage stellten; zu manchen Zeiten hielt mich kaum etwas anderes als meine Naivität und mein Überschwang bei der Stange.

Die skeptischen und häufig feindseligen Reaktionen gegen die Prionen kamen aus vielen Winkeln der Wissenschaftlergemeinde. Sie spiegelten den Widerstand gegen eine tiefgreifende Veränderung des Denkens wider. Prionen galten als Anomalie: Sie pflanzen sich fort und infizieren, enthalten aber kein genetisches Material – weder DNA noch RNA; damit stellen sie einen störenden Wandel in unserem Wissen über die Welt des Lebendigen dar. Die Entdeckung der Prionen hatte gewaltige Konsequenzen, die immer noch anwachsen. Aus ihrer Funktion als Ursache von Alzheimer- und Parkinson-Krankheit ergeben sich wichtige Folgerungen für die Diagnose und Therapie dieser weitverbreiteten, ausnahmslos tödlichen Leiden.[13]

Die genetische Erforschung der Proteinfaltungsstörungen

Die Taufliege *Drosophila* ist das Musterbeispiel für ein wirbelloses Tiermodell. Als Versuchstier wurde sie erstmals von Thomas Hunt Morgan an der Columbia University dazu verwendet, die Funktionen der Chromosomen in der Vererbung zu studieren. Später konzentrierte sich Seymour Benzer auf Gene, die am Verhalten beteiligt sind. Dabei stellte er fest, dass die Gene in *Genregulationsnetzwerken* zusammenwirken.

Bei vielen Krankheiten von Taufliegen und Menschen sind nicht nur die gleichen Gene, sondern sogar die gleichen Genregulationsnetzwerke aktiv. Mithilfe solcher gemeinsamer Merkmale, die im Verlauf der Evolution erhalten geblieben sind, gewinnen Wissenschaftler entscheidende Erkenntnisse über Erkrankungen des Menschen, darunter auch neurologische Störungen. Die Verwendung von Fliegen bietet unter anderem den Vorteil, dass der Forschungsprozess beschleunigt wird. Bis ein Leiden wie die Parkinson-Krankheit bei Menschen ausbricht, können Jahrzehnte vergehen, bei den Fliegen dagegen dauert es nur wenige Tage oder Wochen. Ein entscheidendes Gen namens *synuclein alpha* oder *SNCA*, das bei der Parkinson-Krankheit mutiert ist, wurde erstmals bei der Taufliege nachgewiesen (Abbildung 7.10).

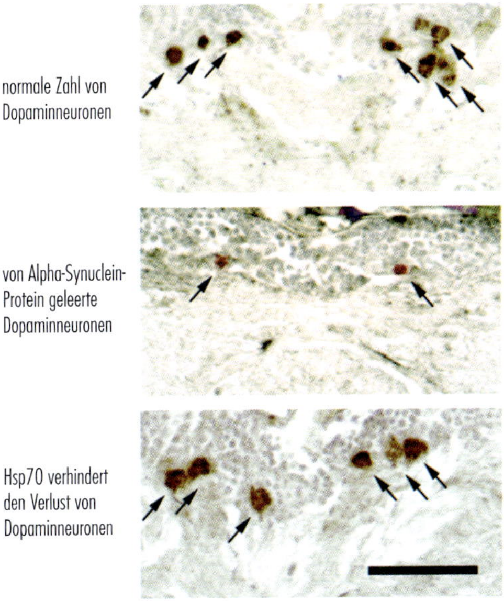

Abb. 7.10: Gehirngewebe einer Taufliege mit normalem Alpha-Synuclein-Protein (oben), mit Alpha-Synuclein-Protein, das von einem mutierten Gen produziert wurde (Mitte) und mit dem mutierten Protein plus dem Helferprotein Hsp70 (unten), das das Protein in die normale Form zurückfaltet. Dopamin produzierende Neuronen sind mit Pfeilen gekennzeichnet.

Die Parkinson-Krankheit tritt in der Regel spontan auf; die Gründe kennt man noch nicht, aber mehrere Faktoren spielen dafür eine Rolle, darunter die Gene des Patienten (bestimmte Genvarianten erhöhen nach heutiger Kenntnis das Risiko, an Parkinson zu erkranken) und der Kontakt mit bestimmten Giftstoffen. Bei der seltenen erblichen Form ist das *SNCA*-Gen mutiert; die Folge sind stark erhöhte Mengen des Alpha-Synuclein-Proteins und/oder falsch gefaltetes Alpha-Synuclein-Protein im Gehirn. Da alle Parkinson-Patienten – auch jene, bei denen die Krankheit nicht erblich ist – eine dieser Proteinanomalien oder auch beide zeigen, gelangten Wissenschaftler zu dem Schluss, dass an dem mutierten Gen offensichtlich ein allgemeiner Aspekt der Krankheit deutlich wird.

Wie sich herausstellte, ist das von dem mutierten Gen produzierte Protein der Hauptbestandteil der Lewy-Körperchen, jener toxischen Ablagerungen, die sich in den Neuronen bilden, wenn sich das Alpha-Synuclein-Protein anormal faltet.

Wissenschaftler schleusten das mutierte *SNCA*-Gen in die Dopamin produzierenden Neuronen im Gehirn der Taufliege ein und beobachteten die Folgen. Sie wussten, dass Dopamin für die Steuerung der Muskeln unentbehrlich ist und dass eine unzureichende Dopaminmenge die Schüttellähmung und andere anormale Bewegungen verursacht, die für die Parkinson-Krankheit charakteristisch sind. Wie sich herausstellte, beeinträchtigte der Einbau des mutierten Gens die Funktionsfähigkeit der Dopamin produzierenden Neuronen. Der Effekt auf das Verhalten der Fliegen hatte verblüffende Ähnlichkeit mit den Symptomen der Parkinson-Krankheit bei Menschen.[14]

Wie im menschlichen Organismus, so gibt es auch bei Fliegen bestimmte molekulare Abläufe – die sogenannten *molekularen Chaperon-Wege* –, die den Proteinen helfen, ihre normale Form anzunehmen; manchmal können solche Mechanismen sogar die falsche Faltung rückgängig machen. Damit tragen die Chaperon-Wege dazu bei, die Verklumpung der Proteine zu verhindern. Die nächste Frage, die sich die Wissenschaftler stellten, lautete: Was geschieht, wenn man den Fliegen größere Mengen der Helferproteine zur Verfügung stellt, die in diesen Reaktionswegen wirken? Vielleicht würde das Helferprotein dann die normale Faltung der Alpha-Synuclein-Proteine und die gesunde Dopaminproduktion der Neuronen anstoßen.

Und tatsächlich: Als man die Helferproteine hinzufügte, waren die Dopamin produzierenden Neuronen nicht mehr länger beeinträchtigt. Wie sich herausstellte, schützen die Chaperonproteine auch vor Bewegungsstörungen: Fliegen mit mutiertem Alpha-Synuclein können schlecht klettern, aber wenn Fliegen mit der gleichen Mutation auch größere Mengen Chaperonproteine produzieren, ist ihre Kletterfähigkeit normal. In Taufliegenmodellen anderer neurodegenerativer Erkrankungen – von denen wir heute viele kennen – und in Mausmodellen einiger derartiger Störungen funktioniert die Methode ebenfalls. Dies macht wieder einmal deutlich, wie nützlich Tiermodelle für die Erforschung von Krankheiten des Menschen sind.

Wie geht es weiter?

Parkinson-, Huntington- und Alzheimer-Krankheit, frontotemporale Demenz, Creutzfeldt-Jakob-Krankheit und chronisch-traumatische Enzephalopathie haben vielfältige Auswirkungen auf unser Denken und Verhalten, unsere Erinnerungen und Gefühle. Dennoch wissen wir, dass diese und andere neurodegenerative Erkrankungen einen grundlegenden molekularen Mechanismus gemeinsam haben: Proteine falten sich nicht richtig und töten damit letztlich Neuronen ab.

Ebenso wissen wir, dass die Funktion jedes einzelnen Proteins von seiner einzigartigen Form abhängt, einer Form, die es durch einen außerordentlich präzisen Faltungsprozess annimmt. Die höchst unterschiedlichen Symptome der verschiedenen Proteinfaltungsstörungen lassen sich auf Veränderungen in der Form einzelner Proteine zurückführen, die im Gehirn ganz bestimmte Funktionen erfüllen. Wie wir erfahren haben, führt der durch falsch gefaltete Proteine verursachte Tod Dopamin produzierender Neuronen zur Parkinson-Krankheit. Ein mutiertes Gen, das bei der Proteinsynthese zu viele Glutaminbausteine anfordert, lässt falsch gefaltete Proteine entstehen, die im Gehirn verklumpen und dann die Huntington-Krankheit sowie verschiedene andere Erkrankungen des Nervensystems hervorrufen. Die Prionen, sich selbst verdoppelnde, falsch gefaltete Proteine, die bei der Creutzfeldt-Jakob-Krankheit und verwandten Leiden die tödlichen Ablagerungen bilden, können sogar als ansteckende Krankheitserreger wirken.

Noch gibt es keine Medikamente, mit denen wir den Verfall des Gehirns verlangsamen könnten, aber die Tiefe Hirnstimulation beruhigt die neuronalen Schaltkreise, die für unkontrollierte Bewegungen verantwortlich sind, und schafft damit Linderung für Menschen mit der Parkinson-Krankheit. Die Erforschung neurologischer Störungen schließt heute auch genetische und molekularbiologische Untersuchungen ein, und das könnte den Wissenschaftlern neue Ansatzpunkte liefern, wenn sie die falsche Proteinfaltung verhüten oder rückgängig machen wollen. Wie wir gesehen haben, bewegen sich genetische Studien an Tiermodellen bereits in Richtung dieses Ziels.

Kapitel 8

Das Wechselspiel zwischen bewussten und unbewussten Gefühlen: Angst, posttraumatischer Stress und falsche Entscheidungsprozesse

Ob wir im Supermarkt einkaufen gehen oder uns auf einer Party mit Fremden unterhalten, immer verlassen wir uns unbewusst darauf, dass unsere Gefühle uns helfen, mit der Situation zurechtzukommen. Ebenso verlassen wir uns unbewusst auf unsere Gefühle oder Emotionen, wenn wir Entscheidungen treffen. Emotionen sind Bereitschaftszustände, die sich in unserem Gehirn als Reaktion auf unsere Umgebung einstellen. Sie liefern uns unentbehrliche Rückmeldungen über die Welt und schaffen die Voraussetzungen für unsere Handlungen und Entscheidungen. In Kapitel 3 haben wir die Gefühle im Zusammenhang mit der Stimmungslage oder dem individuellen Temperament betrachtet – insbesondere war davon die Rede, welche Aufschlüsse die biologischen Hintergründe von Stimmungsstörungen über unser Ichgefühl liefern. In diesem Kapitel befassen wir uns mit dem Wesen der Emotionen – ihren bewussten und unbewussten Bestandteilen – und mit der Frage, welche unentbehrliche Rolle sie für andere Aspekte unseres Lebens spielen.

Unser Gehirn besitzt ein Annäherungs- und Vermeidungssystem, das uns nach Erlebnissen streben lässt, die angenehme Gefühle auslösen, und solche zu vermeiden sucht, die schmerzhafte oder beängstigende Emotionen verursachen. In diesem Kapitel gehen wir der Frage nach, was wir aus Tierversuchen über die Steuerung des Angstgefühls im Gehirn gelernt haben, und wir betrachten das Wesen von Angststörungen bei Menschen; eine besonders extreme Angstreaktion ist die posttraumatische Belastungsstörung. Durch Erforschung solcher Störungen gewinnt man Aufschlüsse darüber, wo Emotionen im Gehirn entstehen und wie sie unser Verhalten steuern. Ebenso erfahren wir etwas über neuartige Ansätze der Medikamentenbehandlung und Psychotherapie, mit denen man Menschen mit Angststörungen helfen will.

Für alle unsere Entscheidungen, von den einfachsten bis zu den kompliziertesten, sind Emotionen eine mächtige Triebfeder. Deshalb reißen wir in diesem Kapitel auch wichtige biologische Aspekte der Frage an, wie wir zu Entscheidungen – auch ethischen Entscheidungen – gelangen. Wir werden sehen, wie die Schädigung von Gehirnregionen, die der Emotionssteuerung dienen, unsere Gefühle dämpfen und unsere Entscheidungsfähigkeit beeinträchtigen, und es wird davon die Rede sein, wie Defizite in den Gehirnregionen, die Gefühle verarbeiten und der moralischen Entscheidungsfindung dienen, zu psychopathischem Verhalten führen können.

Die Biologie der Gefühle

Der Erste, der sich mit den biologischen Grundlagen der Gefühle beschäftigte, war Charles Darwin. Im Verlauf seiner Überlegungen über die Evolution begriff er, dass es sich bei Gefühlen um geistige Zustände handelt, die allen Menschen in allen Kulturkreisen gemeinsam sind. Insbesondere interessierte er sich für Kinder, denn er glaubte, dass sie Emotionen in einer besonders reinen, kraftvollen Form zum Ausdruck bringen. Da Kinder ihre Gefühle nur selten unterdrücken und meist auch keinen Gefühlsausdruck vortäuschen können, hielt er sie für ideale Unter-

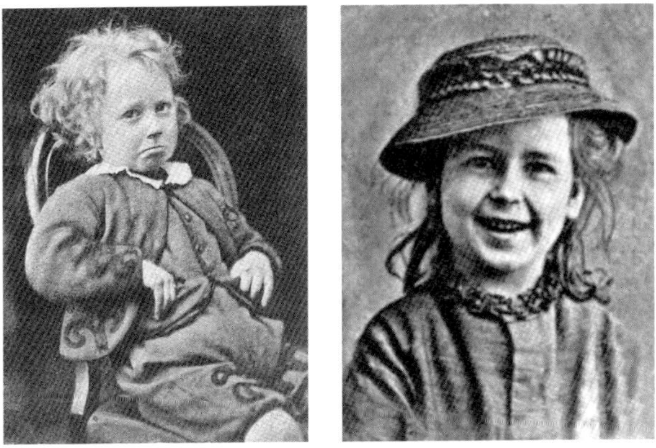

Traurigkeit Glück

Abb. 8.1: Darwin studierte die Gefühle von Kindern, weil sie sich dort in ihrer reinsten Form zeigen.

suchungsobjekte, wenn man die Bedeutung von Emotionen studieren will (Abbildung 8.1). In seinem 1872 erschienenen Buch *The Expression of the Emotions in Man and Annimals* (*Der Ausdruck der Gemütsbewegungen bei dem Menschen und den Tieren*) nahm Darwin auch die erste vergleichende Untersuchung von Gefühlen verschiedener biologischer Arten vor. Er zeigte, dass es unbewusste Aspekte der Gefühle sowohl bei Tieren als auch bei Menschen gibt, und stellte fest, dass diese unbewussten Aspekte in der Evolution ausgesprochen gut erhalten geblieben sind.

Gefühle wie Angst, Freude, Neid, Wut und Erregung sind uns allen vertraut. Bis zu einem gewissen Grade laufen solche Emotionen automatisch ab: Die Systeme, die sie im Gehirn ausführen, arbeiten, ohne dass wir sie wahrnehmen. Gleichzeitig erleben wir Gefühle, deren wir uns vollkommen bewusst sind, und deshalb können wir von uns selbst sagen, wir seien wütend oder mürrisch, überrascht oder glücklich. Die Erforschung der Emotionen und Stimmungslagen trägt dazu bei, die durchlässigen Grenzen zwischen unbewussten und bewussten mentalen Prozessen offenzulegen und zu dokumentieren, auf welchen Wegen diese scheinbar getrennten Formen der Kognition in ständiger Wechselbeziehung stehen. Die Trennlinie zwischen unbewussten und bewussten

Verarbeitungsprozessen im Gehirn ist uns zum ersten Mal begegnet, als wir uns in Kapitel 6 mit der Kreativität beschäftigt haben; wenn wir in Kapitel 11 das Unbewusste erörtern, werden wir erneut darauf zurückkommen.

Jedes unserer Gefühle hat zwei Bestandteile. Der erste beginnt unbewusst und erhält einen äußerlich sichtbaren Ausdruck; der zweite ist eine subjektive, innere Ausdrucksform. Der große amerikanische Psychologe William James beschrieb diese beiden Bestandteile 1884 in einem Aufsatz mit dem Titel »What is an Emotion« (»Was ist ein Gefühl?«). Darin äußerte er eine tiefe Einsicht: Das Gehirn kommuniziert nicht nur mit dem Körper, sondern ebenso wichtig ist auch, dass der Körper mit dem Gehirn kommuniziert.

James erklärte, unser bewusstes Gefühlserleben trete erst *nach* der physiologischen Reaktion des Körpers ein, das Gehirn spreche also auf den Körper an. Sein Argument: Wenn wir in eine potenziell gefährliche Situation geraten, beispielsweise weil ein Bär auf unserem Weg steht, bewerten wir nicht bewusst die Gefahr und fühlen uns dann verängstigt. Vielmehr reagieren wir instinktiv und unbewusst auf den Anblick des Bären: Wir laufen vor ihm weg und erleben erst später die Gefahr. Mit anderen Worten: Wir verarbeiten Emotionen zunächst von unten nach oben – ein sensorischer Reiz sorgt dafür, dass Puls und Atmung sich beschleunigen, und lässt uns flüchten – und erst danach von oben nach unten – jetzt erklären wir mit Kognition, welche physiologischen Veränderungen in unserem Organismus stattgefunden haben. James stellte fest: »Ohne die körperlichen Zustände, die auf die Wahrnehmung folgen, wäre Letztere in ihrer Form rein kognitiv, blass, farblos und bar jeder emotionalen Wärme.«[1]

Der zweite Bestandteil der Emotion ist das subjektive, innere Gefühlserlebnis, mit dem wir bewusst wahrnehmen, wie wir uns fühlen. In diesem Buch folgen wir dem Vorbild von Antonio Damasio, Direktor des Brain and Creativity Institute an der University of Southern California, und verwenden das Wort »Emotion« nur für die beobachtbare, unbewusste Verhaltenskomponente, während wir das subjektive Erlebnis dieser Emotion als »Gefühl« bezeichnen.

Die Anatomie der Emotionen

Emotionen lassen sich anhand zweier Achsen klassifizieren: *Valenz* und *Intensität*. Valenz hat mit dem Wesen einer Emotion zu tun, mit der Frage, wie gut oder schlecht wir uns in einem Spektrum von Vermeidung bis Annäherung fühlen (Abbildung 8.2). Intensität bezieht sich auf die Stärke der Emotion, das Ausmaß der Erregung, die sie auslöst (Abbildung 8.3). Tatsächlich können wir die meisten Emotionen entlang dieser beiden Achsen einstufen. Eine solche »Landkarte« fängt nicht das gesamte Wesen einer bestimmten Emotion ein, aber sie ist hilfreich, wenn wir Gesichtsausdrücke mit den Systemen, von denen sie im Gehirn produziert werden, abgleichen wollen.

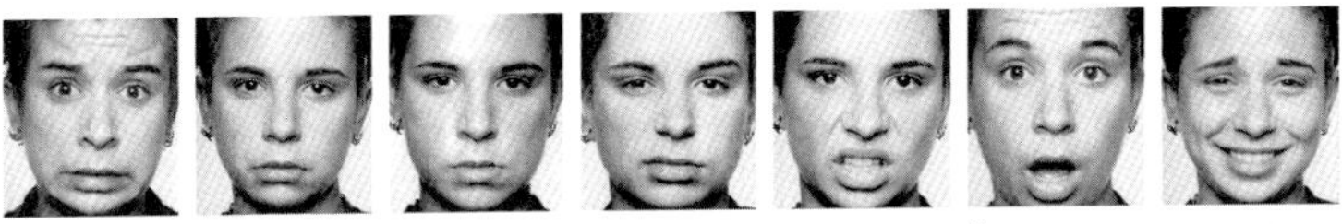

Abb. 8.2 Die Valenz von Emotionen von Vermeidung bis Annäherung

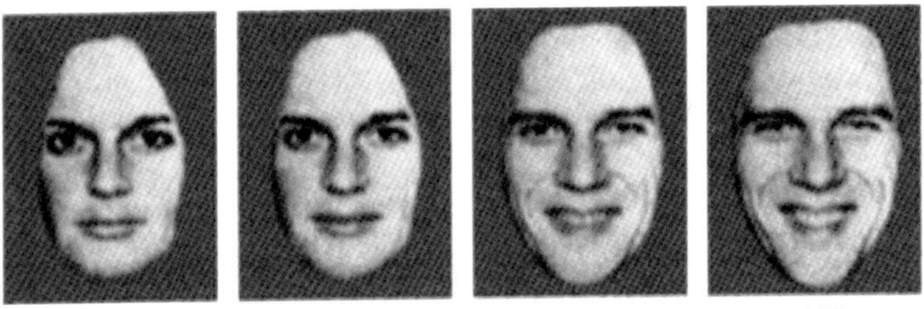

Abb. 8.3: Das Intensitätsspektrum von Glück

An Emotionen sind viele Strukturen im Gehirn beteiligt, besonders wichtig sind aber vier von ihnen: Der Hypothalamus führt die Emotion aus, die Amygdala koordiniert die Emotion, das Corpus striatum (der Streifenhügel) kommt ins Spiel, wenn wir Gewohnheiten entwickeln

(Abhängigkeiten eingeschlossen), und der präfrontale Cortex beurteilt, ob eine bestimmte emotionale Reaktion in der jeweiligen Situation angemessen ist (Abbildung 8.4). Der präfrontale Cortex interagiert mit Amygdala und Streifenhügel, und teilweise steuert er sie auch.

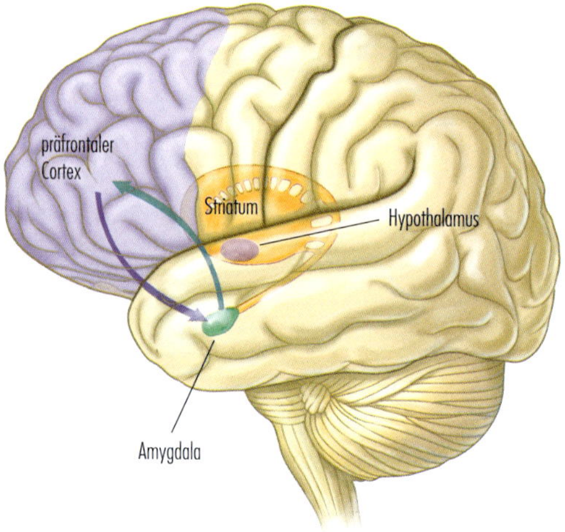

Abb. 8.4: Die vier wichtigsten Strukturen, die im Gehirn an Emotionen mitwirken: Hypothalamus, Amygdala, Striatum (Streifenhügel) und präfrontaler Cortex

Wir sagen, dass die Amygdala die Emotion »koordiniert«, weil sie die unbewussten und die bewussten Aspekte eines emotionalen Erlebnisses verknüpft. Erhält die Amygdala sensorische Signale aus den Arealen, die für Sehen, Hören und Berührungen zuständig sind, erzeugt sie Reaktionen, die dann weitervermittelt werden; dies geschieht vorwiegend durch den Hypothalamus und andere Strukturen im Gehirn, die unsere automatischen physiologischen Reaktionen steuern. Wenn wir lachen oder weinen – wenn wir irgendeine Emotion erleben –, dann deshalb, weil diese Gehirnstrukturen auf die Amygdala ansprechen und ihren Anweisungen gemäß tätig werden. Darüber hinaus ist die Amygdala mit dem präfrontalen Cortex verknüpft, der den Gefühlszustand, die bewussten Aspekte der Emotion und ihren Einfluss auf die Kognition steuert.

Dass unsere Emotionen gesteuert werden müssen, braucht nicht besonders betont zu werden. Schon Aristoteles vertrat die Ansicht, eine richtige Steuerung der Emotionen sei ein charakteristisches Merkmal der Weisheit.

»So ist es wohl jedermanns Sache und leicht, sich zu erzürnen«, schrieb er in seiner *Nikomachischen Ethik*, »... dagegen ist es nicht jedermanns Sache und nicht leicht zu entscheiden, wem man wann, in welchem Maße, aus welchem Grund und in welcher Weise zürnen soll.«[2]

Angst

Wie alle anderen Emotionen, so hat auch Angst sowohl eine unbewusste als auch eine bewusste Komponente. Die körperlichen Aspekte unserer emotionalen Reaktion auf einen Angst einflößenden Reiz – Beschleunigung von Puls und Atmung sowie die Öffnung der Schweißdrüsen in der Haut – werden vom vegetativen Nervensystem vermittelt und spielen sich unterhalb der Bewusstseinsebene statt. Wie wir bereits erfahren haben, vertrat James die Ansicht, dass unsere körperliche Angstreaktion zuerst kommt und das bewusste Gefühl auslöst. Ohne den Körper gäbe es also keine Angst. Diese Erkenntnis gab den Plan für die Erforschung des Gefühls vor.

Über die für Angst zuständigen neuronalen Schaltkreise weiß die Wissenschaft eine ganze Menge. Alles beginnt mit der Amygdala, die sämtliche Emotionen koordiniert, für Furcht aber offenbar besonders empfindlich ist. Ein Furcht einflößender Reiz trifft bei der Amygdala ein, aktiviert eine Repräsentation der Gefahr und löst die Angstreaktion des Organismus aus. Das alles sind automatische, fest verdrahtete Reaktionen von Physiologie und Verhalten.

Der nächste Teil des Schaltkreises ist die Inselrinde, ein kleiner Abschnitt mit Neuronen tief im Inneren des Stirn- und Scheitellappens, der körperliche Emotionen in bewusste Wahrnehmung verwandelt. Er schätzt körperliche Reaktionen wie das Ausmaß von Schmerzen ab, überwacht die Vorgänge in inneren Organen und Muskeln und verfolgt genau den Puls sowie die Aktivität der Schweißdrüsen. Die Entdeckung der Inselrinde lieferte die biologische Bestätigung für James' Vorstellung, die körperliche Angstreaktion gehe dem Bewusstsein der Angst voraus.

Eine weitere Region, die zu den neuronalen Schaltkreisen für Angst – und für Wut – gehört, ist der ventromediale präfrontale Cortex, ein Teil des Stirnlappens. Dieses Gebilde ist auch von großer Bedeutung für das, was wir die moralischen Emotionen nennen könnten: Entrüstung, Mitleid, Verlegenheit und Scham.

Und schließlich gibt es da noch einen zweiten Abschnitt des präfrontalen Cortex, den dorsalen präfrontalen Cortex – das ist der Punkt, an dem sich unser bewusster Geist, unser Wille, in die Ausführung der Emotion einschalten kann.

Unsere Reaktion auf Angst ist *anpassungsorientiert*, sie hilft uns, zu überleben. Das Programm wird manchmal als »Kämpfen, Flüchten oder Erstarren« bezeichnet. Zu diesen Reaktionen gehören Veränderungen im Bewegungsapparat (die Gesichtsmuskeln erzeugen den Ausdruck von Angst), der Körperhaltung (eine überraschte Bewegung, gefolgt von Starre), eine Beschleunigung von Puls und Atmung, die Kontraktion von Magen- und Darmmuskulatur und die Ausschüttung von Stresshormonen wie Cortisol. Alle diese körperlichen Veränderungen treten gemeinsam ein und übermitteln Signale an das Gehirn.

Im Zusammenhang mit Angst sind zwei Dinge wichtig. Erstens senden die Sinnesorgane alle ihre Signale an die Amygdala, die dann weitere Gehirnareale hinzuzieht. Das wissen wir, weil uns bildgebende Verfahren eine genaue Vorstellung davon geben, was sich im Laufe dieser urtümlichen Reaktion abspielt. Und zweitens machen uns die körperlichen Veränderungen im Zusammenspiel mit der Inselrinde das Gefühl bewusst. Wir fühlen uns verängstigt, weil das Gehirn bemerkt hat, welche Veränderungen im Körper eingetreten sind. Das ist der Grund, warum wir bereit sind, wegzulaufen, bevor wir überhaupt wissen, warum wir laufen.

Die klassische Angstkonditionierung

Bis zum Ende des 19. Jahrhunderts waren Introspektion, philosophische Erörterungen und die Einsichten von Schriftstellern die einzigen Wege, auf denen man sich den Rätseln des menschlichen Geistes nähern konnte. Das alles änderte sich, als Darwin die Ansicht vertrat, das Verhalten der Menschen sei durch Evolution aus dem unserer tierischen Vorfahren entstanden. Diese Argumentation liegt dem Ansatz zugrunde, Versuchstiere als Modelle zur Erforschung menschlichen Verhaltens zu verwenden.

Der Erste, der diese Idee systematisch weiterverfolgte, war Iwan Pawlow, der für seine Erforschung der Ausschüttung von Verdauungssäften 1904 den Nobelpreis für Physiologie oder Medizin erhielt. Pawlow brachte Hunden bei, zwei Reize – einen neutralen Reiz (wie den Klang einer Glocke), der eine Belohnung (oder eine Bestrafung) ankündigte, und einen positiven (oder negativen) Verstärkungsreiz – miteinander in Verbindung zu bringen. Mit seinen Experimenten zeigte er, dass das Gehirn einen Reiz erkennen und dazu nutzen kann, ein Ereignis (die Ankunft von Futter) vorherzusagen und daraufhin ein Verhalten (Speichelabsonderung) zu erzeugen.

Auf der Grundlage seiner Entdeckung studierte Pawlow nicht nur die positive Verstärkung (bei der etwas Angenehmes erwartet wird), sondern auch die negative Verstärkung und damit die Folgen von Angst. Zu diesem Zweck verknüpfte er einen neutralen Reiz (den Klang einer Glocke) mit einem elektrischen Schlag. Erwartungsgemäß zeigt sich bei einem Hund heftige Angst, wenn man seinen Füßen einen elektrischen Schlag verabreicht. Was der Hund fühlt, wissen wir nicht – es gibt keine Möglichkeit, ihn zu fragen –, aber wir können das Verhalten des Hundes, die äußeren Anzeichen von Angst beobachten.

Der Neurowissenschaftler Joseph LeDoux von der New York University passte Pawlows Methode an Ratten und Mäuse an.[3] Er sperrte ein Tier in eine kleine Kammer und ließ einen Ton erklingen. Das Tier nahm das Geräusch zunächst nicht zur Kenntnis. Als Nächstes ließ LeDoux keinen Ton erklingen, sondern er versetzte dem Tier einen elektrischen Schlag. Dieses

Mal reagierte es mit Sprüngen und Zuckungen. Und schließlich ließ LeDoux den Ton erklingen und verabreichte unmittelbar danach den elektrischen Schlag. Schon bald brachte das Tier den Ton mit dem Stromstoß in Verbindung – es lernte, dass der Ton den Schlag ankündigte. Wenn das Tier wieder den Ton hörte – ob am nächsten Tag, zwei Wochen oder ein Jahr später –, zeigte es die klassische Angstreaktion: Es nahm in seinem Käfig eine starre Haltung ein, Blutdruck und Puls schossen in die Höhe.

Die Angstreaktion entsteht durch die Verknüpfung von Ton und elektrischem Schlag. Wie wir bereits erfahren haben, wandern alle Sinnesinformationen, die mit Emotionen zu tun haben, über die Amygdala ins Gehirn. Ein Geräusch zum Beispiel gelangt zuerst in den auditorischen Thalamus; von dort wird er unmittelbar an die Amygdala und indirekt zur Hörrinde weitergeleitet (Abbildung 8.5). Mit anderen Worten: Das Geräusch erreicht die Amygdala und aktiviert die Angstreaktion, bevor es in der Hörrinde ankommt. Der direkte Weg in die Amygdala ist schnell, aber die über ihn weitergeleitete Information ist nicht sonderlich genau. Das ist der Grund, warum das Geräusch eines Autos, das eine Fehlzündung hat, uns Angst macht – bis uns klar wird, um was für ein Geräusch es sich handelt.

Wie spielt sich das Lernen in der Amygdala ab? Eine entscheidende Voraussetzung ist zum Beispiel diese: Damit eine Angstassoziation im Gehirn erzeugt, gespeichert und konsolidiert wird, müssen Ton und

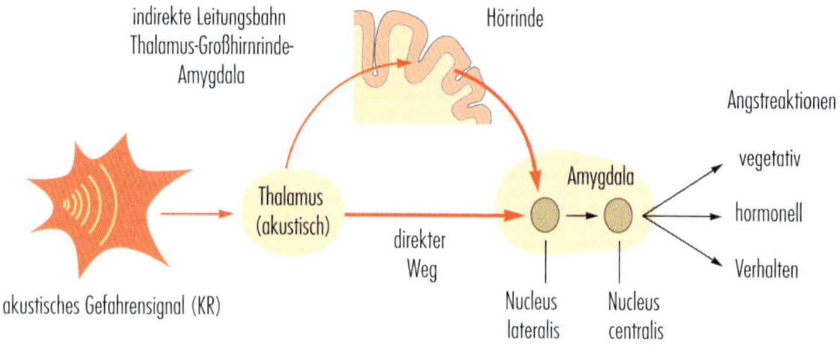

Abb. 8.5: Der neuronale Schaltkreis der konditionierten Angst:
Am Anfang steht ein konditionierter Reiz (KR).

elektrischer Schlag eine klassische Konditionierung entstehen lassen. Die klassische Konditionierung findet statt, wenn Geräusch und Schlag nacheinander wahrgenommen werden (wobei der Schlag kurz auf das Geräusch folgt), und zwar von den gleichen Zellen im Nucleus lateralis, der ersten Schaltstelle in der Amygdala. Wenn das geschieht, wird der Ton, der diese Zellen zunächst nicht aktiviert hat, sehr wirksam und veranlasst sie, Informationen an den Nucleus centralis der Amygdala zu leiten. Dieser aktiviert motorische Zellen und setzt damit als Reaktion auf das Geräusch eine Tätigkeit in Gang – Sprünge und Zuckungen.

Da an der Angst zwei Areale der Amygdala beteiligt sind, wurde den Wissenschaftlern allmählich klar, dass sich pathologische Angst bei Menschen auf zwei Wegen entwickeln kann. In manchen Fällen hat der Nucleus lateralis gelernt, der Außenwelt gegenüber übermäßig empfindlich zu sein und auch auf Dinge, die andere nicht einmal bemerken, mit Angst zu reagieren – beispielsweise auf vorübergehende Menschen oder auf das Geräusch eines Vogels, der durch die Luft fliegt. Bei anderen Menschen ist der Nucleus centralis überaktiv und löst emotionale Reaktionen aus, die in keinem Verhältnis zu der Bedrohung stehen.

Durch die anatomische Untersuchung der Angstreaktion, mit der Nagetiere auf einen elektrischen Schlag reagieren, hat man auch neue Erkenntnisse über die Reaktionen von Menschen auf Angst gewonnen. Wenn die Angstschaltkreise in unserem Gehirn verrückt spielen, kann es zu verschiedenen Angststörungen kommen. Mit bildgebenden Verfahren konnte man bestätigen, dass die Amygdala von Menschen, die mit Panikattacken, posttraumatischer Belastung und anderen Angststörungen zu tun haben, übermäßig aktiv ist.

Angststörungen bei Menschen

Jeder von uns hat hin und wieder Angst, insbesondere wenn wir mit Gefahren konfrontiert werden. Wenn wir aber ohne erkennbaren Grund ständig übermäßige Besorgnis oder Schuld empfinden, leiden wir an einer generalisierten Angststörung. Solche Störungen treten häufig in Verbindung mit Depressionen auf. Zu den Angststörungen gehören Panikattacken, Phobien (beispielsweise Höhenangst, Angst vor Tieren oder Lampenfieber) und die posttraumatische Belastungsstörung. Viele Jahre lang hielt man die verschiedenen Angststörungen für unterschiedliche Krankheitsbilder, aber wegen ihrer Ähnlichkeiten stuft man sie heute als Gruppe verwandter Krankheiten ein.

Nahezu ein Drittel aller Amerikaner erlebt mindestens einmal im Leben die Symptome einer Angststörung; damit sind solche Störungen mit Abstand die häufigsten psychiatrischen Krankheiten. Außerdem können Kinder von Angststörungen ebenso betroffen sein wie Erwachsene.

Die vielleicht bekannteste Angststörung ist die posttraumatische Belastungsstörung (PTBS). Sie entsteht, wenn jemand lebensbedrohliche Ereignisse wie körperliche Angriffe oder Misshandlungen, Kriege, terroristische Anschläge, einen plötzlichen Todesfall oder eine Naturkatastrophe erlebt oder beobachtet. Insgesamt erleben rund acht Prozent der US-Bevölkerung – das sind mindestens 25 Millionen Menschen – irgendwann in ihrem Leben einmal eine PTBS. Mehr als 40 000 US-Kriegsveteranen sind bekanntermaßen von der Krankheit betroffen, und vermutlich gibt es eine Dunkelziffer von mehreren Tausend weiteren Fällen (Abbildung 8.6).

Von solchen traumatischen Erlebnissen ist einerseits die Amygdala betroffen, die unsere Angstreaktion erzeugt, und andererseits der dorsale präfrontale Cortex, der an der Regulation unserer Reaktionen auf Angst mitwirkt. Besonders stark wird durch Traumata aber der Hippocampus geschädigt. Er ist, wie wir bereits erfahren haben, von entscheidender Bedeutung für die Speicherung von Erinnerungen an Menschen, Orte und Gegenstände, wichtig ist er aber auch für den Abruf von Erinnerungen als Reaktion auf Reize aus der Umwelt. Wegen der Schäden, die das Trauma im Hippocampus angerichtet hat, treten bei Menschen mit PTBS mehrere Hauptsymptome auf: Durch sogenannte »Flashbacks« erleben sie das traumatische Ereignis spontan noch einmal; sie meiden Sinneseindrücke, die mit dem auslösenden Ereignis in Verbindung

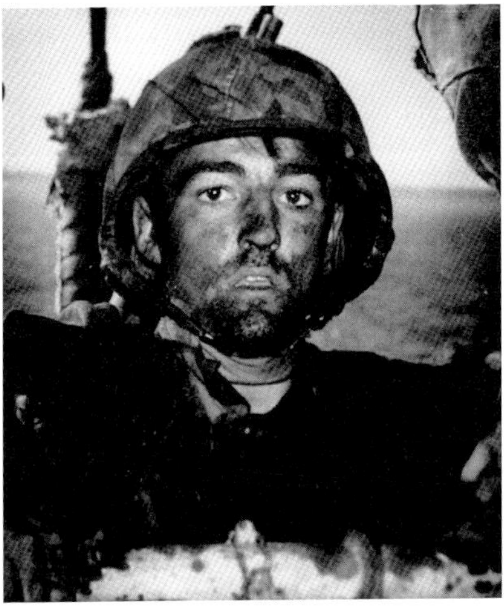

Abb. 8.6: Ungezählte Soldaten waren während der gesamten Menschheitsgeschichte von der posttraumatischen Belastungsstörung betroffen. Dieser US-Marine kehrte im Februar 1944 nach zweitägigen Kämpfen an den Stränden der Marshall-Inseln zurück.

stehen; sie stumpfen emotional ab und ziehen sich von anderen zurück; sie sind reizbar, sprunghaft, aggressiv oder können nicht schlafen. Die Störung ist häufig von Depression und Suchtmittelmissbrauch begleitet und kann zum Selbstmord führen.

Wie wir bereits erfahren haben, entstehen die meisten psychischen Störungen durch Wechselwirkungen zwischen einer genetischen Veranlagung und einem Auslöser aus der Umwelt. Dafür ist die posttraumatische Belastungsstörung ein Musterbeispiel. Nicht jeder, der traumatische Belastungen erlebt, leidet später an einer PTBS. Wenn 100 Menschen dem gleichen traumatischen Erlebnis ausgesetzt sind, bekommen davon etwa vier Männer und zehn Frauen die Krankheit. (Warum sich die PTBS bei Männern mit so viel geringerer Wahrscheinlichkeit entwickelt, weiß man nicht.) Außerdem legen Untersuchungen an eineiigen Zwillingen die Vermutung nahe, dass ein Zwilling nach einem Trauma ebenfalls eine PTBS bekommt, wenn die Krankheit bei dem anderen nach dem gleichen traumatischen Erlebnis ausgebrochen ist. Solche Befunde sind ein Hinweis, dass ein Gen oder auch mehrere für die Krankheit anfällig machen; das wäre auch eine Erklärung dafür, warum die PTBS so häufig gemeinsam mit anderen psychischen Störungen auftritt: Vielleicht sind teilweise die gleichen Gene beteiligt.

Eine weitere Hauptursache für die PTBS sind Kindheitstraumata. Menschen, die als Kinder traumatische Erlebnisse hatten, bekommen die Krankheit im Erwachsenenalter mit viel höherer Wahrscheinlichkeit, weil sich das Trauma auf das in der Entwicklung befindliche Gehirn anders auswirkt als auf das Gehirn eines Erwachsenen. Insbesondere kann ein solches frühes Trauma zu *epigenetischen Veränderungen* führen, das heißt zu umweltbedingten molekularen Veränderungen; dabei ändert sich nicht die DNA eines Gens, sondern seine Expression. Manche dieser epigenetischen Veränderungen werden in der Kindheit angelegt und bleiben bis ins Erwachsenenalter erhalten. Eine derartige Veränderung tritt bekanntermaßen in einem Gen auf, das unsere Reaktion auf Stress reguliert; sie steigert das Risiko, nach traumatischen Belastungen im Erwachsenenalter eine PTBS zu bekommen.

Therapie für Menschen mit Angststörungen

Derzeit gibt es zur Behandlung von Angststörungen im Wesentlichen zwei Formen der Therapie: Medikamente und Psychotherapie. Beide dämpfen die Aktivität der Amygdala, aber auf ganz unterschiedlichen Wegen.

Wie wir in Kapitel 3 erfahren haben, behandelt man Depressionen in der Regel mit Wirkstoffen, die im Gehirn die Serotoninkonzentration ansteigen lassen. Mit den gleichen Antidepressiva kann man 50 bis 70 Prozent der Menschen mit generalisierten Angststörungen wirksam behandeln, weil Sorgen und Schuldgefühle vermindert werden, Gefühle, die mit Depressionen in Zusammenhang stehen. Nicht annähernd so gut wirken die Medikamente jedoch bei spezifischen Angststörungen. Hier hat sich die Psychotherapie als wesentlich wirksamer erwiesen. Die

PTBS beispielsweise kann man mit kognitiver Verhaltenstherapie in den Griff bekommen, unter anderem mit der Konfrontationstherapie und hier insbesondere mit der massierten Konfrontationstherapie (*prolonged exposure therapy*, PE) oder Reizüberflutung (*flooding*) sowie der virtuellen Konfrontation (*virtual reality exposure therapy*).

Wie Edna Foa und andere in jüngerer Zeit nachgewiesen haben, eignet sich die PE insbesondere für Menschen mit Angststörungen.[4] Bei dieser Form der Psychotherapie bringt man dem Gehirn letztlich bei, sich nicht mehr zu fürchten, indem man erlernte Angstassoziationen in der Amygdala aufhebt. Wenn wir beispielsweise bei LeDoux' Mäusen die Angst auslöschen wollen, würden wir den Tieren immer und immer wieder den Ton präsentieren – aber ohne den elektrischen Schlag. Am Ende würden die Synapsenverknüpfungen, die für die Angstassoziationen sorgen, schwächer werden und verschwinden, und die Mäuse würden sich als Reaktion auf den Ton nicht mehr zusammenkrümmen.

Wird ein Mensch nur wenige Male mit der Ursache seiner Angst konfrontiert, kann diese sich sogar verstärken; richtig eingesetzt, kann die Konfrontationstherapie sie aber auslöschen oder hemmen. Dazu gehört manchmal auch, dass die Patienten einem virtuellen Erlebnis ausgesetzt werden. Virtuelle Erlebnisse sind insbesondere nützlich, wenn sich die Situation in der Realität nur schwer nachstellen lässt, beispielsweise wenn jemand hundertmal mit einem Aufzug fahren soll. Mit virtueller Konfrontation lassen sich Ergebnisse nahezu ebenso effizient erzielen wie mit der realen Entsprechung.

Eine Pionierin der virtuellen Konfrontationstherapie ist Barbara Rothbaum, die Leiterin des Trauma and Anxiety Recovery Program an der Emory University. Sie stattete Vietnamveteranen, die an chronischer PTBS litten, mit einem Helm aus, in dem zwei Szenarien im Film abliefen: ein Landeplatz oder das Innere eines fliegenden Hubschraubers. Sie verfolgte die Reaktionen der Patienten auf einem Monitor und sprach mit ihnen, während sie die traumatischen Erfahrungen noch einmal durchlebten. Als sich das Therapieverfahren als wirksam erwies, weitete sie es auch auf andere Patienten aus.[5]

Ein anderer Ansatz besteht darin, eine schreckliche Erinnerung völlig auszulöschen. Wie wir in Kapitel 5 erfahren haben, werden kurzfristige Erinnerungen gebildet, wenn vorhandene Verknüpfungen zwischen den Synapsen gestärkt werden, das Langzeitgedächtnis dagegen erfordert wiederholtes Training und die Ausbildung neuer Synapsenverknüpfungen. In der Zwischenzeit, während eine Erinnerung konsolidiert wird, ist sie für Störungen anfällig. Wie sich in neueren Studien gezeigt hat, kommt es auch dann zu einer ähnlichen Empfindlichkeit gegen Störungen, wenn eine Erinnerung aus dem Langzeitgedächtnis abgerufen wird; das heißt, Erinnerungen werden nach dem Abruf für einen kurzen Zeitraum instabil.[6] Wenn sich also jemand an ein Erlebnis erinnert, das die Angstreaktion auslöst (oder wenn die Maus erneut dem Ton ausgesetzt wird), bleibt die Erinnerung einige Stunden lang instabil. Stört man in dieser Zeit die Speicherungsprozesse im Gehirn durch entsprechendes Verhalten oder mit einem Medikament, gelangt die Erinnerung oft nicht ordnungsgemäß zurück in den Speicher, sondern sie wird ausgelöscht oder unzugänglich. Die Maus hat keine Angst mehr, und der Mensch fühlt sich besser.

Der klinische Psychologe Alain Brunet von der McGill University in Montreal studierte 19 Personen, die seit einigen Jahren an PTBS litten.[7] (Bei den Traumata handelte es sich um sexuelle Übergriffe, Autounfälle und gewalttätigen Raub.) Die Personen in der Therapiegruppe erhielten Propranolol, ein Medikament, das die Wirkung von Noradrenalin blockiert – dieser Neurotransmitter wird bei Stress ausgeschüttet und löst die Reaktion »Kämpfen, Flüchten oder Erstarren« aus. Brunet verabreichte einer Gruppe von Studienteilnehmern eine Dosis Propranolol, anschließend sollten sie eine detaillierte Beschreibung ihres traumatischen Erlebnisses zu Papier bringen. Die Versuchsteilnehmer erinnerten sich zwar an das schreckliche Erlebnis, das Medikament unterdrückte aber die Bauchgefühle der Angstreaktion und dämpfte damit die negativen Emotionen. Wie bereits James vermutet hatte, führt die Verminderung der körperlichen emotionalen Reaktion auch zu einer Verringerung der bewussten Wahrnehmung der betreffenden Gefühle.

Eine Woche später kamen die Patienten erneut in das Institut und sollten sich noch einmal an das traumatische Erlebnis erinnern. Versuchspersonen, die kein Propranolol erhalten hatten, ließen daraufhin ein hohes Maß an Erregung erkennen, das auf Ängste hindeutete (so beschleunigte sich beispielsweise ganz plötzlich der Puls); bei denjenigen, die das Medikament genommen hatten, fiel die Stressreaktion signifikant geringer aus. Auch sie konnten sich zwar in eindringlichen Einzelheiten an das Erlebnis erinnern, die in der Amygdala angesiedelte emotionale Komponente der Erinnerung war aber abgewandelt. Die Angst war nicht weg, aber sie wirkte nicht mehr lähmend.

Emotionen haben aber nicht nur Einfluss auf unser Verhalten, sondern auch auf unsere Entscheidungen. Dass wir übereilte Entscheidungen manchmal aufgrund unserer Gefühle treffen, nehmen wir in Kauf. Aber erstaunlicherweise spielen Emotionen für alle unsere Entscheidungen eine Rolle, selbst wenn sie moralischer Natur sind. Ohne Emotionen wäre unsere Fähigkeit, stichhaltige Entscheidungen zu treffen, beeinträchtigt.

Emotionen in der Entscheidungsfindung

Einer der ersten Wissenschaftler, der den Emotionen für die Entscheidungsfindung eine Rolle zuschrieb, war William James. In seinem 1890 erschienenen Lehrbuch *The Principles of Psychology* äußerte er Kritik an der »rationalistischen« Erklärung für den menschlichen Geist. »Die Fakten sind in diesem Fall tatsächlich einigermaßen klar«, schrieb er. »Der Mensch besitzt eine weitaus *größere* Vielfalt von Impulsen als jedes andere, niedrigere Tier.«[8] Mit anderen Worten: Die allgemein herrschende Ansicht, Menschen seien rein rationale Wesen, die sich »durch das nahezu vollständige Fehlen von Instinkten« auszeichneten, war nach seiner Ansicht falsch. Gleichzeitig lautete aber James' wichtigste Erkenntnis: Unsere emotionalen Impulse sind nicht zwangsläufig schlecht. Er glaubte sogar, die beherrschende Stellung von Gewohnheiten, Instinkten und Emotionen im Gehirn des Menschen sei ein wesentlicher Grund dafür, dass unser Gehirn so leistungsfähig ist.

In der Wissenschaft wurde mehrfach überzeugend nachgewiesen, wie wichtig Emotionen für die Entscheidungsfindung sind. Antonio Damasio berichtet in seinem Buch *Descartes' Error* (*Descartes' Irrtum*) von einem Mann namens Elliot.[9] Im Jahr 1982 wurde im ventromedialen präfrontalen Cortex von Elliot ein kleiner Tumor entdeckt. Die Geschwulst wurde operativ entfernt, aber aufgrund der dadurch hervorgerufenen Schädigung seines Gehirns veränderte sich sein Verhalten dramatisch.

Vor der Operation war Elliot ein vorbildlicher Vater und Ehemann gewesen. Er bekleidete eine wichtige Stellung im Management eines Unternehmens und war in seiner lokalen Kirche aktiv. Nach dem Eingriff war Elliots IQ immer noch der gleiche – sein Testergebnis war besser als bei 97 Prozent der Bevölkerung –, aber in seiner Entscheidungsfindung ließ er jetzt große Schwächen erkennen. Er traf eine Reihe unverantwortlicher Entscheidungen und gründete mehrere Unternehmen, die sehr schnell scheiterten. Dann ließ er sich mit einem Betrüger ein und war gezwungen, Insolvenz anzumelden. Seine Frau ließ sich von ihm scheiden. Die Steuerfahndung ermittelte gegen ihn. Am Ende musste er zu seinen Eltern ziehen. Außerdem wurde Elliot sehr unentschlossen, insbesondere wenn es um Kleinigkeiten ging, beispielsweise darum, wo er zu Mittag essen wollte oder welchen Radiosender er einschalten sollte. Später schrieb Damasio: »Nach all diesen Tests präsentiere sich Elliot als Mensch mit normalem Verstand, der nicht in der Lage war, angemessene Entscheidungen zu treffen, besonders wenn es um persönliche oder soziale Fragen ging.«[10]

Warum war Elliot plötzlich nicht mehr in der Lage, gute persönliche Entscheidungen zu treffen? Zu einer ersten Erkenntnis gelangte Damasio, als er mit Elliot darüber sprach, welche tragische Wendung sein Leben genommen hatte. Er schrieb: »Nie verlor er die Beherrschung, stets beschrieb er die Vorgänge aus der Sicht eines leidenschaftslosen, unbeteiligten Zuschauers. Nirgends war ein Empfinden für sein Leiden zu bemerken, obwohl er doch der Protagonist des Ganzen war … In den vielen Stunden unserer Unterhaltungen erlebte ich bei ihm nie einen Anflug von Emotion: keine Traurigkeit, keine Ungeduld, keinen Überdruss …«[11]

Damasio war von dem emotionalen Defizit fasziniert: Er schloss Elliot an eine Maschine an, die an den Handflächen die Aktivität der Schweißdrüsen maß. (Wenn wir heftige Emotionen erleben, wird unsere Haut buchstäblich erregt, und die Handflächen fangen an zu schwitzen.) Anschließend zeigte Damasio ihm mehrere Fotos, die normalerweise sofort eine emotionale Reaktion auslösen würden: einen verletzten Fuß, eine nackte Frau, ein brennendes Haus. Aber ganz gleich, wie dramatisch die Bilder waren, Elliot bekam nie feuchte Handflächen. Er fühlte nichts. Offensichtlich hatte die Operation ein Gehirnareal geschädigt, das für die Verarbeitung von Emotionen unentbehrlich ist.

Nun studierte Damasio andere Menschen mit ähnlichen Gehirnverletzungen. Alle wirkten vollkommen intelligent und ließen in herkömmlichen Kognitionstests keinerlei Defizite erkennen. Und doch litten alle an der gleichen großen Schwäche: Sie erlebten keine Emotionen, und deshalb fiel es ihnen ungeheuer schwer, Entscheidungen zu treffen.

Moralische Entscheidungen

Erste Hinweise auf einen Zusammenhang zwischen moralischen Funktionen und dem Gehirn gehen auf das Jahr 1845 und den berühmten, in Kapitel 1 bereits kurz erwähnten Fall von Phineas Gage zurück. Gage war Eisenbahnarbeiter und musste mit Sprengstoffen umgehen; einmal geschah ein entsetzlicher Unfall: Eine Eisenstange wurde durch seinen Schädel getrieben. Die Stange trat an der Schädelbasis ein und kam oben wieder heraus, wodurch sein Gehirn schwer geschädigt wurde (Abbildung 8.7). Er wurde von einem örtlichen Arzt ausgezeichnet versorgt und erholte sich körperlich erstaunlich gut. Schon nach wenigen Tagen konnte er wieder gehen, sprechen und normale Funktionen ausführen. Einige Wochen später arbeitete er wieder. Aber Gage hatte sich drastisch verändert.

Vor dem Unfall war Gage der Vorarbeiter der Mannschaft gewesen. Er war absolut zuverlässig; man konnte sich immer darauf verlassen, dass er seine Arbeit tat und dass er sie gut machte. Nach dem Unfall war er vollkommen verantwortungslos. Er kam nie rechtzeitig. Seine Sprache und sein Verhalten wurden obszön. Er schenkte seinen Kollegen keine Beachtung mehr. Und er hatte jedes Gefühl für moralische Urteile verloren.

Viele Jahre nach Gages Tod rekonstruierten Hanna und Antonio Damasio mit Gages Schädel und dem Eisenstab den Weg, den der Fremdkörper durch sein Gehirn genommen hatte (Abbildung 8.7). Wie sich dabei herausstellte, war der präfrontale Cortex geschädigt, insbesondere auf der Unterseite, wo der ventromediale präfrontale Cortex und der orbitofrontale Cortex liegen – Areale, die für Gefühle, Entscheidungsfindung und moralisches Verhalten äußerst wichtig sind.

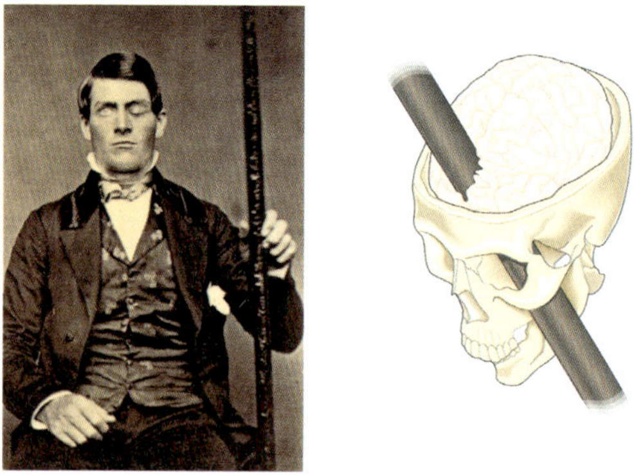

Abb. 8.7: Phineas Gage mit der Eisenstange, die sein Gehirn verletzte (links); Rekonstruktion der Hirnverletzung (rechts).

Joshua Greene, ein experimenteller Psychologe, Neurowissenschaftler und Philosoph an der Harvard University, schätzte mithilfe eines faszinierenden, als »Waggonproblem« bekannten Rätsels ab, wie sich Emotionen auf unsere moralischen Entscheidungen auswirken.[12] Es gibt das Waggon-

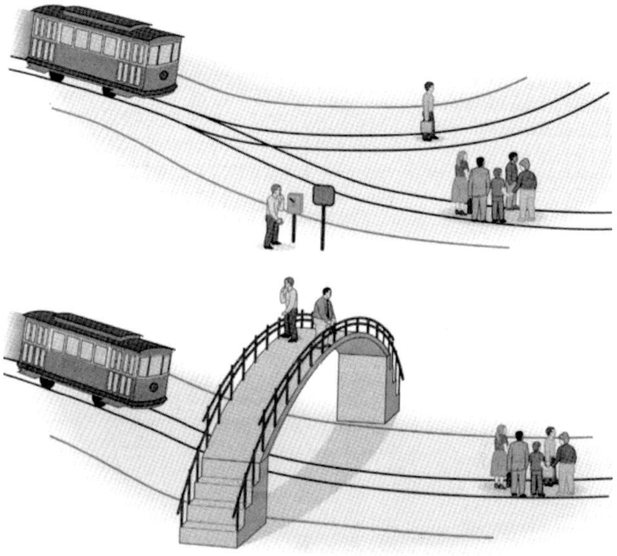

Abb. 8.8: Das Waggonproblem: das Weichendilemma (oben) und das Brückendilemma (unten)

problem in zahlreichen Varianten; die einfachste stellt die Versuchsperson vor zwei Dilemmata (Abbildung 8.8). Eines ist das *Weichendilemma*:

> Ein außer Kontrolle geratener Eisenbahnwaggon, bei dem die Bremsen versagt haben, nähert sich mit Höchstgeschwindigkeit einer Gabelung der Gleise. Wenn Sie nichts tun, wird der Waggon nach rechts fahren und fünf Reisende überrollen. Alle fünf werden sterben. Wenn Sie jedoch eine Weiche umlegen und den Waggon nach links lenken, wird er nur einen Reisenden treffen und töten. Was tun Sie? Sind Sie bereit, einzugreifen und die Fahrtrichtung des Waggons zu ändern?

Die meisten Menschen sind sich darin einig, dass es zulässig ist, den Waggon umzulenken. Grundlage der Entscheidung ist eine einfache Rechnung: Weniger Menschen zu töten, ist besser. Manche Moralphilosophen vertreten sogar die Ansicht, es sei unmoralisch, den Waggon *nicht* umzulenken, weil eine solche Passivität den Tod von vier weiteren Menschen zur Folge hätte. Aber wie steht es mit dem folgenden *Fußgängerbrückendilemma*:

> Sie stehen auf einer Fußgängerbrücke über dem Gleis. Sie sehen, dass ein außer Kontrolle geratener Waggon auf fünf Reisende zurast. Alle fünf werden sterben, wenn der Waggon nicht aufgehalten wird. Neben Ihnen auf der Brücke steht ein großer, dicker Mann. Er beugt sich über das Geländer und sieht zu, wie der Waggon auf die Reisenden zufährt. Wenn Sie dem Mann einen Stoß geben, wird er über das Geländer fallen und dem Waggon im Weg liegen. Da er so dick ist, wird er den Waggon aufhalten, sodass er die Reisenden nicht töten kann. Stoßen Sie den Mann von der Brücke? Oder lassen Sie zu, dass die fünf Reisenden sterben?

Die Fakten sind in beiden Szenarien die gleichen: Ein Mensch muss sterben, damit fünf Menschen am Leben bleiben. Würden wir ausschließlich rational entscheiden, wir würden in beiden Situationen die gleiche Entscheidung treffen. Wir wären ebenso bereit, den Mann hinunterzustoßen, wie wir bereit sind, den Waggon umzulenken. Und doch ist nahezu niemand willens, einen anderen Menschen auf die Gleise zu werfen. Beide Entscheidungen führen zu dem gleichen blutigen Ergebnis, und doch halten die meisten Menschen die eine für moralisch und die andere für Mord.

Nach Greenes Ansicht fühlt es sich falsch an, den Menschen hinunterzustoßen, weil es sich dabei um eine unmittelbare Tötung handelt: Wir setzen unseren eigenen Körper ein, um seinen Körper zu verletzen. Dies bezeichnet er als eine *persönliche* moralische Situation. Wenn wir dagegen den Waggon mit einer Weiche auf ein anderes Gleis lenken, tun wir nicht unmittelbar einem anderen etwas an. Wir lenken nur den Waggon um – der nachfolgende Tod wirkt indirekt. In diesem Fall treffen wir eine *unpersönliche* moralische Entscheidung.

Dieses Gedankenexperiment ist vor allem deshalb so interessant, weil die unscharfe moralische Unterscheidung – der Unterschied zwischen persönlichen und unpersönlichen Entscheidungen – in unser Gehirn eingebaut ist. Zu welchem Kulturkreis wir gehören oder zu welcher Religion wir uns bekennen, spielt keine Rolle: Die beiden Szenarien mit dem Waggon lösen im Gehirn unterschiedliche Aktivitätsmuster aus. Wenn die Versuchspersonen gefragt wurden, ob sie den Waggon ablenken würden, trat ihr bewusster Entscheidungsfindungsapparat in Aktion. Ein Netzwerk von Gehirnarealen beurteilte die Alternativen, übermittelte sein Urteil an den präfrontalen Cortex, und der Mensch entschied sich für die eindeutig bessere Möglichkeit. Das Gehirn erkannte sehr schnell, dass es besser war, einen Menschen zu töten und nicht fünf.

Stellte man den Versuchspersonen dagegen die Frage, ob sie bereit wären, einen Mann auf die Schienen zu stoßen, wurde ein anderes Netzwerk von Gehirnarealen aktiviert. Diese Areale sind für die Verarbeitung von Emotionen zuständig, und zwar Emotionen sowohl für uns selbst als auch für andere. Die Versuchspersonen konnten ihre moralische Entscheidung nicht begründen, aber sie wurden in ihrer Beurteilung auch nie schwankend. Einen Mann von der Brücke zu stoßen, fühlte sich einfach falsch an.

Solche Forschungsarbeiten machen deutlich, auf welchen erstaunlichen Wegen unsere moralischen Urteile durch unbewusste Emotionen geprägt werden. Obwohl wir solche Empfindungen nicht erklären können – wir wissen nicht, warum unser Herz rast oder warum uns flau im Magen ist –, werden wir doch von ihnen beeinflusst. Während Gefühle von Furcht und Stress zu Aggressionen führen können, hält das Gefühl, einen anderen zu schädigen, uns häufig von gewalttätigem Verhalten ab.

Studien an anderen Menschen, deren Gehirn auf ähnliche Weise geschädigt war wie das von Elliot und Gage – bei denen also der ventromediale präfrontale Cortex in Mitleidenschaft gezogen war –, lassen darauf schließen, dass dieser Gehirnteil von großer Bedeutung ist, wenn emotionale Signale zusammengeführt und in Entscheidungen umgemünzt werden sollen. Wenn das stimmt, könnte man damit rechnen, dass solche Menschen bei Greenes Waggonproblem ganz andere Entscheidungen treffen würden. Für sie ist es möglicherweise im Wesentlichen ein Rechenexempel. Fünf Menschenleben gegen eines? Natürlich, da muss man doch den dicken Mann benutzen, um den Waggon aufzuhalten. Und tatsächlich: Angesichts dieses Dilemmas sagen Menschen, deren ventromedialer präfrontaler Cortex geschädigt ist, fünfmal häufiger als andere, man solle den Mann im übergeordneten Interesse von der Brücke stoßen.

Dieser Befund spricht für die Theorie, dass verschiedene Formen der Moral in unterschiedlichen Gehirnsystemen angesiedelt sind. Auf der einen Seite sagt uns ein emotionales System: »Nein, tu' das nicht!«, als würde eine Alarmglocke schrillen. Auf der anderen Seite haben wir aber auch ein System, das sagt: »Wir wollen so viele Menschenleben wie möglich retten, also ist fünf Menschenleben gegen eines ein guter Tausch.« Bei normalen Menschen stehen diese verschiedenen Formen der Moral in Konkurrenz zueinander, bei einem Gehirnschaden wie dem von Gage dagegen ist eines der beiden Systeme lahmgelegt und das andere intakt.

Die Biologie des psychopathischen Verhaltens

Wie steht es mit Psychopathen, also Menschen, die ohne mit der Wimper zu zucken entscheiden würden, jemanden von der Brücke zu stoßen? Die Forschungsergebnisse deuten darauf hin, dass es sich bei der Psychopathie vorwiegend um eine emotionale Störung handelt, die durch zwei Merkmale definiert ist: durch antisoziales Verhalten und einen Mangel an Empathie für andere. Das erste kann zu entsetzlichen Verbrechen führen, das zweite zu einem Mangel an Bedauern wegen solcher Verbrechen.

Kent Kiehl von der University of New Mexico fährt mit einer mobilen fMRT-Apparatur in Gefängnisse und macht dort Scanaufnahmen von den Gehirnen der Häftlinge. Bei diesen handelt es sich in vielen Fällen um Psychopathen, was man an ihren Punktwerten in einem standardisierten Fragebogen erkennt. Kiehl geht der Frage nach, ob moralische

Überlegungen oder ihr Fehlen ein Mittel sein können, um zu verstehen, was im Kopf eines Psychopathen vor sich geht – und ob Klarheit über das Denken und Fühlen des Psychopathen auch unsere Erkenntnisse über moralische Überlegungen weiterbringen können.

Greenes Theorie würde vorhersagen, dass Psychopathen nicht die emotionale Reaktion empfinden, deretwegen es sich falsch anfühlt, den Mann von der Brücke zu stoßen. Wahrscheinlich würden sie sich ausschließlich nach den Zahlen richten – ein Menschenleben oder fünf. Aber Psychopathen sind nicht wie Menschen mit geschädigtem Gehirn; sie geben sich große Mühe, normal zu erscheinen und sich anzupassen. Um herauszufinden, was sie wirklich denken, beobachtet Kiehl nicht nur, was Häftlinge tun, sondern er fragt auch, wie schnell sie es tun. Ein Psychopath ist unter Umständen in der Lage, seine emotionale Reaktion auf einen Reiz – ein Wort oder ein Bild – zu verbergen, aber das kann er nicht sehr schnell tun, und seine ursprüngliche Reaktion lässt sich mit bildgebenden Verfahren einfangen.

Mit solchen Methoden fand Kiehl heraus, dass psychopathische Häftlinge im limbischen System und dessen Umgebung mehr graue Gehirnsubstanz besitzen als andere Gefangene oder gewöhnliche Menschen. Als limbisches System, zu dem auch die Amygdala und der Hippocampus gehören, bezeichnet man die Gehirnareale, die an der Verarbeitung von Emotionen mitwirken. Außerdem sind bei psychopathischen Häftlingen diejenigen neuronalen Schaltkreise beeinträchtigt, die das limbische System mit den Stirnlappen des Cortex verbinden. Wie Kiehl feststellt, hat man in mehreren Studien eine geringere Aktivität in diesen Schaltkreisen gefunden, wenn psychopathische Häftlinge mit Gefühlsverarbeitung und moralischen Entscheidungen beschäftigt sind.[13]

Wenn psychopathisches Verhalten seine Grundlagen in der Biologie hat, stellt sich die Frage: Was bedeutet das für den freien Willen und für die individuelle Verantwortung? Führen die eingebauten neuronalen Prozesse unausweichlich zu bestimmten Entscheidungen, oder hat unser bewusstes Moralgefühl, unsere kognitive mentale Funktion, das letzte Wort?

Diese Frage gewinnt in der Strafjustiz zunehmend an Bedeutung. Richter lassen sich von Psychologen und Neurowissenschaftlern helfen, wenn sie den Wert und die Grenzen wissenschaftlicher Befunde verstehen wollen. Sie wollen wissen, ob die Befunde zuverlässig sind, was sie im Hinblick auf das Verhalten bedeuten und wie man sie in einem Gerichtsverfahren nutzen kann, um die Justiz gerechter zu gestalten. Der Oberste Gerichtshof der Vereinigten Staaten beispielsweise urteilte kürzlich, eine lebenslange Haftstrafe ohne Bewährung sei für kriminelle Jugendliche verfassungswidrig. Dabei wiesen die Richter auf Befunde der Gehirnforschung hin, wonach das Verhalten von Heranwachsenden und Erwachsenen durch unterschiedliche Gehirnareale gesteuert wird.

Nach Ansicht der meisten Neurowissenschaftler sollten wir für unsere Handlungen Verantwortung übernehmen, aber auch das Argument dagegen hat eine gewisse Berechtigung. Sollte man Menschen, deren geschädigtes Gehirn ihnen die Fähigkeit nimmt, angemessene moralische Urteile zu fällen, genauso behandeln wie Menschen, die zu solchen Urteilen in der Lage sind? Die Erkenntnisse der Neurowissenschaft zu dieser Frage werden in den kommenden Jahrzehnten große Auswirkungen auf unsere Justiz und die gesamte übrige Gesellschaft haben.

Untersuchungen an Psychopathen werden wahrscheinlich nicht nur entscheidend dazu beitragen, dass wir besser verstehen, wie man Menschen beeinflussen und zu angemessenen Entscheidungen veranlassen kann, sondern man wird auf ihrer Grundlage auch neuartige Diagnose- und Therapieverfahren entwickeln. Die Forschungsergebnisse lassen darauf schließen, dass Gene und Umwelt zur Psychopathie ebenso beitragen wie zu anderen Störungen. Im Rahmen seiner ständigen Suche nach biologischen Markern der Psychopathie hat Kiehl seine Studien mit bildgebenden Verfahren in jüngster Zeit auf das Gehirn junger Menschen ausgeweitet, bei denen Anzeichen für psychopathische Eigenschaften zu erkennen sind.[14] Das ist wichtig, denn nicht jeder, der solche psychopathischen Merkmale hat, wird zu einem gewalttätigen Verbrecher. Wenn man mit wissenschaftlichen Methoden diejenigen Kinder erkennen könnte, die zur Psychopathie neigen, könnte man vielleicht eine Verhaltenstherapie entwickeln und damit gewalttätige Verhaltensweisen für die Zukunft abwenden. Wäre die Fehlfunktion eines bestimmten Gehirnareals nachgewiesen, könnte man vielleicht ein anderes Gehirnareal dazu veranlassen, das Kommando zu übernehmen und gewalttätige Verhaltensaspekte zu unterdrücken.

Wie geht es weiter?

Seit der Zeit von Darwin und James spricht die Erforschung der Emotionen für Damasios Überzeugung, dass der Philosoph René Descartes unrecht hatte, als er behauptete, Gefühl und Vernunft, Körper und Geist seien getrennte Gebilde. Ein aufschlussreicher Fall ist die Furcht: Wir können nicht einfach den Geist über die Materie stellen und mit Vernunft den Weg aus der posttraumatischen Belastungsstörung oder chronischen Angstzuständen finden. Studien zum Angstlernen von Tieren sowie Untersuchungen des Gehirns mit bildgebenden Verfahren haben neue Aufschlüsse darüber geliefert, wo und wie Angst wirkt, auch darüber, wie unser Gehirn die Erinnerung an Angst konsolidiert. Heute helfen neuartige psychotherapeutische Verfahren und Medikamente Menschen mit Angststörungen dabei, die Furcht zu verlernen.

Emotionen sind ein integraler Bestandteil aller unserer persönlichen, gesellschaftlichen oder moralischen Entscheidungen. Wir wissen heute, dass Menschen, in deren Gehirn die Areale für die Integration emotionaler Signale und Entscheidungsprozesse geschädigt sind, selbst einfache, alltägliche Entscheidungen nur unter großen Schwierigkeiten treffen können. Und da sie nicht in der Lage sind, die Emotionen in ihre moralischen Entscheidungen einzubeziehen, treffen solche Menschen in einem moralischen Dilemma häufig eine andere Wahl als jene, deren Gehirn nicht geschädigt ist.

Wie man mit bildgebenden Verfahren nachweisen konnte, liegen bei Menschen, die psychopathische Verhaltensweisen an den Tag legen, Anomalien in mehreren Gehirnarealen vor, die mit der Verarbeitung von

Gefühlen und moralischen Funktionen zu tun haben. Solche Anomalien führen zu einem schweren Mangel an Empathie und zwischenmenschlichen Bindungen. In diesem Bereich ist Forschung wegen der Reaktionen der Gesellschaft auf die von psychopathischen Häftlingen begangenen Verbrechen schwierig, aber wenn man biologische und genetische Marker der Störung identifizieren kann, folgen als Nächstes vielleicht die Therapie und möglicherweise die Vorbeugung – und gleichzeitig gewinnen wir auch eingehendere Erkenntnisse über die grundlegenden biologischen Mechanismen, die hinter unseren moralischen Funktionen stehen.

Kapitel 9

Lustprinzip und Wahlfreiheit: Suchterkrankungen

Wir haben erfahren, dass sich (eigentlich) normale Angst in eine posttraumatische Belastungsstörung hineinsteigern kann, sodass die Menschen mit ihrem Alltagsleben nicht mehr zurechtkommen. Auch unser (eigentlich) normales Streben nach angenehmen Gefühlen kann über das Ziel hinausschießen; dann produziert das Gehirn zu viel Dopamin, und eine Suchterkrankung ist die Folge. Gegenstand der Sucht können Substanzen wie Drogen, Alkohol oder Tabak sein, aber auch Tätigkeiten wie Glücksspiel, Essen oder Einkaufen.

Eine Sucht richtet im Leben der Menschen großes Unheil an. Unter Umständen kostet sie den Arbeitsplatz, die Gesundheit oder den Partner. Am Ende stehen möglicherweise Armut oder Haft. Manchmal führt die Sucht auch zum Tode. Süchtige Menschen wollen das, was sie tun, nicht tun, und doch können sie nicht aufhören – wiederholter Missbrauch untergräbt die Fähigkeit des Gehirns, Wünsche und Emotionen zu steuern. Die Sucht beraubt uns also unseres Willens, unserer Fähigkeit, frei zwischen mehreren möglichen Handlungsweisen zu wählen.

Die Suchtmittelabhängigkeit fordert von unserer Gesellschaft einen ungeheuren Tribut: Allein in den Vereinigten Staaten entsteht durch sie ein geschätzter wirtschaftlicher Schaden von mehr als 740 Milliarden Dollar. Noch viel höher klettert der Preis, wenn wir Zwangsstörungen betrachten, die einer Sucht ähneln, wie pathologisches Glücksspiel oder übermäßiges Essen. Und die menschlichen Kosten der Sucht für den Einzelnen und für die Gesellschaft lassen sich überhaupt nicht beziffern. In der Behandlung von Menschen mit bestimmten Formen der Sucht – beispielsweise dem Alkoholismus – haben wir zwar in den letzten Jahrzehnten einige Fortschritte erzielt, aber für die meisten Suchtkrankheiten haben sich die verfügbaren Therapieverfahren als unzureichend erwiesen, ganz gleich, ob sie sich auf Verhaltenstherapie oder Medikamente stützen. Glücklicherweise hat die Wissenschaft in den letzten 30 Jahren aber wichtige Fortschritte erzielt, was unsere Kenntnisse über die biologischen Hintergründe der Suchterkrankungen betrifft; das weckt die Hoffnung, dass aus den neuen Erkenntnissen auch neue Behandlungsmethoden erwachsen werden.

Früher hielt man eine Sucht für den Ausdruck eines schwachen Charakters. Heute wissen wir, dass es sich um eine psychische Störung handelt, eine Fehlfunktion im Belohnungssystem des Gehirns, jenem neuronalen Schaltkreis, der für positive Emotionen und die Erwartung von Belohnungen verantwortlich ist. Das nun folgende Kapitel macht uns mit dem Belohnungssystem des Gehirns bekannt und erklärt, wie es durch die Sucht verändert wird. Wir erfahren etwas über die Stadien der Sucht und betrachten verschiedene Forschungsrichtungen. Und am Ende werden wir etwas über neue Methoden zur Behandlung von Menschen mit solchen chronischen Krankheiten erfahren.

Die biologischen Grundlagen angenehmer Gefühle

Alle unsere positiven Emotionen, Glücks- und Lustgefühle lassen sich auf den Neurotransmitter Dopamin zurückführen. Unser Gehirn enthält zwar nur relativ wenige Dopamin produzierende Neuronen, diese spielen aber eine unverhältnismäßig große Rolle für die Steuerung des Verhaltens. Das liegt vor allem daran, dass sie in enger Verbindung zur Produktion von Glücksgefühlen stehen.

Das Dopamin wurde in den 1950er-Jahren von dem schwedischen Pharmakologen Arvid Carlsson entdeckt. Es wird vorwiegend von Neuronen in zwei Gehirnarealen freigesetzt: in der Area tegmentalis ventralis und in der Substantia nigra (Abbildung 9.1). Die Axone der Neuronen in der Area tegmentalis ventralis laufen in den Hippocampus, der an der Erinnerung an Menschen, Orte und Dinge mitwirkt, sowie zu den drei wichtigsten Gehirnstrukturen für die Emotionssteuerung: zur Amygdala, die Gefühle koordiniert, zum Nucleus accumbens – einer Region des Streifenhügels, die die Auswirkungen von Emotionen vermittelt – und zum präfrontalen Cortex, der den Willen beisteuert und die Amygdala kontrolliert. Dieses Kommunikationsnetzwerk, auch mesolimbisches Netzwerk genannt, ist der wichtigste Teil des Belohnungssystems im Gehirn. Es versetzt die Dopamin produzierenden Neuronen in die Lage, ihre Informationen weithin bekannt zu machen, so auch in verschiedenen Regionen der Großhirnrinde.

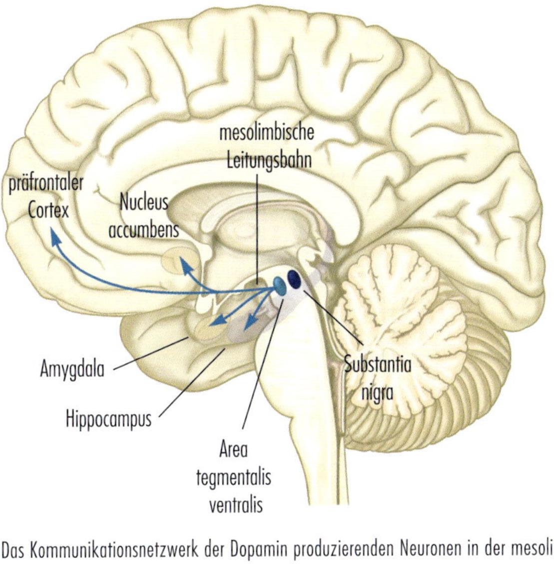

Abb. 9.1: Das Kommunikationsnetzwerk der Dopamin produzierenden Neuronen in der mesolimbischen Leitungsbahn ist der entscheidende Weg im Belohnungssystem des Gehirns.

Schon kurz nachdem Carlsson das Dopamin entdeckt hatte, stellten die Neurowissenschaftler James Olds und Peter Milner von der McGill University weitere Untersuchungen zur Funktion des Neurotransmitters an.[1] Zunächst pflanzten sie eine Elektrode tief in die Mitte des Gehirns einer Ratte ein. Der Ort, an dem die Elektrode zu liegen kam, war mehr oder weniger Zufall, aber wie sich herausstellte, hatten Olds und Milner sie unmittelbar neben dem Nucleus accumbens platziert, einem entscheidenden Bestandteil der mesolimbischen Leitungsbahn (Abbildung 9.1). Anschließend installierten sie in dem Rattenkäfig einen Hebel, mit dem die Tiere ihrem eigenen Gehirn in der Nähe des Nucleus accumbens einen schwachen elektrischen Schlag verabreichen konnten.

Der Strom war so schwach, dass die Wissenschaftler ihn nicht spürten, wenn sie ihn an ihrer eigenen Haut anlegten, aber wenn er am Nucleus accumbens der Ratten verabreicht wurde, empfanden die Tiere ihn offenbar als angenehm: Sie betätigten den Hebel immer wieder, um den ersehnten Reiz zu erzeugen. Die von der Elektrode erzeugte Lust war so stark, dass die Tiere schon bald alle anderen Interessen verloren. Sie aßen und tranken nicht mehr. Sie stellten ihr Partnerwerbeverhalten ein. Sie verkrochen sich nur noch, fasziniert von ihrem Glück, in einer Ecke des Käfigs. Schon nach wenigen Tagen waren viele Ratten verdurstet.

Mehrere Jahrzehnte gewissenhafter Forschung waren notwendig, bevor Olds und Milner sowie später auch andere entdeckten, dass die Ratten an einem Dopaminüberschuss litten. Die elektrische Reizung des Nucleus accumbens hatte zur Ausschüttung großer Mengen des Neurotransmitters geführt, und die Tiere waren von Glücksgefühlen überschwemmt worden.

Die Biologie der Sucht

Eine Belohnung ist nach allgemeiner Vorstellung etwas, das uns veranlasst, uns glücklich oder gut zu fühlen. Vielleicht ein Schokoladenkuchen, ein neues elektronisches Gerät oder ein schönes Kunstwerk. Neurowissenschaftler sehen die Sache etwas anders: Danach ist eine Belohnung grundsätzlich jeder Gegenstand oder jedes Ereignis, das ein »Annäherungsverhalten« auslöst und uns veranlasst, Aufmerksamkeit und Energie darauf zu verwenden. Durch Verstärkung des Annäherungsverhaltens unterstützen uns Belohnungen beim Lernen.

Schon frühzeitig entstanden in der Evolution spezialisierte Gehirnregionen, die unsere Reaktionen auf angenehme Reize aus der Umwelt regulieren, unter anderem auf Nahrung, Wasser, Sex und soziale Interaktionen. Alle Suchtmittel wirken auf dieses Belohnungssystem. Dabei übt jede Droge ihren Effekt auf ein anderes Ziel aus, aber in allen Fällen sorgt sie letztlich dafür, dass Menge und Lebensdauer des Dopamins im Gehirn ansteigen. Die Aktivierung der Dopaminsignale ist zusammen mit der Aktivierung mehrerer anderer wichtiger, von Droge zu Droge unterschiedlicher Belohnungssignale für das anfängliche Hochgefühl verantwortlich, das Menschen durch Drogen empfinden.

Der Neurowissenschaftler Wolfram Schultz von der Universität Cambridge erforschte die Bedeutung von Belohnungen für das Lernen.[2] Seine Experimente mit Affen griffen auf Pawlows frühe Versuche mit dem konditionierten Lernen bei Hunden zurück. Schultz spielte den Affen einen lauten Ton vor, wartete einige Sekunden und spritzte ihnen dann einige Tropfen Apfelsaft in den Mund. Während des Experiments überwachte er die elektrische Aktivität in einzelnen Dopamin produzierenden Neuronen im Gehirn der Tiere. Anfangs gaben die Neuronen erst dann Impulse ab, wenn der Saft verabreicht wurde. Nachdem die Tiere aber gelernt hatten, dass der Ton den Saft ankündigte, »feuerten« die gleichen Neuronen schon, wenn der Ton erklang – das heißt nicht bei der Belohnung selbst, sondern bei der Ankündigung der Belohnung. Der interessanteste Aspekt an diesem Dopamin-Lernsystem war für Schulz die Tatsache, dass es sich ganz und gar um Erwartungen drehte.

Die Erwartung einer Belohnung trägt dazu bei, dass wir Gewohnheiten ausbilden. Eine gute, der Anpassung dienende Beobachtung versetzt uns in die Lage, viele wichtige Verhaltensweisen automatisch und ohne Nachdenken ablaufen zu lassen, und hilft uns so zu überleben.

Anpassungsorientierte Gewohnheiten werden durch die Dopaminausschüttung im präfrontalen Cortex und im Streifenhügel gefördert, jenen Gehirnarealen, die für die Kontrolle sowie für Belohnung und Motivation verantwortlich sind. Die Dopaminausschüttung schafft nicht nur ein Glücksgefühl, sondern sie konditioniert uns auch. Konditionierung erzeugt, wie wir bereits wissen, eine Langzeiterinnerung, mit deren Hilfe wir einen Reiz erkennen können, wenn er uns das nächste Mal begegnet, um dann entsprechend zu reagieren. Handelt es sich um einen positiven Reiz wie im Fall der anpassungsorientierten Gewohnheiten, motiviert uns die Konditionierung, nach ihm zu streben. Wenn wir beispielsweise eine Banane essen und sie köstlich finden, werden wir uns auch motiviert fühlen, sie zu essen, wenn wir das nächste Mal eine Banane sehen.

Suchtmittel, ob legal oder illegal – unser Organismus macht da keinen Unterschied –, regen ebenfalls die Dopamin produzierenden Neuronen im Belohnungssystem des Gehirns an. In diesem Fall ist die Folge aber eine stark erhöhte Dopaminkonzentration im präfrontalen Cortex und im Streifenhügel. Die übergroße Dopaminmenge schafft intensive Glücksgefühle und erzeugt damit eine konditionierte Reaktion auf Umweltreize, die das Glück ankündigen. Solche Reize – beispielsweise der Geruch von Zigarettenrauch oder der Anblick einer Kanüle – lösen ein heftiges Verlangen nach der Droge aus, und das wiederum führt zu Verhaltensweisen, mit denen man sich die Droge beschaffen kann.

Warum erzeugen manche Substanzen – beispielsweise Kokain – keine anpassungsorientierte Gewohnheit, sondern eine Sucht? Wenn Dopamin an seine Rezeptoren auf den Zielzellen bindet, wird es normalerweise aufgenommen und schon nach kurzer Zeit wieder aus der Synapse entfernt. Wie man aber mit bildgebenden Verfahren nachgewiesen hat, beeinträchtigt Kokain, ein starkes Suchtmittel, die Beseitigung des Dopamins aus den Synapsen. Deshalb bleibt es dort und erzeugt angenehme Gefühle, die weit länger anhalten als nach gewöhnlichen physiologischen Reizen. Auf diese Weise übernimmt das Kokain die Herrschaft über das Belohnungssystem des Gehirns.

Die Machtübernahme läuft in mehreren, gut abgegrenzten Stadien ab: Es beginnt mit dem Suchtprozess als solchem, in dem die Droge das Belohnungssystem des Gehirns unter ihre Kontrolle bringt, und endet damit, dass der Mensch dem Drang, die Droge zu nehmen, nicht mehr widerstehen kann. Alle Suchtmittel, die wir kennen, steigern die Dopaminkonzentration in den Lustzentren des Cortex, und der erhöhte Dopaminspiegel erzeugt nach heutiger Kenntnis die Belohnungseffekte, die das Erlebnis des Drogengebrauchs kennzeichnen. Viele Suchtmittel setzen darüber hinaus weitere Substanzen frei, die ebenfalls einen Belohnungseffekt erzielen.

Wenn allerdings jemand die Droge über längere Zeit konsumiert, entwickelt sich eine Toleranz. Die Dopaminrezeptoren reagieren nicht mehr so effizient wie zu Beginn. Eine Drogenmenge, die anfangs das angenehme Hochgefühl erzeugt hat, löst jetzt nur noch ein normales Gefühl aus. Deshalb braucht die betroffene Person immer größere Mengen der Droge, um das gleiche Hochgefühl zu erzeugen. Nora Volkow, die Direktorin des National Institute of Drug Abuse und eine Pionierin in der Erforschung der Wirkung von Suchterkrankungen auf das menschliche Gehirn, hat diesen Prozess in einer Reihe von Studien dokumentiert; darin hat sie mit bildgebenden Verfahren gezeigt, dass der Streifenhügel nicht mehr reagiert, wenn jemand eine gewisse Zeit lang Kokain konsumiert hat.[3]

Auf den ersten Blick erscheint eine solche Drogentoleranz nicht besonders plausibel. Wenn jemand eine Droge nimmt, um sich wohl zu fühlen, und wenn die Droge den Dopaminspiegel irgendwann nicht mehr effizient steigert – sodass auch das angenehme Gefühl nicht eintritt –, welchen Sinn hat es dann noch, die Substanz zu nehmen? An dieser Stelle kommen die positiven Assoziationen ins Spiel. Ein süchtiger Mensch hat gelernt, die Droge mit einem bestimmten Ort, bestimmten Menschen, bestimmter Musik und einer bestimmten Tageszeit in Verbindung zu bringen. Paradoxerweise führen häufig nicht die Drogen selbst, sondern solche Assoziationen zu dem tragischsten Aspekt der Sucht: dem Rückfall.

Ein Rückfall ist selbst dann möglich, wenn jemand die Drogen schon seit Wochen, Monaten oder sogar Jahren nicht mehr genommen hat. Die Erinnerung an die angenehmen Erlebnisse und die damit assoziierten Hinweise bleiben praktisch für das ganze Leben bestehen. Der Kontakt mit solchen Hinweisen – der Anblick oder der Geruch der Droge, der Gang durch eine Straße, in der man sich früher damit eingedeckt hat, oder die Begegnung mit Menschen, die die Droge ebenfalls genommen haben – löst einen ungeheuren Drang aus, sie wieder zu konsumieren.

Eine besonders interessante Studie zur Sucht stammt von dem Soziologen Lee Robins von der Washington University in St. Louis. Er untersuchte Vietnamveteranen, die während ihrer Zeit in Übersee von qualitativ hochwertigem Heroin abhängig geworden waren. Erstaunlicherweise konnten die meisten von ihnen nach ihrer Rückkehr in die Vereinigten Staaten die Sucht besiegen, weil zu Hause keiner der Reize vorhanden war, die sie in Vietnam veranlasst hatten, Heroin zu konsumieren.[4]

Suchtforschung

Da süchtige Menschen so leicht einen Rückfall erleiden, wissen wir heute, dass Sucht eine chronische Krankheit ist, wie Diabetes. Man kann den Menschen helfen, Rückfälle zu vermeiden, aber die Genesung ist ein lebenslanger Prozess, der vonseiten der süchtigen Person große Anstrengungen und Wachsamkeit erfordert. Eine Heilung der Sucht gibt es heute nicht, aber was unsere Kenntnisse über die Krankheit angeht, hat die Wissenschaft in den letzten Jahren große Fortschritte gemacht.

Die erste wichtige Forschungsrichtung bedient sich der bildgebenden Verfahren – hier leistete Volkow Pionierarbeit. Die neuen Verfahren ermöglichen es uns, in das Gehirn eines Süchtigen zu blicken und zu sehen, welche Areale beeinträchtigt sind. Die anormalen Aktivitätsmuster bieten teilweise eine Erklärung dafür, warum manche Menschen dem Drang, Drogen zu nehmen, nicht widerstehen können, obwohl die Drogen selbst keine angenehme Wirkung mehr haben.[5]

In einer Studie verabreichte Volkow Kokain an Süchtige und an Menschen, die nicht süchtig waren; anschließend verglich sie Bilder der Gehirne, die sie mit der Positronenemissionstomografie (PET) aufgenommen hatte. Sie rechnete mit starker Aktivität in den wichtigsten Belohnungsarealen des Gehirns, und die zeigte sich tatsächlich – aber im Gehirn der Menschen, die nicht süchtig waren. Mit steigender Dopaminkonzentration nahm die Aktivität in ihrem Belohnungssystem drastisch zu. Überraschenderweise beobachtete Volkow aber so gut wie keine Aktivität im Gehirn der Süchtigen. Diese Befunde sind eine Erklärung dafür, wie unser Gehirn die Toleranz gegen Drogen entwickelt.[6]

Volkow interessierte sich deshalb so sehr für Suchterkrankungen, weil sie auch Einblicke in die normale Funktionsweise des Gehirns ermöglichen. Wie sie mir persönlich mitteilte, wollte sie schon immer gern wissen, wie das Gehirn des Menschen sein Verhalten steuert und aufrechterhält.

Anhand der Suchtmittel und Suchterkrankungen konnte sie einen Zustand erforschen, in dem die Fähigkeit zur Selbstkontrolle beeinträchtigt ist. Und mit den bildgebenden Verfahren konnte sie Studien an Menschen durchführen, die von Suchterkrankungen betroffen waren. Indem sie die Auswirkungen von Drogen auf das Gehirn studierte, konnte sie Erkenntnisse über die neuronalen Schaltkreise gewinnen, die unser Verhalten als Reaktion auf Zusammenhänge und Kontakte aus der Umwelt bestimmen, und sie konnte der Frage nachgehen, wie diese Zustände subjektiv wahrgenommen werden. Insbesondere interessierte sie sich für die Frage, welche Veränderungen mit Glücks- und Lustgefühlen, Angst und Gier im Zusammenhang stehen.

Ebenso konnte sie durch Vergleich der Gehirne von Süchtigen und Nichtsüchtigen die beeinträchtigten neuronalen Schaltkreise identifizieren und untersuchen, in welchem Verhältnis diese Beeinträchtigung zum Verlust der Selbstbeherrschung steht. Durch ihre Studien wurde deutlich, dass Sucht eine Erkrankung des Gehirns ist: Die von der Droge ausgelösten Veränderungen beeinflussen neuronale Schaltkreise, die Motivation und Belohnungen verarbeiten.

Den zweiten Weg zur Erforschung von Suchtkrankheiten hätte schon Darwin prophezeien können: Er verläuft über Tierversuche. Da es das Dopaminsystem in ganz ähnlicher Form auch bei vielen anderen Tieren gibt, kann man Verlangen und Sucht auch an Affen, Ratten und sogar an Fliegen studieren. Auch viele andere Fortschritte der modernen Medizin sind Tiermodellen zu verdanken, aber für die Suchtforschung gilt das ganz besonders.

Tiere werden sehr leicht drogensüchtig. Dabei spielen sich in ihrem Gehirn ganz ähnliche physiologische und anatomische Veränderungen ab wie bei Menschen. Bei süchtigen Tieren ist in den Belohnungsarealen des Gehirns keine Aktivität mehr zu erkennen. Wir wissen beispielsweise, dass chronischer Stress bei Ratten wie auch bei Menschen die Anfälligkeit für Drogenmissbrauch verstärkt, weil solche Drogen vorübergehend manche physiologischen und emotionalen Folgen von Stress lindern. Ebenso wissen wir, dass sich Ratten für die gleichen Drogen entscheiden und von ihnen abhängig werden wie Menschen. Und wenn man Tieren unbegrenzten Zugang zu einer sehr wirksamen Droge wie Kokain oder Heroin verschafft, werden sie eine Überdosis nehmen und sich selbst töten.

An Tiermodellen haben wir auch gelernt, wie der wiederholte Kontakt mit einem Suchtmittel das Belohnungssystem des Gehirns verändert. Manche dieser Veränderungen finden innerhalb der Dopamin produzierenden Neuronen statt, sodass ihre Funktion einschließlich der Fähigkeit, Dopaminsignale an andere Gehirnareale weiterzugeben, beeinträchtigt wird. Solche Veränderungen stehen im Zusammenhang mit der Drogentoleranz – dem verminderten Belohnungseffekt, wenn jemand regelmäßig Drogen nimmt –, aber auch mit der verminderten Ansprechbarkeit auf Belohnungen, die bei Menschen während des Entzugs auftritt (Abbildung 9.2).

Wie Eric Nestler von der Icahn School of Medicine am Mount Sinai Hospital in New York feststellte, ähnelt diese verminderte Ansprechbarkeit der Unfähigkeit von Menschen mit einer Depression, Glück zu erleben. In Studien mit kokainsüchtigen Mäusen fanden Nestler und seine

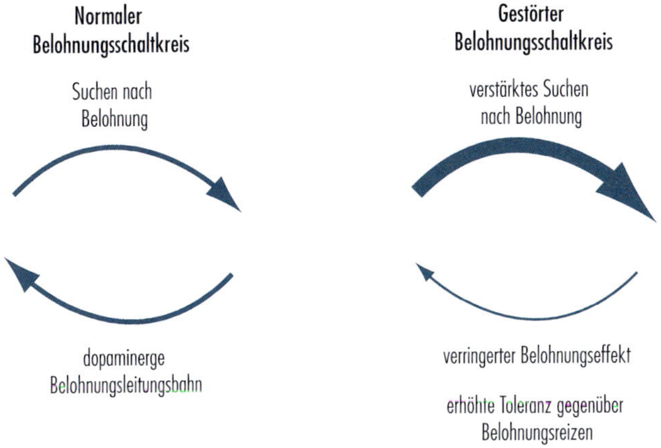

Abb. 9.2: Der normale Belohnungsschaltkreis des Gehirns ist bei Suchterkrankungen gestört.

Kollegen heraus, »dass wir durch Manipulation des Belohnungsnetzwerks in diesen Mäusen nicht nur den Belohnungseffekt von Kokain verhindern konnten, sondern erstaunlicherweise konnten wir die Tiere so weit treiben, dass sie anhedonistisch wurden – sie konnten keine Lust mehr empfinden.« Seither studiert Nestler die Bedeutung des Belohnungssystems unseres Gehirns nicht nur an Depressionen, sondern auch bei Suchterkrankungen.[7]

Wissenschaftler konnten die vielen chemischen Veränderungen identifizieren, die im Gehirn eines Tieres durch Suchtmittel verursacht werden. Manche davon haben mit der Fähigkeit der Droge zu tun, die Dopaminempfindlichkeit des Belohnungssystems zu vermindern. Andere stehen im Zusammenhang mit dem Phänomen, dass Drogen zwanghafte, sich wiederholende Verhaltensweisen fördern können. So hat man unter anderem ein Molekül gefunden, das die Expression bestimmter Gene verändert und so dazu beiträgt, Erinnerungen fortzuschreiben. Als man die Aktivität dieses Moleküls in morphinabhängigen Ratten unterband, konnte man das Verlangen der Tiere nach der Droge beseitigen.[8] Solche Forschungsergebnisse lassen an eine faszinierende Möglichkeit denken: Vielleicht wird sich die Behandlung von Suchtkrankheiten in Zukunft nicht allein auf das Belohnungsnetzwerk konzentrieren, sondern auch auf die Erinnerungen an das angenehme Gefühl, das die Belohnung hervorruft.

Andere durch Drogen verursachte Veränderungen im Gehirn der Tiere sorgen für eine positive Assoziation zwischen dem Drogenerlebnis und bestimmten Gegebenheiten in der Umwelt. Beide Typen von Veränderung begünstigen die Sucht. Obwohl also ein Tier bei Anwendung der Droge irgendwann eine Toleranz gegen den Wirkstoff als solchen entwickelt, bleibt die Sucht bestehen, weil das Verlangen durch Auslöser in der Umwelt entfacht wird. Mit hochentwickelten bildgebenden Verfahren und durch die Obduktion der Gehirne verstorbener Süchtiger konnte bestätigt werden, dass die Befunde an Tiermodellen auch für Menschen gelten.

Das vielleicht überraschendste Ergebnis der Tierversuche war, dass Sucht zu einem nicht unerheblichen Teil erblich ist. Die Erblichkeit liegt bei ungefähr 50 Prozent. Damit ist das genetische Risiko einer Suchterkrankung größer als das für Diabetes Typ II oder Bluthochdruck.[9] Die restlichen 50 Prozent ergeben sich aus dem Zusammenwirken von Umweltfaktoren und Genen. »Damit Reize aus der Umwelt einen Organismus beeinflussen können, sind letztlich Veränderungen in der Genexpression notwendig«, sagt Nestler. Er ist der Frage nachgegangen, auf welchen Wegen eine Drogensucht die Genexpression verändert.[10] Derzeit werden neue molekulargenetische Verfahren entwickelt, mit denen man die an der Sucht beteiligten Gene dingfest machen kann.

Nestler fand in den Belohnungssystemen von Tieren mehrere Gene, die in abgewandelter Form die Anfälligkeit für eine Sucht drastisch senken.[11] Wenn man im Einzelnen weiß, welche Gene für die Suchtgefahr verantwortlich sind, und wenn man versteht, wie die Umwelt mit diesen Genen in Wechselwirkung tritt, hat man einen Leitfaden für die Entwicklung besserer Diagnose- und Therapieverfahren.

Die dritte Art und Weise, Suchterkrankungen zu erforschen, sind epidemiologische Studien: Man verfolgt die Häufigkeit und das Auftreten einer bestimmten Form der Sucht in bestimmten Bevölkerungsgruppen und Zeiträumen. Dank solcher epidemiologischer Studien wissen wir heute, dass der Gebrauch bestimmter Suchtmittel zu einer erhöhten Wahrscheinlichkeit für den Gebrauch anderer Drogen führt.

Maßgeblichen Anteil daran, dass einige solche Zusammenhänge entdeckt wurden, hatte Denise Kandel von der Columbia University. Sie konnte mit epidemiologischen Studien an jungen Menschen nachweisen, dass das Rauchen ein wichtiger erster Schritt in Richtung einer Kokain- oder Heroinsucht ist.[12] Dieser Befund warf die Frage auf, ob junge Menschen mit Nikotin anfangen, weil es die erste verfügbare Droge ist, oder ob das Nikotin im Gehirn eine Veränderung herbeiführt, durch die es anfälliger für andere Substanzen und für die Sucht wird.

Kandel, Amir Levine und ihre Kollegen gingen dieser Frage bei Mäusen nach und stellten fest, dass die Einwirkung von Nikotin bei den Tieren die Dopamin aufnehmenden Neuronen so abwandelt, dass sie stärker auf Kokain ansprechen. Gibt man den Tieren dagegen zuerst Kokain, sind keine Auswirkungen auf die nachfolgende Reaktion auf Nikotin zu beobachten.[13] Nikotin macht das Gehirn also bereit für die Kokainsucht.

Auf gesellschaftlicher Ebene gibt es große Anstrengungen, die Menschen vom Rauchen abzubringen, und wenn sich die Zahl der Raucher vermindert, wird wahrscheinlich auch die Häufigkeit anderer Suchtkrankheiten sinken.

Andere Suchtkrankheiten

Manche Zwangsstörungen – darunter solche, die das Essen, das Glücksspiel oder das Sexualverhalten betreffen – sind einer Drogensucht sehr ähnlich. Wir wissen, dass Sucht eine übertriebene Reaktion auf eine bestimmte Belohnung ist, und höchstwahrscheinlich werden durch Nahrung, Geld oder Sex die gleichen Gehirnteile aktiviert wie durch Suchtmittel. Als man in Studien Bilder vom Gehirn drogensüchtiger Menschen mit denen fettsüchtiger verglich, fand man ganz ähnliche Veränderungen. Wie Drogensüchtige, bei denen sich häufig die Aktivität von Teilen des Belohnungssystems vermindert, wenn sie Drogen nehmen, so lassen auch fettsüchtige Menschen beim Essen ein vermindertes Vergnügen erkennen. Wie sich in Untersuchungen herausgestellt hat, reagiert das Belohnungssystem übergewichtiger Menschen weniger stark auf Dopamin, und die Dichte der Dopaminrezeptoren ist geringer.

Eine interessante Studie zum Essverhalten Heranwachsender stammt von Kyle Burger und Eric Stice vom Oregon Research Institute.[14] Die Wissenschaftler befragten 151 Teenager mit unterschiedlichem Körpergewicht nach ihren Essgewohnheiten und ihrem Verlangen nach Essbarem. Anschließend legten sie die jungen Leute in einen Gehirnscanner und zeigten ihnen das Bild eines Milchshakes; anschließend durften sie einige Schlucke des echten Shakes zu sich nehmen. Die Wissenschaftler verglichen die Aktivität des Belohnungssystems im Gehirn der Versuchspersonen mit deren Antworten auf die Fragen nach ihren Essgewohnheiten.

Bei den Teenagern, die nach eigenen Angaben am meisten Speiseeis aßen, wurde das Belohnungssystem beim Verzehr des Milchshakes am wenigsten aktiviert. Dies lässt darauf schließen, dass sie mehr aßen, um das verminderte Vergnügen, das sie aus dem Essen bezogen, zu kompensieren. Sie mussten genau wie Drogensüchtige größere Mengen (und damit mehr Kalorien) zu sich nehmen, um einen ausreichenden Belohnungseffekt zu erzielen. Dieser Befund deutet darauf hin, dass Übergewicht nicht durch Maßlosigkeit oder Hemmungslosigkeit entsteht, sondern durch Veränderungen im Belohnungssystem des Gehirns. Kenntnisse über die biologischen Hintergründe der Fettleibigkeit sind also unentbehrlich, wenn wir die Stigmatisierung übergewichtiger Menschen beenden wollen.

Wie sich außerdem in wissenschaftlichen Untersuchungen gezeigt hat, gehört zur Fettleibigkeit auch eine gesellschaftliche Komponente: Es scheint, als würde sie sich von Mensch zu Mensch ausbreiten. Nicholas Christakis von der Harvard University und James Fowler von der University of California in San Diego gingen kürzlich die handgeschriebenen Berichte von 5124 Männern und Frauen aus der Framingham-Herzstudie durch, einem bis heute laufenden Projekt, das 1948 begann und viele Risikofaktoren im Zusammenhang mit Herz-Kreislauf-Krankheiten offengelegt hat. Die ursprünglichen wissenschaftlichen Leiter der Framingham-Studie führten sorgfältig Protokoll – nicht nur über die Angehörigen der einzelnen Versuchspersonen, sondern auch über deren Freunde und Kollegen. Da zwei Drittel aller erwachsenen Versuchspersonen an der ersten Phase der Studie teilgenommen hatten, während ihre Kinder und Enkelkinder in späteren Phasen hinzugekommen waren, existieren Aufzeichnungen nahezu über das gesamte soziale Netzwerk der Gemeinschaft. Christakis und Fowler rekonstruierten aufgrund der Aufzeichnungen ein detailliertes Netzwerk der persönlichen Beziehungen und konnten so zum ersten Mal erkennen, wie zwischenmenschliche Beziehungen das Verhalten beeinflussen.[15]

Als erste Variable analysierten Christakis und Fowler die Fettleibigkeit. Dabei machten sie eine bemerkenswerte Entdeckung: Übergewicht breitet sich anscheinend in einem zwischenmenschlichen Netzwerk aus wie ein Virus. Wenn eine Person Übergewicht bekam, stieg die Wahrscheinlichkeit, dass ein Freund ihr darin nachfolgte, um 171 Prozent. Weiter fanden Christakis und Fowler heraus, dass sich auch das Rauchen von Mensch zu Mensch verbreitet. Wenn ein Freund mit dem Rauchen anfängt, steigt die Wahrscheinlichkeit, dass man selbst ebenfalls die Zigarette anzündet, um 36 Prozent. Ähnliche Prozentsätze gelten für Alkoholkonsum, für Glück und sogar für Einsamkeitsgefühle.

Studien zu den biologischen und gesellschaftlichen Faktoren, die hinter der Fettleibigkeit stehen, helfen den Wissenschaftlern nicht nur, Wege zur Verhütung von Übergewicht zu finden, sondern sie liefern möglicherweise auch Erkenntnisse für die Entwicklung von Medikamenten gegen andere Formen der Sucht. Selbstbeherrschung wird nie einfach sein. Wenn das Belohnungssystem nicht gut funktioniert, können wir den Betroffenen vielleicht helfen, indem wir ihnen die Selbstbeherrschung ein wenig einfacher machen.

Therapien für Süchtige

Durch Tierversuche und andere Studien haben wir viel darüber gelernt, wie man Menschen mit Suchtkrankheiten behandeln kann. Zunächst einmal zeigen die Untersuchungen, dass Sucht eine chronische Krankheit ist. Die Vorstellung, ein Mensch könne einen Monat lang einen Entzug durchlaufen und sei dann geheilt, stimmt nicht. Das ist Wunschdenken.

Zweitens sind von einer Suchterkrankung mehrere Gehirnareale und mehrere neuronale Schaltkreise betroffen. Das erfordert einen mehrschichtigen Therapieansatz und wirft mehrere Fragen auf. Kann man die Selbstbeherrschung eines süchtigen Menschen durch Verhaltenstherapie so weit stärken, dass er das selbstzerstörerische Verhalten im Zaum halten kann, oder lässt sich die Funktion des präfrontalen Cortex mit Medikamenten verbessern? Kann man mit Eingriffen in das Verhalten oder durch Medikamente die Konditionierung schwächen, sodass die betroffene Person nicht mehr auf die mit dem Suchtmittel assoziierten Reize anspricht? Kann man das Belohnungssystem veranlassen, auf natürliche Reize anzusprechen, sodass andere Dinge als Drogen für den Süchtigen zur Motivation werden?

Die derzeit erfolgreichsten Therapieverfahren für Suchtkrankheiten zielen auf das Verhalten und bestehen aus genau festgelegten 12-Schritt-Programmen wie bei den Anonymen Alkoholikern. Aber die meisten Süchtigen verfallen auch dann wieder der Droge, wenn sie die besten vorhandenen Programme absolviert haben. In der hohen Rückfallquote spiegeln sich die lang anhaltenden Veränderungen wider, die sich im Gehirn während der Sucht abspielen. Wie wir erfahren haben, ist die Drogensucht eine Art Langzeiterinnerung. Das Gehirn wird so konditioniert, dass es bestimmte Anhaltspunkte aus der Umwelt mit Glücksgefühlen assoziiert, und eine Begegnung mit solchen Begleitumständen kann dann den Drang auslösen, die Drogen zu konsumieren. Die Erinnerung an das Glücksgefühl bleibt auch dann noch lange erhalten, wenn eine süchtige Person die Droge nicht mehr nimmt; das ist der Grund, warum eine anhaltende Therapie auch nach wiederholten Rückfällen so wichtig ist.

Mit Medikamenten könnte man darauf abzielen, dem Süchtigen zu helfen, dass er das mit dem Suchtmittel assoziierte Glücksgefühl vergisst, und so den machtvollen biologischen Kräften, die eine Sucht antreiben, entgegenwirken; damit würde man die Wirksamkeit von Rehabilitation und psychosozialer Therapie verstärken. Wie wir bereits erfahren haben, wirken sowohl Verhaltenstherapie als auch Medikamente auf biologische Prozesse im Gehirn ein und sind deshalb häufig synergistisch. Bei der Suchttherapie besteht eine der zentralen Herausforderungen darin, unsere wachsenden Erkenntnisse über die Belohnungsschaltkreise des Gehirns in neue Behandlungsmethoden umzumünzen.

Leider haben die Pharmaunternehmen sehr wenig Anstrengungen in die Entwicklung von Medikamenten zur Behandlung von Suchtkrankheiten gesteckt. Das liegt unter anderem daran, dass sie nach ihrer eigenen Wahrnehmung die Forschungskosten von süchtigen Menschen nicht wieder hereinholen können. Dennoch hat die Grundlagenforschung zu einigen wichtigen Medikamentenwirkstoffen geführt, welche das Verlangen nach Suchtmitteln vermindern.

Nikotinersatzstoffe beispielsweise zielen auf die gleichen Gehirnareale wie das Nikotin selbst, das aber so, dass die Lust auf Zigaretten vermindert wird. Methadon bindet an die gleichen Rezeptoren, die auch von Heroin aktiviert werden, bleibt dann aber sehr lange an den Rezeptor gebunden, sodass sich die emotionale Reaktion abschwächt. Methadon ist zwar selbst ein Suchtmittel, die Methadonsucht beeinträchtigt aber das alltägliche Verhalten nicht so stark wie die Sucht nach Heroin. Außerdem ist Methadon ein verschreibungsfähiges Medikament, das man sich legal beschaffen kann; Heroin dagegen ist illegal und muss – häufig unter gefährlichen Umständen – auf dem Schwarzmarkt erworben werden.

Die derzeitigen Therapiemethoden für Suchtkrankheiten sind höchst unzureichend, aber wie wir erfahren haben, tragen Studien mit bildgebenden Verfahren, Tiermodelle der Sucht und epidemiologische Untersuchungen dazu bei, dass unsere Kenntnisse über die Veränderungen im Belohnungssystem des Gehirns, die der Sucht zugrunde liegen, stetig wachsen. Viele Wissenschaftler arbeiten an Behandlungsverfahren, die darauf abzielen, die normale Aktivität in den Dopamin produzierenden Schaltkreisen des Gehirns mit Medikamenten, Verhaltenstherapie und genetischen Methoden wiederherzustellen. Irgendwann wird diese Erforschung der Therapieverfahren uns in die Lage versetzen, Wege zur Verhütung von Süchten zu entwickeln.

Wie geht es weiter?

Das Gesundheitssystem hat sich aus der Reihenuntersuchung und der Behandlung drogensüchtiger Menschen weitgehend zurückgezogen, weil Sucht allgemein als freiwilliges Verhalten angesehen wird – als schlechtes Benehmen eines schlechten Menschen. Durch solche Ansichten werden Süchtige stigmatisiert.

Die Frage, ob wir im Zusammenhang mit der Sucht unseren Willen ausüben, ist schwierig: Drogen zielen auf diejenigen Gehirnteile, die unsere Entscheidungsfähigkeit steuern. Wie wir erfahren haben, ist Sucht ein komplexes Wechselspiel zwischen bewussten und unbewussten mentalen Prozessen. Sie beginnt mit der bewussten Entscheidung, sich Drogen zu beschaffen, aber die Drogen regen die Neuronen im Gehirn zur Produktion des Dopamins und manchmal auch anderer Substanzen an. Am Ende übernehmen diese unbewusste Aktivität und die von ihr im Gehirn verursachten Veränderungen die Macht. Ein süchtiger Mensch mag anfangs selbst die Entscheidung getroffen haben, mit der Droge zu experimentieren, aber die nachfolgende Erkrankung des Gehirns vermindert seine Fähigkeit, frei zu entscheiden.

Die besten Mittel, um die Stigmatisierung zu beseitigen und sowohl den Einzelnen als auch die Gesellschaft in die Lage zu versetzen, sich gegenüber Süchtigen rationaler zu verhalten, sind Aufklärung und Wissenschaft. Tod durch eine Überdosis Drogen ist nach Schätzungen bei Amerikanern unter 50 Jahren heute die häufigste Todesursache.[16] Wie sich in Studien herausgestellt hat, haben 40 Prozent aller 18- bis 19-Jährigen in den Vereinigten Staaten mindestens einmal Erfahrungen mit einer illegalen Droge gesammelt, und mindestens 75 Prozent haben Erfahrung mit Alkohol. Einige davon – ungefähr zehn Prozent – werden süchtig, die anderen nicht. Angesichts der Tatsache, dass die Suchtgefahr stark von der Genetik geprägt wird, ist es wichtig, dass wir die Sucht nicht als moralisches Versagen ansehen, sondern als Krankheit des Gehirns, und dass wir süchtige Menschen nicht bestrafen, sondern ihnen eine Therapie ermöglichen.

Kapitel 10

Sexuelle Differenzierung des Gehirns und Geschlechtsidentität

Die meisten Menschen empfinden schon in jungen Jahren eine starke Geschlechtsidentität – wir haben ein Gefühl dafür, ob wir Junge oder Mädchen sind. Während wir heranwachsen, verhalten wir uns deshalb mehr oder weniger so, wie es für Jungen oder Mädchen in unserer Gesellschaft typisch ist. In der Regel stimmt unsere Geschlechtsidentität mit dem anatomischen Geschlecht, unseren Genitalien und Fortpflanzungsorganen überein, aber das ist nicht immer so. Vielleicht haben wir auch einen männlichen Körper, fühlen uns aber wie ein Mädchen oder eine Frau, oder wir haben einen weiblichen Körper und fühlen uns wie ein Junge oder Mann. Solche Unterschiede sind möglich, weil das anatomische Geschlecht und die Geschlechtsidentität getrennt voneinander und zu verschiedenen Zeitpunkten im Laufe unserer Entwicklung festgelegt werden.

Die Geschlechtsidentität ist unser Gefühl dafür, wo wir im Spektrum der Sexualität stehen – ob wir ein Mann, eine Frau, keines von beiden oder beides sind. Zu ihr gehören unsere biologische Entwicklung, unsere Gefühle und unser Verhalten. Obwohl also die Geschlechtsidentität bei einzelnen Menschen sehr unterschiedlich sein kann, ist sie eine Funktion der normalen sexuellen Differenzierung des Gehirns. Und da wir durch die Erforschung der Geschlechtsidentität so viel über uns selbst erfahren können, entferne ich mich hier einen Schritt weit von der Betrachtung der Erkrankungen des Gehirns und mache einen kleinen Exkurs zur sexuellen Differenzierung.

Für Menschen, deren Geschlechtsidentität nicht im Einklang mit ihrem anatomischen Geschlecht steht – das heißt für Menschen, die Transgender sind –, setzt das Gefühl, sich im falschen Körper zu befinden, schon in der Kindheit ein und kann sich in der Adoleszenz und im Erwachsenenalter verstärken. Das Spannungsverhältnis zwischen dem äußeren Erscheinungsbild – das eine bestimmte Konstellation gesellschaftlicher Erwartungen an das Verhalten schafft – und den inneren Gefühlen führt zu Verwirrung und Leid, und es kann das Verhältnis zu anderen Menschen belasten. Entsprechend erleben Transgender häufig Ängste, Depressionen und andere Störungen. Außerdem sind sie oftmals schwerer Diskriminierung und körperlichen Gefahren ausgesetzt.

Die Geschlechtsidentität ist nicht das Gleiche wie die sexuelle Orientierung, durch die ein Mensch sich sexuell vom anderen Geschlecht, dem gleichen Geschlecht oder beiden Geschlechtern angezogen fühlt. Über die biologischen Hintergründe der sexuellen Orientierung wissen wir derzeit zu wenig, als dass ich sie hier erörtern könnte.

Woher kommt das Gefühl unserer Geschlechtsidentität? Wird es schon vor der Geburt festgelegt, oder ist es ein gesellschaftliches Konstrukt? In diesem Kapitel beschäftigen wir uns zunächst mit der sexuellen Differenzierung, das heißt mit den genetischen, hormonellen und strukturellen Veränderungen, die während der Entwicklung stattfinden und über unser anatomisches Geschlecht bestimmen. Als Nächstes betrachten wir das geschlechtsspezifische Verhalten. Wir gehen der Frage nach, welche Unterschiede zwischen männlichem und weiblichem Verhalten etwas über die physischen Unterschiede zwischen dem männlichen und dem weiblichen Gehirn aussagen. Dann lernen wir die Gene kennen, die dafür sorgen können, dass Geschlechtsidentität und anatomisches Geschlecht auseinanderklaffen. Zusammengenommen vermitteln solche Befunde uns allmählich ein weitaus nuancierteres Bild von der Geschlechtsidentität des Menschen und von den Einflüssen, die das Gehirn darauf ausübt.

Wir werden von einem ausgezeichneten Wissenschaftler erfahren, wie es sich anfühlt, als Junge in einem Mädchenkörper aufzuwachsen und später den Übergang von der Frau zum Mann zu vollziehen. Und schließlich werden wir einigen Aspekten der Frage nachgehen, wie man Kinder und Heranwachsende am besten unterstützt, wenn ihre Geschlechtsidentität sich von dem bei der Geburt erkennbaren Geschlecht unterscheidet.

Das anatomische Geschlecht

Das Wort »Geschlecht« bezeichnet in dreierlei Weise die biologischen Unterschiede zwischen Männern und Frauen. Als *anatomisches Geschlecht* bezeichnet man die offenkundigen Unterschiede, so die unterschiedlichen äußeren Geschlechtsorgane und die anderen Geschlechtsmerkmale wie die Verteilung der Körperbehaarung. Das *Keimdrüsengeschlecht* bezieht sich auf das Vorhandensein männlicher oder weiblicher Keimdrüsen, das heißt der Hoden oder der Eierstöcke. Und das *chromosomale Geschlecht* schließlich definiert sich durch die Verteilung der Geschlechtschromosomen bei Frauen und Männern.

Unsere DNA verteilt sich auf 23 Chromosomenpaare (Abbildung 10.1). Jedes Paar besteht aus einem Chromosom von der Mutter und einem vom Vater. Die Chromosomen der Paare 1 bis 22 haben jeweils eine ähnliche, aber nicht genau gleiche DNA-Sequenz.

Die beiden Chromosomen des 23. Paares – das X- und das Y-Chromosom – unterscheiden sich dagegen stark. Diese Chromosomen bestimmen unser anatomisches Geschlecht. Das weibliche X-Chromosom hat ungefähr die gleiche Größe wie die anderen 44 Chromosomen; das männliche Y-Chromosom ist beträchtlich kleiner. Frauen besitzen zwei Exemplare des X-Chromosoms, was man genetisch als XX bezeichnet; Männer haben jeweils ein Exemplar des X- und des Y-Chromosoms, sind genetisch also XY.

Wie erzeugt das Y-Chromosom einen Jungen? Zu Beginn trägt jeder Embryo einen undifferenzierten Keimdrüsenvorläufer, die *Genitalleiste*.

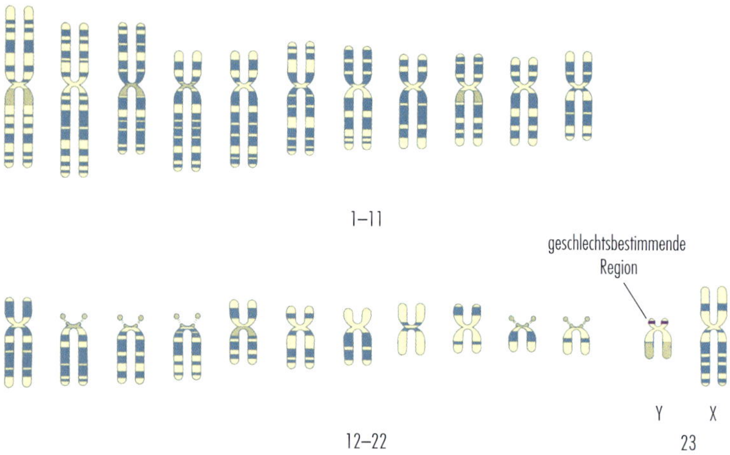

Abb. 10.1 Das Genom des Menschen besteht aus 23 Chromosomenpaaren; das 23. Paar bestimmt das anatomische Geschlecht.

Ungefähr in der sechsten oder siebten Schwangerschaftswoche setzt ein Gen auf dem Y-Chromosom, das als *SRY* (*sex-determining region Y*) bezeichnet wird, den Prozess der männlichen Entwicklung in Gang: Es gibt der undifferenzierten Genitalleiste die Anweisung, sich zu Hoden zu entwickeln (Abbildung 10.2 und 10.3). Wenn die Hoden sich entwickelt haben, wird das geschlechtliche Schicksal des Embryos durch Hormone wie das Testosteron, die von den Hoden ausgeschüttet werden, weiter besiegelt. Ungefähr in der achten Schwangerschaftswoche setzen die Hoden des männlichen Fetus bereits nahezu ebenso viel Testosteron frei wie die eines Jungen in der Pubertät oder eines erwachsenen Mannes. Diese starke Testosteronausschüttung ist die Ursache für nahezu alle Aspekte der Männlichkeit, Körperbau und die Eigenschaften des Gehirns eingeschlossen.

Bei einem Embryo mit zwei X-Chromosomen beginnt ungefähr in der sechsten Schwangerschaftswoche die weibliche Geschlechtsentwicklung: Die Eierstöcke entstehen, und die sexuelle Differenzierung des Körpers sowie verschiedene Aspekte der Gehirnentwicklung schlagen den weiblichen Weg ein (Abbildung 10.2 und 10.3). Damit der Embryo weiblich wird, ist keine umfangreiche Hormonausschüttung aus den Eierstöcken erforderlich.

Geschlechtsspezifisches Verhalten

Männliche und weibliche Tiere lassen in ihren sexuellen und sozialen Verhaltensweisen eindeutige Unterschiede erkennen. Bei jeder Spezies, einschließlich unserer eigenen, legt jedes Individuum eine Reihe von Verhaltensweisen an den Tag, die für sein Geschlecht typisch ist: Biologische Männchen verhalten sich so, wie es für Männchen typisch ist, und biologische Weibchen verhalten sich so, wie es für Weibchen typisch ist.

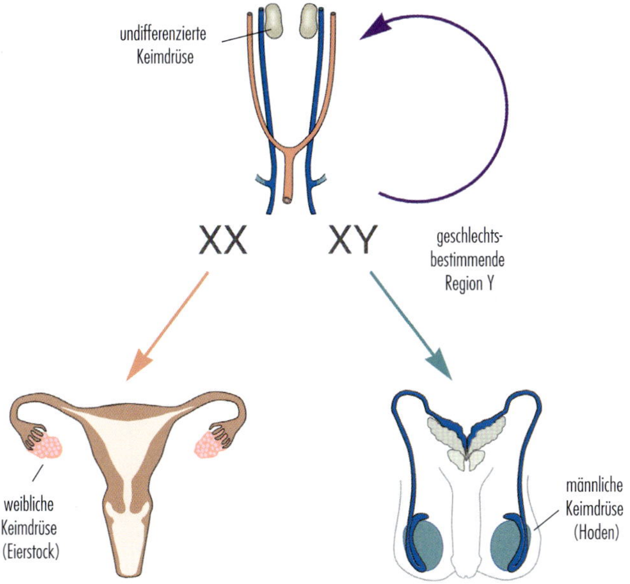

Abb. 10.2: Die männliche oder weibliche Differenzierung des Embryos findet in der sechsten oder siebten Schwangerschaftswoche statt.

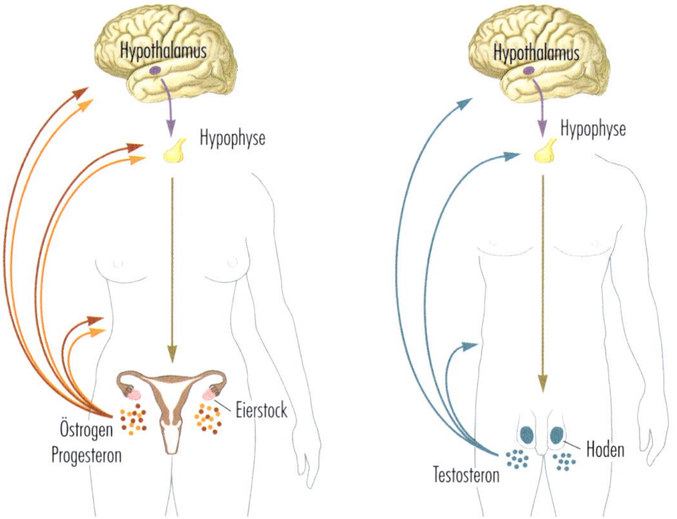

Abb. 10.3: Durch die Ausschüttung männlicher oder weiblicher Hormone entstehen die männliche oder weibliche Körperform und die entsprechenden Eigenschaften des Gehirns.

Die geschlechtsspezifischen Verhaltensweisen, insbesondere das Sexual- und Aggressionsverhalten, sind sich bei verschiedenen biologischen Arten bemerkenswert ähnlich – ein Hinweis, dass solche Verhaltensweisen im Laufe der Evolution sorgfältig bewahrt wurden. Das wiederum lässt darauf schließen, dass auch die neuronalen Schaltkreise, die solche Verhaltensweisen antreiben, sehr ähnlich und evolutionär konserviert sind. Dagegen sind die Signale, die geschlechtsspezifische Verhaltensweisen auslösen, in der Regel für die jeweilige biologische Art charakteristisch.

Bei Amerikanischen Goldspechten zum Beispiel löst nur ein einziges Signal geschlechtsspezifisches Verhalten aus: ein schwarzes Muster, das an einen Schnauzbart erinnert, auf dem Gesicht des Vogelmännchens. Sieht ein männlicher Goldspecht einen Artgenossen mit einem Schnauzbart, greift es diesen an, weil es ihn für ein Männchen hält. Würde man einem Goldspechtweibchen einen Schnauzbart ins Gesicht malen, würde das Männchen auch es angreifen, und wenn man den Schnauzbart eines

Männchens abdeckt, halten die anderen Männchen es für ein Weibchen und versuchen, sich mit ihm zu paaren. Ganz ähnlich verhält es sich mit dem geschlechtsspezifischen Verhalten von Mäusen: Es wird von *Pheromonen* ausgelöst, Duftsignalen, die von anderen männlichen oder weiblichen Mäusen abgegeben werden. Menschen reagieren besonders empfindlich auf optische oder akustische Reize, eine Tatsache, die von der Pornografiebranche erfolgreich ausgenutzt wird.

Wenn wir wissen, welche Signale die geschlechtsspezifischen Verhaltensweisen auslösen, können wir untersuchen, wie das Gehirn das Zurschaustellen dieser Verhaltensweisen steuert. Wie Norman Spack vom Gender Management Service am Boston Children's Hospital der Harvard Medical School herausgefunden hat, schüttet unser Organismus nicht nur in der Pubertät, sondern schon kurz nach der Geburt geschlechtsspezifische Hormone aus.[1] Solche Hormone sind entscheidend daran beteiligt, das Gehirn geschlechtsspezifisch zu formen. Bei Jungen sind hohe Testosteronkonzentrationen unentbehrlich, damit sich die neuronalen Schaltkreise, die spezifisch männliches Verhalten und insbesondere die Aggression steuern, ordnungsgemäß entwickeln können. Umgekehrt bereitet die Ausschüttung von Östrogen bei Mädchen das Paarungsverhalten vor. Ohne diese frühzeitige Östrogenausschüttung entwickelt sich eine andere Kombination geschlechtsspezifischer Verhaltensschaltkreise, die sich insbesondere auf das Paarungsverhalten zwischen Männern und Frauen sowie auf das Verhalten gegenüber dem Nachwuchs auswirken.

Da Mäuse eindeutige geschlechtsspezifische Verhaltensweisen zeigen, konnten Catherine Dulac an der Harvard University und David Anderson vom California Institute of Technology mit modernen genetischen und molekularbiologischen Methoden die Gehirnmechanismen studieren, die solche Verhaltensweisen steuern. Mit ihren Untersuchungen förderten sie einige interessante Erkenntnisse über das Mäusegehirn zutage, die sich möglicherweise auch auf das Gehirn der Menschen übertragen lassen.[2]

Zunächst einmal stellte sich heraus, dass die neuronalen Schaltkreise, die über das geschlechtsspezifische Verhalten beider Geschlechter bestimmen, auch bei beiden Geschlechtern vorhanden sind. Unabhängig vom Geschlecht einer Maus enthält ihr Gehirn also die neuronalen Schaltkreise für männliche und weibliche Verhaltensweisen. Die Schaltkreise werden von Pheromonen gesteuert, hormonähnlichen Substanzen, die von anderen Mäusen in die Umwelt abgegeben werden. Wenn das Gehirn einer Maus ein Pheromon wahrnimmt, aktiviert es normalerweise die Verhaltensweisen, die das Geschlecht des Tieres vorgibt, während die Verhaltensweisen des anderen Geschlechts unterdrückt werden. In einem Mäuseweibchen wird also spezifisch weibliches Sexual- und Elternverhalten aktiviert, und spezifisch männliche Verhaltensweisen werden unterdrückt; bei Mäusemännchen verhält es sich umgekehrt. Wie sich jedoch in genetischen Experimenten gezeigt hat, können männliche und weibliche Mäuse unter bestimmten Umständen auch Verhaltensweisen an den Tag legen, die mit dem jeweils anderen Geschlecht gekoppelt sind. Eine weibliche Maus mit einem mutierten Gen für die Pheromonwahrnehmung verhält sich wie ein Männchen und stellt weiblichen Partnerinnen nach, und wenn ein Gen für die Wahrnehmung von Pheromonen bei einem Mäusemännchen mutiert ist, verhält es sich wie ein Weibchen – es sorgt für die Mäusebabys, statt sie umzubringen, was ein Männchen normalerweise tun würde.

Zweitens wird das Verhalten männlicher und weiblicher Mäuse, deren Gehirn sich großenteils sehr ähnlich ist, nicht ausschließlich durch das biologische Geschlecht bestimmt. Das ist wichtig, denn gelegentlich müssen die Tiere auch das Verhalten des anderen Geschlechts an den Tag legen. Männchen zeigen nach der Paarung und nach der Geburt der Nachkommen für kurze Zeit das Vaterverhalten, und Weibchen vieler biologischer Arten üben als Zeichen ihrer Dominanz männliches Paarungsverhalten aus.

Eine solche bisexuelle Natur des Gehirns hat man nicht nur bei Mäusen und anderen Säugetieren beobachtet, sondern auch bei Fischen und Reptilien; nach heutiger Kenntnis ist es auch bei Menschen von großer Bedeutung für die Steuerung der Geschlechtsidentität.

Geschlechtsdimorphismus im menschlichen Gehirn

Gibt es auch in unserem Gehirn die strukturellen Unterschiede, die bei anderen Säugetieren das geschlechtsspezifische Verhalten von Männchen und Weibchen steuern? Wie sich durch die Fortschritte in der hochauflösenden Magnetresonanzbildgebung (MRT) und in der genetischen Methodik gezeigt hat, haben männliches und weibliches Gehirn zwar viele Eigenschaften gemeinsam, es gibt aber in Aufbau und molekularen Eigenschaften mehrerer Gehirnareale auch geschlechtsspezifische Unterschiede oder *Geschlechtsdimorphismen*. Solche Unterschiede treten in Arealen wie dem Hypothalamus auf, die am Sexual- und Fortpflanzungsverhalten mitwirken, man beobachtet sie aber auch in neuronalen Schaltkreisen, die mit Gedächtnis, Emotionen und Stress im Zusammenhang stehen.

Die Antwort lautet also: Ja, im Gehirn des Menschen gibt es eindeutige Geschlechtsdimorphismen. Wie sich diese Unterschiede aber auf das Verhalten auswirken, wissen wir noch nicht.

In manchen Fällen scheint es eine recht einfache Verbindung zu sein. Nach Ansicht von Fachleuten lassen sich beispielsweise die neuronalen Schaltkreise, die bei Mäusemännchen für die Erektion des Penis und bei Weibchen für die Milchproduktion verantwortlich sind, leicht bei Menschen wiederfinden, aber in der Frage, was Tierversuche uns darüber hinaus über das Verhalten der Menschen lehren können, besteht keine Einigkeit. Wir wissen nur sehr wenig darüber, wie sich Geschlechtsdimorphismen im menschlichen Gehirn auf kognitive Funktionen wie die Geschlechtsidentität auswirken. Auch wenn es darum geht, die Unterschiede in den kognitiven Funktionen von Männern und Frauen auf Strukturunterschiede im Gehirn zurückzuführen, sind wir bisher kaum vorangekommen.

Auf diesem Gebiet wurde der Fortschritt unter anderem behindert, weil Meinungsverschiedenheiten darüber herrschten, ob es überhaupt kognitive Unterschiede zwischen Männern und Frauen gibt. Manchmal wird die Ansicht vertreten, geschlechtsspezifische Unterschiede seien auf die Erwartungen von Familie und Gesellschaft zurückzuführen. Andere behaupten, die Unterschiede hätten eine biologische Grundlage. Wenn es tatsächlich kognitive Unterschiede gibt, sind sie gering und stellen unterschiedliche Mittelwerte innerhalb der höchst variablen männlichen und weiblichen Bevölkerung dar. Mit anderen Worten: Innerhalb jedes Geschlechts haben die Wissenschaftler eine weitaus größere Variationsbreite gefunden als zwischen den Geschlechtern.

Da es im Gehirn von Männern und Frauen einige physische Unterschiede gibt, liegt die Vermutung nahe, dass auch manche neuronalen Schaltkreise unterschiedlich sind und dass solche Unterschiede in unmittelbarem Zusammenhang mit unterschiedlichem Verhalten stehen. In anderen Fällen jedoch scheint geschlechtsspezifisches Verhalten zu entstehen, weil die gleichen grundlegenden Schaltkreise unterschiedlich aktiviert werden. Die Frage lautet also: Enthält unser Gehirn wie das Gehirn der Maus neuronale Schaltkreise sowohl für männliche als auch für weibliche Verhaltensweisen, oder sind bei Männern und Frauen unterschiedliche neuronale Schaltkreise vorhanden?

Neue Erkenntnisse über die Zusammenhänge zwischen dem Geschlechtsdimorphismus im menschlichen Gehirn und der Geschlechtsidentität stammen aus genetischen Studien. Solche Untersuchungen zeigen, dass manche Einzelgenmutationen für eine Entkoppelung des anatomischen Geschlechts vom Gonaden- und Chromosomengeschlecht sorgen. Anatomische Mädchen mit dem Gen für das Androgenitale Syndrom (AGS) sind in der Zeit vor der Geburt einem Testosteronüberschuss ausgesetzt. Die Störung wird in der Regel bei der Geburt diagnostiziert und dann korrigiert, aber der frühzeitige Kontakt des Mädchens mit Testosteron steht im Zusammenhang mit späteren Veränderungen im geschlechtsspezifischen Verhalten. Im Durchschnitt bevorzugen Mädchen mit AGS Spiele und Spielzeuge, die für Jungen des gleichen Alters charakteristisch sind. Außerdem ist bei Frauen, die als Kinder wegen AGS behandelt wurden, eine geringfügige, aber statistisch signifikante Zunahme der Häufigkeit homo- und bisexueller Orientierung zu beobachten. Und ein signifikanter Anteil solcher Frauen verleiht auch dem Wunsch Ausdruck, im Einklang mit ihrer Geschlechtsidentität als Männer zu leben.

Solche Befunde legen die Vermutung nahe, dass die Geschlechtshormone, die in unserem Organismus vor der Geburt ausgeschüttet werden, unabhängig vom chromosomalen oder anatomischen Geschlecht das geschlechtsspezifische Verhalten beeinflussen. Warum das so ist, erklären Dick Swaab und Alicia Garcia-Falgueras vom Niederländischen Institut für Neurowissenschaften. Geschlechtsidentität und sexuelle Orientierung werden nach ihren Feststellungen »in den Gehirnstrukturen programmiert, wenn wir uns noch im Mutterleib befinden. Da aber die geschlechtsspezifische Differenzierung der Genitalien in den ersten beiden Schwangerschaftsmonaten einsetzt, während die sexuelle Differenzierung des Gehirns erst in der zweiten Hälfte der Schwangerschaft stattfindet, können die beiden Prozesse unabhängig voneinander beeinflusst werden, was dann unter Umständen zur Transsexualität führt.«[3]

Auch zwei genetische Störungen, von denen Jungen betroffen sind – die komplette Androgenresistenz (*Complete androgen insensitivity syndrome*, CAIS) und der 5-Alpha-Reduktase-2-Mangel – führen häufig zu verweiblichten äußeren Geschlechtsorganen. Jungen mit beiden Störungen werden bis zur Pubertät fälschlich als Mädchen großgezogen, aber dann gehen die Wege auseinander. Die Symptome des 5-Alpha-Reduktase-2-Mangels sind nicht auf mangelnde Testosteronproduktion, sondern auf einen Defekt in der Weiterverarbeitung des Testosterons zurückzuführen und beschränken sich im Wesentlichen auf die Entwicklung der äußeren Geschlechtsorgane. In der Pubertät führt die kräftige Steigerung des Testosteronspiegels im Blut dazu, dass sich bei Jungen mit dieser Störung männliche Merkmale entwickeln: eine männliche Körperbehaarung, eine männliche Muskulatur und – am auffälligsten – männliche äußere Geschlechtsorgane. Wenn es so weit ist, entschließen sich viele Heranwachsende, das männliche Geschlecht anzunehmen. Die CAIS dagegen ist auf einen Defekt der Androgenrezeptoren im gesamten Organismus zurückzuführen. Junge Menschen mit dieser Störung suchen medizinische Beratung auf, wenn die Menstruation in der Pubertät nicht einsetzt. Wie es ihrem weiblichen Äußeren entspricht, haben die meisten von ihnen eine weibliche Geschlechtsidentität und eine sexuelle Vorliebe für Männer. Unter Umständen lassen sie sich die Hoden entfernen und erhalten ergänzend eine weibliche Hormonbehandlung.

Geschlechtsidentität

Wie wir bereits erfahren haben, macht sich die Geschlechtsidentität schon in der Kindheit bemerkbar und hat nichts mit dem anatomischen Geschlecht zu tun. Deshalb kann eine Person schon als Kind das Gefühl haben, im falschen Körper gefangen zu sein, weil von ihr erwartet wird, dass sie sich auf eine bestimmte Weise verhält, obwohl sie anders fühlt und sich anders verhalten möchte. Solche Transgender verändern häufig ihr Geschlecht – gesellschaftlich, hormonell, chirurgisch oder auf allen diesen Wegen –, um besser zu ihrer Geschlechtsidentität zu passen. Dies zeigen die Lebensgeschichten von Ben Barres (Abbildung 10.4), der als Transgender aufwuchs und sich schließlich entschloss, sich chirurgisch von einer Frau in einen Mann umwandeln zu lassen, und Bruce Jenner, der vom Mann zur Frau wurde.

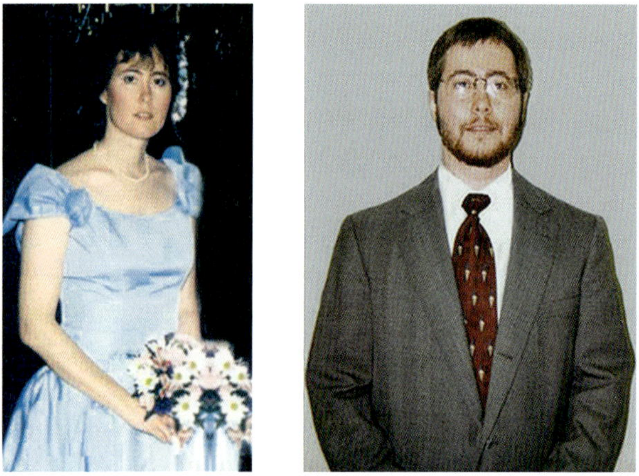

Abb. 10.4: Barbara/Ben Barres

Ben wurde 1955 als Barbara Barres geboren und änderte 1997 sein Geschlecht. Er war ein außerordentlich talentierter Gehirnforscher und hatte von 2008 bis 2017 den Lehrstuhl am Institut für Neurobiologie der Stanford University inne. Im Jahr 2013 wurde er als erster offen transsexueller Wissenschaftler eingeladen, Mitglied der National Academy of Sciences zu werden.

Deshalb ist es auch nicht verwunderlich, dass Deborah Rudacille ihr mittlerweile klassisches, 2006 erschienenes Werk *The Riddle of Gender* (»Das Geschlechterrätsel«), das von anatomischem Geschlecht und Geschlechtsidentität handelt, mit einem Gespräch mit Barres einleitete.

> Solange ich denken kann, hatte ich mich immer für einen Jungen gehalten. Ich wollte mit Jungenspielzeug spielen, wollte mit meinem Bruder und den Freunden meines Bruders spielen, aber nicht mit meiner Schwester. Man gab mir immer Mädchenspielzeug wie Barbiepuppen … Ich wollte so gern Wölfling und später Pfadfinder werden. Stattdessen war ich bei den Brownies, und das gefiel mir überhaupt nicht. Wir haben Kekse gebacken, und ich wollte zelten …
>
> Ich weiß es noch, als wäre es gestern gewesen … Die Anführerin der Pfadfinderinnen schrie mich an und sagte: »Warum musst du immer anders sein, Barbara? Warum musst du immer anders sein?« Sie war mit ihrem Latein vollkommen am Ende. Ich erschrak darüber, denn ich war immer ein braves Kind. Wissen Sie, ich hatte stets gute Noten und habe nie Schwierigkeiten gehabt. Ich habe mich immer bemüht, keine Schwierigkeiten zu machen … Und als sie mich dann so erschreckt hatte, dachte ich darüber nach und habe mir gesagt: »Weißt du, ich glaube, irgendwie mache ich wirklich etwas anders als die anderen Mädchen.«[4]

Als er in die Pubertät kam und sich die Brüste entwickelten, gab er sich alle Mühe, sie unter weiter Kleidung zu verstecken, »damit man sie nicht sieht«. Jetzt empfand Barres zunehmendes Unbehagen:

> Ich hatte dieses Gefühl, in meinem Körper einfach falsch zu sein. Ich fühlte mich jetzt sehr unwohl, und das Unwohlsein hielt mein ganzes restliches Leben an, denn man muss ja Kleidung tragen. Wenn man Arzt ist, muss man eine bestimmte Kleidung tragen, wenn man in die Klinik geht. Man muss zu Beerdigungen und Hochzeiten bestimmte Kleidung tragen. Ich musste zur Hochzeit meiner Schwester gehen und dieses geblümte Kleid anziehen. Das gehört zu den schlimmsten traumatischen Erfahrungen meines Lebens!
>
> Und dieses Unbehagen (ich habe mein Geschlecht erst vor ein paar Jahren geändert) kennzeichnete den größten Teil meines Lebens. Einfach dieses sehr, sehr unbehagliche Gefühl, eine Frau zu sein – jeder Aspekt davon. Aber ich verstand es nicht und war deshalb immer sehr verwirrt.[5]

Während seiner Zeit im College wurde bei Barres das Küster-Hauser-Syndrom diagnostiziert, eine angeborene Entwicklungsstörung, durch die er zwar Eierstöcke besaß, aber weder eine Scheide noch eine Gebärmutter. Junge Frauen mit dieser Störung haben in der Regel eine weibliche Identität und entschließen sich unter Umständen, durch einen chirurgischen Eingriff eine Vagina herstellen zu lassen. Für Barres, der sich nie wie ein Mädchen gefühlt hatte, sah die Sache anders aus:

> Ich weiß noch, wie ich mit diesen Ärzten geredet habe, und sie haben gesagt, sie wollten eine künstliche Scheide aufbauen. Ich hatte in der Sache nichts zu sagen. Sie haben mich nie gefragt, ob ich es wollte … Sie kamen herein und gingen hinaus, aber sie fragten mich nie, wie ich mich fühlte. Und ich hatte durchaus Gefühle! Ich fühlte mich in der ganzen Sache sehr verwirrt, ich fragte mich, warum sie es machen wollten. Ich fühlte mich wirklich nicht weiblich, und ich glaube, ich war nicht besonders scharf darauf, eine Vagina zu haben. Auf der anderen Seite war ich ein Mädchen und sollte eine Vagina haben. Es schien, als hätte ich eigentlich keine Wahl …[6]

Barres machte am Massachusetts Institute of Technology das Examen und studierte dann in Dartmouth Medizin. An der Harvard University promovierte er in Neurobiologie, und seit 1993 gehörte er zum Lehrkörper der Stanford University. Im Jahr 1997 traf er die schwierige Entscheidung, sich einer Geschlechtsumwandlungsoperation zu unterziehen. Wie es dazu kam, erklärt er so:

> Da bin ich, ein Arzt. Was mein Geschlecht angeht, war ich während meines ganzen Lebens verwirrt… Dann las ich diesen Artikel [über den prominenten transsexuellen Mann und Aktivisten James Green], und plötzlich lag es auf der Hand. Es war bewegend. Es war, als würde er genau meine Lebensgeschichte erzählen. In dem Artikel erwähnte er diese Klinik gleich um die Ecke… Also habe ich mich dorthin gewandt… Und wissen Sie, was sie zu mir gesagt haben, als sie mich sahen: »Sie sind ein klassischer Fall. Möchten Sie Ihr Geschlecht ändern?«…
>
> Dann kamen ein paar Wochen, da war ich wirklich gestresst, denn ich dachte immer wieder: »Will ich das wirklich?«… Ich hatte nie das Gefühl, dass ich wirklich gut erklären konnte, wie es sich anfühlt, aber ich habe viele Nächte nicht geschlafen, ich war selbstmordgefährdet… Es war, als wäre mein Leben in zwei Teile gespalten. Der persönliche Teil war sehr unangenehm, und der berufliche Teil war ein Vergnügen…
>
> Als ich dann in die Klinik ging, hatte ich das Gefühl… Entweder das hier oder Selbstmord. Andere Alternativen sah ich nicht mehr. Dann ging alles sehr schnell. Wenige Monate nachdem ich mich vorgestellt hatte, bekam ich Hormone, und noch ein paar Monate später wurden die Eierstöcke herausgenommen…[7]

Später sagte Barres: »Ich glaubte, ich müsse mich zwischen Identität und Karriere entscheiden. Als ich das Geschlecht wechselte, dachte ich, meine Karriere sei vorüber… Aber zu meinem großen Glück waren meine Kollegen an der Hochschule unglaublich hilfreich, und meine Ängste waren viel schlimmer als die Realität.«[8] Zu Rudacille sagte Barres: »Ich habe das Gefühl, da war dieses Problem mit dem Geschlecht, ich bin damit fertig geworden, und es ist gelöst. Das Wichtigste ist, dass ich glücklich war. Ich war um so vieles glücklicher. Jetzt habe ich Spaß am Leben.«

Auf die Frage, ob er die Geschlechtsidentität für psychisch oder physisch, biologisch oder gesellschaftlich hält, erwiderte Barres:

> Ich glaube, die Sache mit dem Geschlecht hat zwei Seiten. Zwei biologische Seiten, denn es ist für die Evolution wichtig, und es kommt bei allen Arten vor. Männer und Frauen sind unterschiedlich gebaut, und alles steht unter dem Einfluss von hormongesteuerten Programmen. Wenn man sich das Verhalten ansieht, ist es bei Männern und Frauen verschieden, und ich glaube nicht, dass das alles nur gesellschaftlich ist. Die besten Belege dafür stammen sogar teilweise von Transsexuellen. Wenn man weiblich-männliche Transsexuelle betrachtet und sich ansieht, wie sie in räumlichen Tests vor und nach der Testosteronbehandlung abschneiden … dann stellt man fest, dass sie mit dem Hormon ein stärker männliches räumliches Vorstellungsvermögen haben. Es gibt also eindeutig bestimmte geschlechtsspezifische Sachen, die von Hormonen gesteuert werden.
>
> … Aber natürlich gibt es in jedem Spektrum auch irgendetwas dazwischen. Ich halte das einfach für Biologie; so sind wir eben. Ich glaube, dass viele Transsexuelle sich so fühlen, denn warum sollten sie sonst von ihrer Geburt an so stark den Eindruck haben, dass etwas nicht stimmt? Warum können sie sich nicht einfach daran gewöhnen, wie sie sind? Das liegt nicht daran, wie die Gesellschaft mich behandelt hat. Das kommt von ganz tief innen.[9]

Einen anderen Weg beschritt Bruce Jenner: Er wurde von einem muskulösen, sportlichen Mann zu einer Frau. Jenner war im College ein hervorragender Footballspieler, aber dann erlitt er eine schwere Knieverletzung, und die nachfolgende Operation führte dazu, dass er die Sportart aufgeben musste. Von L. D. Weldon, dem Trainer der olympischen Zehnkämpfer, ließ er sich überreden, mit Zehnkampf anzufangen, der aus zehn unterschiedlichen Leichtathletik-Sportarten besteht.

Mit Weldon als Trainer gewann Jenner 1976 bei den Olympischen Sommerspielen in Montreal die Goldmedaille im Zehnkampf. Da dieser Sport so viele verschiedene Fähigkeiten erfordert, wird der Goldmedaillengewinner inoffiziell als größter Sportler der Welt bezeichnet. Und Jenner gewann nicht nur, sondern er stellte auch einen neuen Weltrekord auf. Später wurde er Moderator bei NBC und ABC, trat regelmäßig in der Sendung *Good Morning America* auf und wurde ein gefeierter Redner, der einen brillanten Bericht über seine bemerkenswerte olympische Leistung lieferte. Seine Erfolge machten Jenner zu einem Fernseh- und Filmstar.

Zu Beginn trat Jenner öffentlich als Mann auf, aber im April 2015 gab er bekannt, er sei eine Transfrau, und änderte seinen Namen von Bruce in Caitlyn. Sie war im Juli 2015 auf der Titelseite der Zeitschrift *Vanity Fair* abgebildet und trat in einer Fernsehserie mit dem Titel *I Am Cait* auf, in der ihre Geschlechtsumwandlung im Mittelpunkt stand. Der Name Caitlyn und der Wechsel des Geschlechts wurden am 25. September 2015 offiziell registriert. Ihr Leben beschreibt Jenner so: »Man stelle sich einmal vor, sein Innerstes, seine Seele ständig verleugnen zu müssen. Und das ergänze man dann noch um einen Berg unerfüllbarer Erwartungen, weil man für die Menschen die perfekte Verkörperung des amerikanischen Athleten darstellt.«[10] Nachdem Caitlyn ihr wahres Ich offenbart hatte, produzierte sie *I Am Cait* und erhielt höchste Anerkennung dafür, dass sie das Bewusstsein für Transgender-Fragen in der Öffentlichkeit gestärkt hatte.

Transgender-Kinder und -Heranwachsende

Für Transgender-Kinder, die sich in einem Körper mit dem falschen Geschlecht gefangen fühlen, kann die Pubertät wie für Ben Barres zutiefst verwirrend und quälend sein. Um das psychische Trauma zu lindern, geben Ärzte solchen jugendlichen Transgendern immer öfter Medikamente, mit denen die Pubertät aufgehalten wird, bis der Körper und die Entscheidungsfähigkeit so weit gereift sind, dass eine geschlechtsübergreifende Hormonbehandlung beginnen kann, was in der Regel mit 16 Jahren der Fall ist. Die Nebenwirkungen dieser Medikamente sind aber noch weitgehend unbekannt.

Eine derzeit in den Vereinigten Staaten laufende Studie könnte zu einer gewissen Klärung der Frage beitragen, wann und wie man jungen Leuten helfen kann, die das Geschlecht, das ihnen bei der Geburt zugeordnet wurde, wechseln wollen. Die Studie wird von den National Institutes of Health finanziert und verfolgt das Ziel, ungefähr 300 Jugendliche zu rekrutieren, die sich selbst als Transgender bezeichnen, und sie mindestens fünf Jahre lang zu beobachten. Das Projekt ist die bisher größte Studie an jugendlichen Transgendern, und erst zum zweiten Mal werden damit die psychologischen Wirkungen einer verzögerten Pubertät erforscht. Außerdem wird sie sich als erste Studie auch mit den medizinischen Auswirkungen einer solchen Pubertätsverzögerung beschäftigen. Eine Gruppe der Versuchspersonen erhält die Pubertätsblocker zu Beginn der Adoleszenz; eine andere, ältere Gruppe wird mit geschlechtsangleichenden Hormonen behandelt.

Bei Einsetzen der Pubertät bekennen sich 75 Prozent der Kinder, die ihr Geschlecht infrage gestellt haben, zu dem, das ihnen bei der Geburt zugeschrieben wurde. Diejenigen, die sich in der Adoleszenz als Transgender bezeichnen, tun das fast immer auf Dauer. Die Verabreichung von Medikamenten, welche die Pubertät blockieren, wird wegen der schlecht erforschten Nebenwirkungen manchmal kritisch hinterfragt. Viele andere, die in diesem Therapiebereich arbeiten, halten es aber für unethisch, heranwachsenden Transgendern die Möglichkeit zur Geschlechtsumwandlung vorzuenthalten. Nach ihrer Ansicht ist es keine neutrale Entscheidung, die Jugendlichen nicht zu behandeln; es bedeutet vielmehr, dass sie Schaden nehmen können.

Die Endocrine Society arbeitet derzeit an einer Aktualisierung ihrer Leitlinien zur Behandlung jugendlicher Transgender. Der Kinderendokrinologe Stephen Rosenthal von der University of California in San Francisco, einer der führenden Köpfe des Projekts, rechnet für die überarbeiteten Leitlinien, die heute zu einer geschlechtsumwandelnden Hormontherapie frühestens ab dem 16. Lebensjahr raten, mit einer größeren Flexibilität, weil viele Kinder schon mit unter 16 Jahren in die Pubertät kommen. Eine andere Veränderung der Richtlinien könnte Kinder dazu ermutigen, schon vor der Pubertät als das Geschlecht zu leben, mit dem sie sich identifizieren. Diese Alternative ist nach Angaben der Psychologin Diane Ehrensaft von der University of California in San Francisco zunehmend populär, aber sie ist auch umstritten.[11] Viele Psychologen raten bis zum Teenageralter von einer solchen gesellschaftlichen Kehrtwende ab.

Unabhängig davon, welchen Ansatz man im Hinblick auf die Geschlechtsidentität von Kindern verfolgt, sollten Ärzte und Angehörige den Betroffenen nach Ansicht der Bioethikerin Simona Giordano von der Universität Manchester helfen, das eigene Erleben zu verstehen. »Der gesellschaftliche und körperliche Wandel ist ein langer Weg«, sagt sie.[12]

Wie geht es weiter?

Die sexuelle Differenzierung des Gehirns ist ein umfangreiches, wichtiges Forschungsgebiet. Nach und nach entdecken wir, welche neuronalen Schaltkreise das geschlechtsspezifische Verhalten bestimmen, und dazu gehören auch kognitive Verhaltensaspekte wie die Geschlechtsidentität. So wissen wir beispielsweise heute, dass die Geschlechtsidentität eine biologische Grundlage hat und sich während der vorgeburtlichen Entwicklung vom anatomischen Geschlecht entfernen kann. Und wie Swaab und Garcia-Falgueras feststellen, »gibt es keinen Beweis, dass das gesellschaftliche Umfeld nach der Geburt einen Einfluss auf die Geschlechtsidentität oder die sexuelle Orientierung hat«.[13]

Wenn wir uns stärker auf die biologischen Hintergründe der Geschlechtsidentität konzentrieren, werden wir zu einem viel klareren Bild der Bandbreite menschlicher Sexualität gelangen, und das wird dazu führen, dass wir Transgender-Männer und -Frauen besser verstehen und akzeptieren. Wir werden dann in der Lage sein zu verstehen, was ein Kind meint, wenn es erklärt, es stecke im falschen Körper. Und wir werden in der Lage sein, solchen Kindern den Weg ins Erwachsenenalter zu erleichtern.

Kapitel 11

Bewusstsein: das letzte große Rätsel des Gehirns

Francis Crick, der bedeutendste Biologe unserer Zeit, widmete die letzten 30 Jahre seines Lebens der Frage, wie das Bewusstsein aus der Tätigkeit des Gehirns erwächst. In seinem 1994 erschienenen Buch *The Astonishing Hypothesis: The Scientific Research for the Soul* (*Was die Seele wirklich ist*) schrieb er: »Ihre Freuden und Leiden, Ihre Erinnerungen, Ihre Ziele, Ihr Sinn für Ihre eigene Identität und Willensfreiheit – bei alledem handelt es sich in Wirklichkeit nur um das Verhalten einer riesigen Ansammlung von Nervenzellen und dazugehörigen Molekülen.«

Aber was die Aufklärung der Bewusstseinsmechanismen angeht, machte Crick relativ wenig Fortschritte, und bis heute bleibt die Einheit des Bewusstseins – unsere Selbstwahrnehmung – das größte Rätsel des Gehirns. Über das Bewusstsein als philosophischen Begriff herrscht nach wie vor keine Einigkeit, aber die meisten Menschen, die sich damit beschäftigen und Bewusstseinsstörungen untersucht haben, halten es nicht für eine einheitliche Funktion des Geistes, sondern für verschiedene Zustände in unterschiedlichen Zusammenhängen.

Eine der größten Überraschungen, die sich aus der modernen Erforschung von Bewusstseinszuständen herauskristallisierte, war die Erkenntnis, dass Sigmund Freud recht hatte: Wir können das Bewusstsein nicht verstehen, wenn wir nicht begreifen, dass sich komplexe, unbewusste mentale Prozesse durch das bewusste Denken ziehen. Jegliche bewusste Wahrnehmung hängt von unbewussten Vorgängen ab. Wenn wir uns also in das Rätsel des Bewusstseins vertiefen, sollten wir immer daran denken, was uns die Erforschung von Störungen des Gehirns über die mentalen Verarbeitungsvorgänge gelehrt hat. Wir wissen, dass das Gehirn mithilfe unbewusster und bewusster Prozesse eine innere Repräsentation der Außenwelt aufbaut, die dann unser Verhalten und unsere Gedanken lenkt. Sind die neuronalen Schaltkreise unseres Gehirns gestört, erleben wir die Welt sowohl qualitativ als auch quantitativ anders als andere Menschen, und das sowohl auf der bewussten als auch auf der unbewussten Ebene.

Die neue Biologie des Geistes – die Vermählung der modernen Kognitionspsychologie mit der Neurowissenschaft – hat auch ein neues Verständnis für das Bewusstsein geschaffen. Wie wir in diesem Kapitel noch genauer erfahren werden, haben Wissenschaftler mithilfe bildgebender Verfahren verschiedene Bewusstseinszustände analysiert und damit einige grundlegende Wege offengelegt, auf denen unser Gehirn den Geist entstehen lässt. Ebenso werden wir noch einmal die Entscheidungsfindung betrachten, aber dieses Mal nicht unter dem Gesichtspunkt fehlerhafter moralischer Entscheidungen, sondern mit einer weiter gefassten Sichtweise: Wir fragen, wie sich diese entscheidende Fähigkeit sowohl der unbewussten als auch der bewussten Verarbeitung bedient. Unterwegs werden wir erfahren, was wir dank der kaum vorstellbaren Zusammenarbeit von Wirtschaftswissenschaft und Zellbiologie über die Regeln gelernt haben, denen die Entscheidungsfindung unterliegt. Und schließlich betrachten wir die Beiträge der Psychoanalyse zu unseren Erkenntnissen über mentale Prozesse, und wir werden erfahren, wie diese Behandlungsmethode neuen Schwung und Zielstrebigkeit gewinnen kann, wenn sie sich mit der Biologie des Geistes verbindet.

Freuds Strukturmodell der Psyche

Freud unterteilte die Psyche in bewusste und unbewusste Bestandteile (»Instanzen«). Der bewusste Teil, das Ich, steht über unsere Sinnessysteme – Sehen, Hören, Tasten, Schmecken und Riechen – in unmittelbarem Kontakt mit der Außenwelt. Das Ich lässt sich von der Realität leiten – Freud sprach vom *Realitätsprinzip* – und befasst sich mit Wahrnehmung, Nachdenken, der Planung von Handlungen sowie dem Erlebnis von Freude und Schmerz, Qualitäten, die uns in die Lage versetzen, eine Belohnung aufzuschieben. Später erkannte Freud, dass auch das Ich einen unbewussten Bestandteil hat – wir kommen gleich darauf zurück.

Der unbewusste Teil der Psyche, das *Es* oder *Id*, wird nicht von Logik oder Realität gelenkt, sondern vom *Lustprinzip* – das heißt von dem Prinzip, nach Lust zu streben und Schmerz zu vermeiden. Nach Freuds erster Definition war das Unbewusste ein einziges Gebilde, das im Wesentlichen aus Instinkten besteht; diese lagen demnach außerhalb unserer bewussten Wahrnehmung, beeinflussten aber unser Verhalten und Erleben. Er hielt die Instinkte für die wichtigsten Triebkräfte aller mentalen Funktionen. Freud behauptete zwar, es gebe eine unendliche Zahl solcher Instinkte (»Triebe«), er reduzierte sie aber auf wenige grundlegende Formen, die er in zwei große Gruppen einteilt. *Eros*, der Lebenstrieb, umfasst danach alle Instinkte der Selbsterhaltung und der Sexualität; *Thanatos*, der Todestrieb, besteht aus allen aggressiven, selbstzerstörerischen und grausamen Instinkten. Die Vorstellung, Freud habe behauptet, dass alle Tätigkeiten der Menschen aus sexuellen Motiven entspringen, ist also falsch. Wenn sie auf Thanatos zurückgehen, sind sie nicht sexuell motiviert; und wie wir noch genauer erfahren werden, können Lebens- und Todestrieb auch verschmelzen.

Später erweiterte Freud seine Vorstellung vom Unbewussten über das Es oder das triebhafte Unbewusste hinaus. Er nahm eine weitere Komponente hinzu, das Über-Ich. Das Über-Ich ist der moralische Teil der Psyche und bildet unser Gewissen. Und schließlich vervollständigte Freud sein Strukturmodell der Psyche durch Hinzufügen des *Vorbewuss-*

ten. Dieser dritte unbewusste Bestandteil gehört zum Ich; er verarbeitet die für das Bewusstsein nötigen Informationen, ohne dass wir es bemerken (Abbildung 11.1). Freud erkannte also an, dass ein großer Teil unserer höheren kognitiven Verarbeitungsprozesse unbewusst abläuft, das heißt ohne dass wir sie wahrnehmen und ohne dass wir in der Lage wären, darüber zu reflektieren. Auf das Vorbewusste und seine Mitwirkung an Entscheidungsprozessen werden wir später in diesem Kapitel zurückkommen.

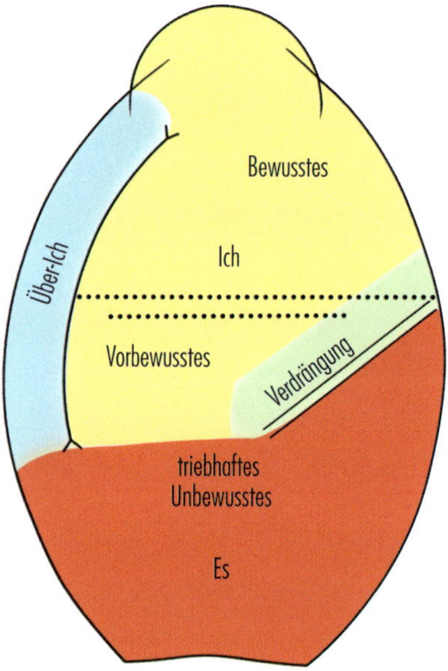

Abb. 11.1: Freuds Strukturmodell der Psyche

In großen Teilen seiner Arbeit widmete sich Freud dem Es, unserem unbewussten Lagerhaus für gesellschaftlich unannehmbare Wünsche, traumatische Erinnerungen und schmerzliche Gefühle, und der Erforschung der Verdrängung, jenes Abwehrmechanismus, der solche Emotionen daran hindert, in unser bewusstes Denken vorzudringen. In der

Gehirnforschung beginnt man heute damit, die biologischen Grundlagen mancher Triebe zu untersuchen, jener machtvollen unterirdischen Kräfte, die unsere Motive, Verhaltensweisen und Entscheidungen prägen.

David Anderson vom California Institute of Technology, der uns in Kapitel 10 bereits begegnet ist, fand in seinen Untersuchungen zur Neurobiologie emotionaler Verhaltensweisen einige biologische Grundlagen für zwei Triebe, die Freud bereits beobachtet hatte – Sexualität und Aggression –, sowie für ihre Verschmelzung.[1]

Schon seit einiger Zeit wissen wir, dass die Amygdala die Gefühle koordiniert und mit dem Hypothalamus kommuniziert, der Region, die instinktive Verhaltensweisen wie Elternverhalten, Essen, Paarung, Angst und Kampf steuert (Abbildung 11.2). Anderson fand innerhalb des Hypo-

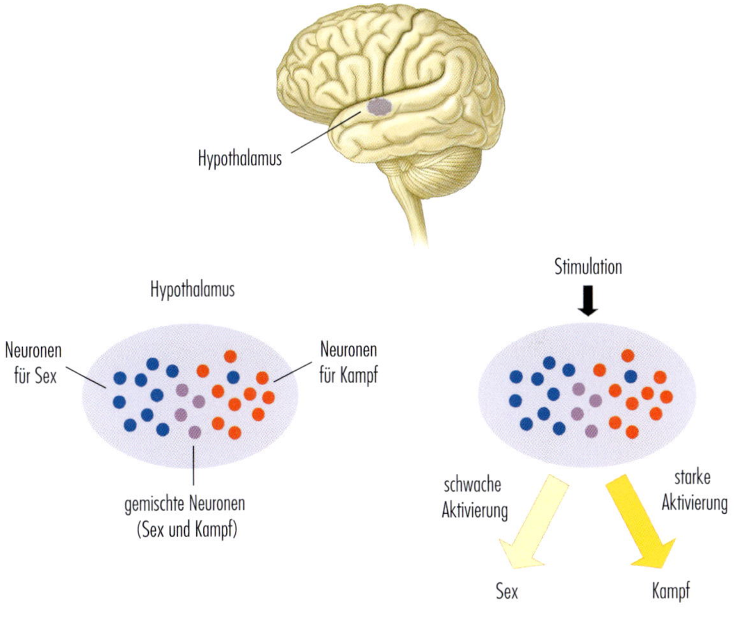

Abb. 11.2: Die beiden Neuronengruppen im Hypothalamus, die für die Steuerung von Aggression und Sexualverhalten sorgen, sind eng gekoppelt.

thalamus einen Kern – eine Ansammlung von Neuronen –, der zweierlei Zellen enthält: Eine Population reguliert die Aggression, die andere das Sexual- und Fortpflanzungsverhalten. Ungefähr 20 Prozent der Neuronen, die im Grenzbereich zwischen den beiden Populationen liegen, können sowohl bei der Sexualität als auch bei der Aggression aktiv werden. Demnach liegt die Vermutung nahe, dass die Gehirnschaltkreise, die diese beiden Verhaltensweisen regulieren, eng gekoppelt sind.

Wie können zwei Verhaltensweisen, die sich gegenseitig ausschließen – Sex und Kampf – von derselben Neuronenpopulation vermittelt werden? Die Unterscheidung hängt nach Andersons Feststellung von der Intensität des Reizes ab, der auf die Neuronen einwirkt. Eine schwache Sinnesreizung wie beispielsweise beim sexuellen Vorspiel aktiviert die Verhaltensweisen für die Sexualität, ein stärkerer Reiz – beispielsweise durch eine Gefahr – regt das Kampfverhalten an.

Die Regionen, die mit Sexualität und Aggression zu tun haben, liegen also dicht nebeneinander und überlappen sich zum Teil; das ist vielleicht eine Erklärung dafür, warum diese beiden Triebe so leicht verschmelzen können, zum Beispiel wenn Paare sagen, dass sie Sex noch mehr genießen, wenn sie sich zuvor gestritten haben.

Bewusstsein: die Sichtweise der Kognitionspsychologie

Die moderne Kognitionspsychologie geht an den Geist auf andere Weise heran als Freud. Sie konzentriert sich nicht auf unsere Triebe, sondern auf die Frage, wie der unbewusste Teil der Psyche vielfältige Kognitionsprozesse möglich macht, ohne dass wir uns ihrer bewusst werden. Aber bevor wir uns mit der unbewussten Kognition befassen, wollen wir uns ansehen, wie die moderne Kognitionspsychologie das Bewusstsein betrachtet.

Wenn Kognitionspsychologen vom Bewusstsein sprechen, meinen sie damit je nach Zusammenhang unterschiedliche Zustände: das Erwachen aus dem Schlaf, die Wahrnehmung einer näherkommenden Person, die Sinneswahrnehmung oder die Planung und Ausführung willentlicher

Handlungen. Um diese verschiedenen Zustände zu verstehen, müssen wir unser bewusstes Erleben aus zwei unabhängigen, einander aber überschneidenden Blickwinkeln betrachten.

Der erste betrifft den *Gesamterregungszustand des Gehirns* – zum Beispiel ob wir wach sind oder im tiefen Schlaf liegen. Unter diesem Gesichtspunkt bezeichnen *Bewusstseinsebenen* unterschiedliche Zustände von Wachheit und Wachsamkeit, von dem Zustand, wenn wir gerade aus dem Schlaf erwachen, bis zur Aufmerksamkeit während des normalen bewussten Denkens; als *Bewusstlosigkeit* dagegen bezeichnen wir Zustände wie Schlaf, Koma oder Vollnarkose.

Der zweite Blickwinkel betrifft den *Inhalt der Verarbeitung im angeregten Zustand des Gehirns* – beispielsweise ob wir Hunger haben, einen Hund sehen oder Zimt riechen. Unter dem Gesichtspunkt der Inhalte müssen wir herausfinden, welche Aspekte der Sinnesinformation bewusst und welche unbewusst verarbeitet werden, und wir müssen fragen, welche Vorteile die beiden Formen der Verarbeitung bieten.

Die beiden Sichtweisen hängen natürlich zusammen: Wenn wir nicht wach genug sind, können wir Sinnesreize weder bewusst noch unbewusst verarbeiten. Also beginnen wir bei den biologischen Hintergründen der Wachseins.

Bis vor kurzer Zeit hielt man den Zustand der Wachheit – bestehend aus Erregung (*arousal*) und Aufmerksamkeit (*vigilance*) – für die Folge des sensorischen Inputs in die Großhirnrinde: Wird der Input abgeschaltet, schlafen wir ein. Der österreichische Psychiater und Neurologe Constantin von Economo, der sich 1918 mit der Grippeepidemie beschäftigte, hatte mehrere Patienten, die vor ihrem Tod ins Koma fielen. Als er sie später obduzierte, stellte er fest, dass ihre Sinnessysteme mehr oder weniger intakt waren; geschädigt war aber eine Region im oberen Hirnstamm. Diesen Bereich bezeichnete er als Wachzentrum.

Empirisch überprüft wurden Economos Befunde 1949 von dem angesehenen italienischen Wissenschaftler Giuseppe Moruzzi und von Horace Magoun, einem bedeutenden amerikanischen Physiologen. Mit Tierversuchen fanden die beiden heraus, dass eine Schädigung der neuronalen

Schaltkreise, die von den Sinnessystemen zum Gehirn verlaufen – und zwar insbesondere der Schaltkreise, die Tastempfindungen und das Lagegefühl vermitteln –, das Bewusstsein und den Wachheitszustand in keiner Weise beeinträchtigt. Schädigt man dagegen eine Region im oberen Hirnstamm – von Economos Wachzentrum –, ist Koma die Folge. Und wenn man diese Region stimuliert, erwacht ein Tier aus dem Schlaf.

Wie Moruzzi und Magoun erkannten, gibt es im Gehirn ein System – sie sprachen vom *retikulären Aktivierungssystem* –, das sich von Hirnstamm und Mittelhirn bis zum Thalamus und von dort zur Großhirnrinde erstreckt. Dieses System transportiert die für den bewussten Zustand notwendigen Informationen der verschiedenen Sinnessysteme und verteilt sie diffus über die Großhirnrinde (Abbildung 11.3). Das retikuläre Aktivierungssystem ist zwar für den Wachzustand notwendig, es kümmert sich aber nicht um den Inhalt der bewussten Verarbeitung, das heißt um die Bewusstseinsinhalte.

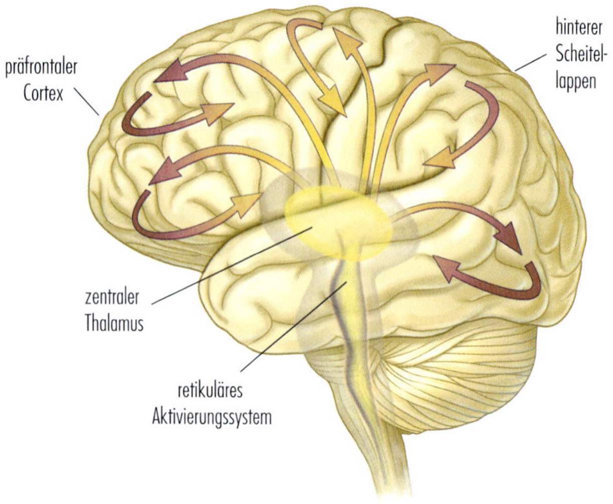

Abb. 11.3: Das retikuläre Aktivierungssystem verteilt die für den bewussten Zustand notwendigen Sinnesinformationen vom Hirnstamm in die Großhirnrinde.

Für den Bewusstseinsinhalt, unseren bewussten Zustand, sorgt die Großhirnrinde. Nach Ansicht von John Searle, emeritierter Professor für Philosophie an der University of California in Berkeley, ist die dem gesunden Menschenverstand folgende Definition des Bewusstseins nicht sonderlich schwierig, auch wenn manche Autoren behaupten, es sei schwer zu definieren. Bewusstsein ist für ihn der Zustand, in dem Wahrnehmung und Empfindung stattfinden. Es setzt morgens ein, wenn wir aufwachen, und bleibt den ganzen Tag über bestehen, bis wir abends schlafen gehen oder auf andere Weise »bewusstlos« werden.

Das Bewusstsein hat drei bemerkenswerte Eigenschaften. Die erste ist das *qualitative Gefühl*: Musik zu hören, ist etwas anderes als an einer Zitrone zu riechen. Die zweite ist die *Subjektivität*: Bewusstsein läuft in meinem Inneren ab. Ich bin mir ziemlich sicher, dass sich in anderen Menschen etwas Ähnliches abspielt, aber zu meinem eigenen Bewusstsein habe ich ein ganz anderes Verhältnis als zum Bewusstsein jedes anderen. Ich weiß, dass der andere Schmerzen empfindet, wenn er sich die Hand verbrennt, aber das liegt daran, dass ich sein Verhalten beobachte; seine Schmerzen erlebe ich nicht – ich fühle sie nicht. Nur wenn ich mich selbst verbrenne, habe ich Schmerzen. Das dritte Merkmal ist die *Einheit des Erlebens*: Das Gefühl, dass mein Hemd an meinem Hals anliegt, der Ton meiner Stimme und der Anblick aller anderen Menschen, die um den Tisch sitzen, sind für mich Teile eines einzigen, einheitlichen Bewusstseins – *meines* Erlebens – und kein Durcheinander getrennter Sinnesreize.

Im weiteren Verlauf erklärt Searle, es gebe ein leichtes und ein schwieriges Problem des Bewusstseins. Das leichte Problem besteht darin herauszufinden, welche biologischen Prozesse im Gehirn mit unserem bewussten Zustand im Zusammenhang stehen. Wissenschaftler wie Bernard Baars und Stanislas Dehaene suchen derzeit mit bildgebenden Verfahren und verschiedenen anderen modernen Methoden nach solchen *neuronalen Korrelaten des Bewusstseins*. Wir werden später auf ihre Arbeiten zurückkommen.

Das schwierige Problem ist nach Searle die Frage, wie diese neuronalen

Korrelate unseres bewussten Zustandes mit dem Erlebnis des Bewusstseins zusammenhängen. Wir wissen, dass alle Erlebnisse – der Duft einer Rose, der Klang einer Beethoven-Klaviersonate, die Angst des postindustriellen Menschen im Spätkapitalismus, also einfach alles – durch verschiedene Impulshäufigkeiten der Neuronen in unserem Gehirn erzeugt werden. Aber sind diese neuronalen Prozesse, diese Korrelate des Bewusstseins, tatsächlich die *Ursache* des Bewusstseins? Und wenn ja, wie verursachen sie es? Und warum setzt das Bewusstseinserlebnis solche biologischen Prozesse voraus?

Theoretisch sollten wir herausfinden können, ob neuronale Korrelate das Bewusstsein auf den üblichen Wegen erzeugen: Wir können fragen, ob das Bewusstsein eingeschaltet wird, wenn seine neuronalen Korrelate aktiv werden, und ob wir das Bewusstsein ausschalten können, wenn wir die neuronalen Korrelate ausschalten. Nur sind wir derzeit noch nicht in der Lage dazu.

Die Biologie des Bewusstseins

Der Physiologe und Psychologe Hermann von Helmholtz erkannte im 19. Jahrhundert wahrscheinlich als Erster, dass das Gehirn Informationen aus den verschiedenen Sinnessystemen zusammensetzt und daraus unbewusst Rückschlüsse zieht. Tatsächlich kann das Gehirn aus sehr spärlichen Informationen komplizierte Schlüsse ziehen. Wenn wir beispielsweise eine Reihe schwarzer Linien betrachten, bedeuten diese überhaupt nichts; wenn sich die Linien aber bewegen – und zwar besonders wenn sie sich vorwärts bewegen –, erkennt unser Gehirn darin sofort einen gehenden Menschen.

Ebenso wurde Helmholtz klar, dass die unbewusste Informationsverarbeitung nicht nur reflexhaft oder instinktiv erfolgt, sondern der Anpassung dient – sie hilft uns, in der Welt zu überleben. Außerdem ist unser Unbewusstes kreativ. Es führt ein ganzes Spektrum von Informationen zusammen und leitet sie ans Bewusstsein weiter; dabei nutzt es sowohl im Gedächtnis gespeicherte Informationen als auch solche, die derzeit wahrgenommen werden. Das Gehirn nimmt die Teilinformationen auf, vergleicht sie mit früheren Erfahrungen und fällt ein besseres, rationales Urteil.

Das war eine erstaunliche Erkenntnis, und Freud griff sie auf. Er interessierte sich für die *Aphasien*, eine Gruppe von Sprachstörungen, und stellte eine bemerkenswerte Beobachtung an: Die Wörter, derer wir uns bedienen, suchen wir nicht bewusst aus. Wir bilden nicht bewusst grammatikalische Strukturen. All das geschieht vielmehr unbewusst – wir sprechen einfach. Und wenn wir sprechen, kennen wir die Quintessenz dessen, was wir sagen wollen, auch wenn wir erst dann genau wissen, was wir sagen, wenn wir es aussprechen.

Ganz ähnlich ergeht es uns, wenn wir ein Gesicht ansehen: Wir erkennen nicht bewusst zwei Augen, zwei Augenbrauen, zwei Ohren und einen Mund und sagen dann: »Ach ja, das ist der Soundso.« Das Erkennen überkommt uns einfach. Ein solches anpassungsorientiertes, auf hoher Ebene angesiedeltes Denken findet in Freuds Vorbewusstem statt. Freuds eigentliche Frage lautet dann vielleicht: »Wie funktioniert diese Integration, die uns in die Lage versetzt, etwas so Komplexes zu erkennen?«

Um das zu beantworten, kann man sich die Abbildung 11.4 ansehen. Der linke Teil zeigt scheinbar ein weißes Quadrat, das auf vier schwarzen

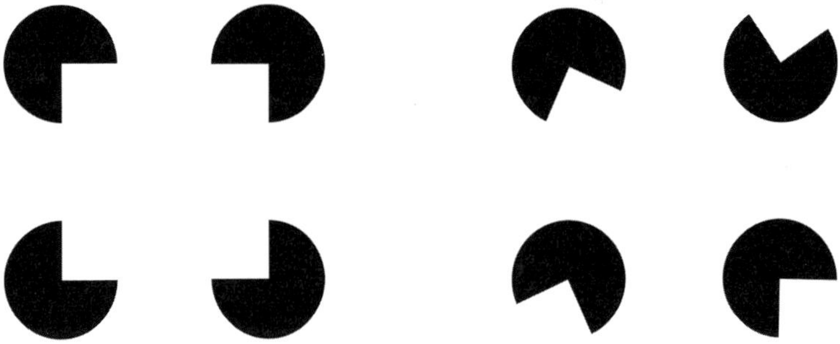

Abb. 11.4: Das Kanizsa-Quadrat. Bewusstes Denken schafft imaginäre Linien (links), die in Wirklichkeit nicht existieren.

Kreisen liegt. Rechts erkennt man scheinbar vier schwarze Scheiben, aus denen jeweils ein Stück herausgeschnitten wurde. Unser Gehirn ist es gewohnt, in seinen Wahrnehmungen einen Sinn zu erkennen, und deshalb sagt es uns, dass wir links ein weißes Quadrat über vier schwarzen Kreisen sehen. In Wirklichkeit ist das weiße Quadrat aber nicht vorhanden. Unser Gehirn hat es erschaffen. Das wird klar, wenn man die vier schwarzen Kreise rechts betrachtet. Außerdem schafft unser Gehirn einen Helligkeitsunterschied zwischen dem Quadrat über den Kreisen und dem Hintergrund – auch dieser Unterschied existiert nicht.

Nach Ansicht des Kognitionspsychologen Bernard Baars sollte man die Integration bewusster und unbewusster mentaler Abläufe im Gehirn – die Interpretation des Gesehenen durch unseren Geist – empirisch erforschen können, wenn sie sich irgendwie mit den Erkenntnissen der Neurowissenschaft in Verbindung bringen ließe. Also machte er sich an die Arbeit.

Der globale Arbeitsraum

Nachdem Baars eine Reihe von Experimenten geplant und durchgeführt hatte, in denen er bildgebende Verfahren zur Erforschung der visuellen Wahrnehmung einsetzte, formulierte er 1988 die Theorie des *globalen Arbeitsraumes*.[2] Danach gehört zum Bewusstsein die Verbreitung oder Aussendung zuvor unbewusster (vorbewusster) Information in der gesamten Großhirnrinde. Nach Baars' Vermutung besteht der globale Arbeitsraum aus einem System neuronaler Schaltkreise, das sich vom Hirnstamm über den Thalamus bis in die Großhirnrinde erstreckt.

Vor Baars war die Frage nach dem Bewusstsein für die meisten strengen Experimentalpsychologen tabu, denn man hielt sie für ein Problem, das man nicht wissenschaftlich untersuchen kann. Heute ist uns aber klar, dass die Psychologie über eine ungeheure Bandbreite an Techniken verfügt, mit denen sich das Bewusstsein im Labor erforschen lässt. Grundsätzlich kann man im Experiment einen beliebigen Reiz – ein Bild eines Gesichts oder ein Wort – herausgreifen, die Bedingungen ein wenig abwandeln und so dafür sorgen, dass unsere Wahrnehmung des Reizes nach Belieben ins Bewusstsein tritt und daraus verschwindet. Zeige ich beispielsweise jemandem ein Foto vom Gesicht eines Menschen und anschließend sehr schnell ein anderes Bild, welches das Porträt *maskiert*, hat der Betrachter das Gesicht nicht bewusst wahrgenommen. Zeige ich dagegen das gleiche Foto mehrere Sekunden lang, gelangt es ohne Weiteres in die bewusste Wahrnehmung.

Das war eine neue, kognitionspsychologische Herangehensweise an das Bewusstsein. In ihr floss die Psychologie der bewussten Wahrnehmung mit den neurowissenschaftlichen Erkenntnissen über Signale zusammen, die vom Thalamus an die gesamte Großhirnrinde verteilt werden. Beide Ansätze stehen in einem untrennbaren Zusammenhang. Ohne eine gute psychologische Einordnung des bewussten Zustandes kommen wir mit den biologischen Erkenntnissen über die Weiterleitung der Information nicht weiter, und ohne Biologie werden wir nie die grundlegenden Mechanismen des Bewusstseins verstehen.

Der französische Kognitionsforscher Stanislas Dehaene erweiterte Baars' psychologisches Modell um einen biologischen Aspekt.[3] Was wir als bewussten Zustand erleben, ist nach seinen Erkenntnissen das Produkt dezentraler neuronaler Schaltkreise, die einen bestimmten Informationsbaustein herausgreifen, verstärken und an die Großhirnrinde weiterleiten. Baars' Theorie und Dehaenes Befunde machen deutlich, dass wir auf zweierlei Weise an Dinge denken: erstens unbewusst unter Beteiligung der Wahrnehmung, und zweitens bewusst, wobei die wahrgenommenen Informationen weitergeleitet werden.

Dehaene entwickelte eine Methode, um das Bewusstsein im Gehirn durch die Gegenüberstellung der unbewussten und der bewussten Verarbeitung sichtbar zu machen.[4] Er lässt die Wörter »eins, zwei, drei, vier« auf einem Bildschirm aufblitzen. Selbst wenn sie dort nur sehr kurz erscheinen, können wir sie sehen. Zeigt er aber kurz vor und kurz nach dem letzten Wort »vier« eine geometrische Form, scheint das Wort zu verschwinden. Es ist noch auf dem Bildschirm vorhanden, es ist auch auf der Netzhaut vorhanden und das Gehirn verarbeitet es – aber wir sind uns seiner nicht bewusst.

Im nächsten Schritt bringt er die Wörter genau an der Schwelle des Bewusstseins an, sodass die Versuchspersonen in der Hälfte der Fälle erklären, sie hätten sie gesehen, und in der anderen Hälfte nicht. Die Wahrnehmung ist rein subjektiv. Die objektive Realität der Wörter ist immer genau die gleiche, ob wir nun glauben, wir hätten sie gesehen, oder nicht.

Was spielt sich im Gehirn ab, wenn wir ein Wort »unterschwellig« sehen, das heißt buchstäblich unterhalb der Bewusstseinsschwelle? Erstens wird die Sehrinde sehr aktiv. Dabei handelt es sich um eine unbewusste neuronale Aktivität: Das Wort, das wir gesehen haben, gelangt bis in die frühe visuelle Verarbeitungsstation der Großhirnrinde, aber nach 200 bis 300 Millisekunden verliert es sich, ohne die höheren Zentren der Großhirnrinde zu erreichen (Abbildung 11.5). Hätte ich vor 30 Jahren die Frage gestellt, ob eine unbewusste Wahrnehmung die Großhirnrinde überhaupt erreicht, hätten die Neurowissenschaftler verneint – damals glaubten sie, jede Information, die in die Großhirnrinde gelangt, werde automatisch auch ins Bewusstsein eintreten. In Wirklichkeit geschieht aber etwas ganz anderes, wenn eine Wahrnehmung bewusst wird.

Die bewusste Wahrnehmung beginnt ebenfalls mit Aktivität in der Sehrinde, die aber nicht im Sande verläuft, sondern verstärkt wird. Nach ungefähr 300 Millisekunden ist sie sehr groß – keine auslaufende Welle, sondern ein Tsunami. Sie pflanzt sich im Gehirn bis zum präfrontalen Cortex fort. Von dort läuft sie zurück zum Ausgangspunkt und schafft so eine »kreisende« neuronale Aktivität, die sich weiter ausbreitet. Auf diese Art verbreitet sich Information im Gehirn, wenn uns diese Information bewusst wird. Die Information wird in den globalen Arbeitsraum befördert und ist dort auch für andere Gehirnareale zugänglich (Abbildung 11.6).

Um es einfach zu formulieren: Wenn wir uns eines bestimmten Wortes bewusst werden, wird dieses Wort im globalen Arbeitsraum verfügbar, ein Vorgang, der getrennt von der visuellen Erkennung des Wortes abläuft.

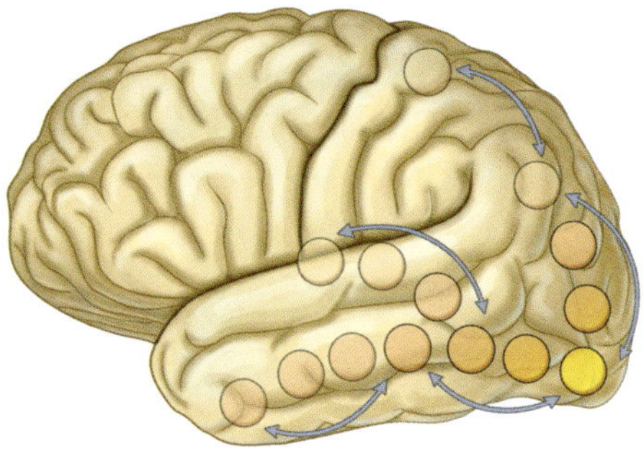

Abb. 11.5: Unterschwellige Wahrnehmung: Die Aktivität in der Sehrinde verläuft im Sande, bevor sie die höheren Gehirnareale erreicht.

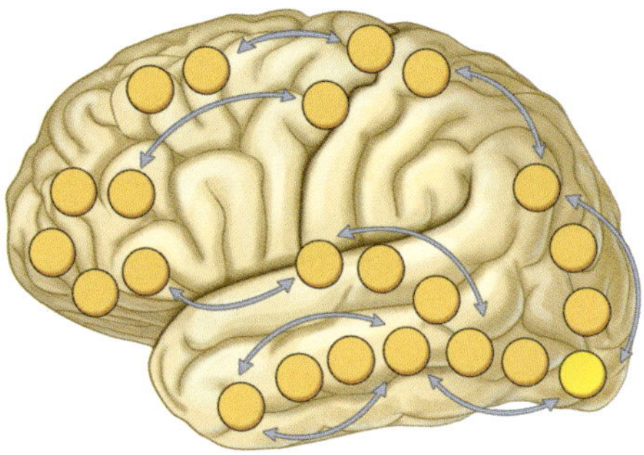

Abb. 11.6: Bewusste Wahrnehmung: Die Aktivität der Sehrinde wird an den präfrontalen Cortex übermittelt und steht dort auch anderen Gehirnarealen zur Verfügung.

Auch wenn das Wort nur für einen kurzen Augenblick vor den Augen aufblitzt, können wir es mit dem Arbeitsgedächtnis im Kopf behalten. Anschließend kann das Gehirn es an alle Areale weiterleiten, die es brauchen.

Die bildgebenden Verfahren liefern grundsätzlich das gleiche Ergebnis. Die bewusste Aktivität kann sich nur auf einen begrenzten Bereich konzentrieren: Sie wählt jeweils einen einzigen Gegenstand aus und sendet ihn an viele Teile des Gehirns weiter. Die unbewusste Informationsverarbeitung dagegen kann in vielen Rindenarealen gleichzeitig stattfinden, aber diese Information wird nicht an andere Areale weitergeleitet. Wenn Sie beispielsweise diese Worte lesen, sind Sie sich Ihrer Umgebung bewusst – der Geräusche, der Temperatur und so weiter. Solche Sinnesinformationen über die Umgebung werden unbewusst im Gehirn verarbeitet, aber da die Information dort nicht weiterverbreitet wird, werden wir uns ihrer beim Lesen nicht bewusst.

Die geschilderten Experimente zeigen, dass Information ins Gehirn gelangen kann, ohne eine bewusste Wahrnehmung zu erzeugen. Faszinierend ist dabei aber, dass solche Informationen durchaus Auswirkungen auf unser Verhalten haben. Die unbewusste Verarbeitung im Gehirn beschränkt sich nämlich nicht auf Sinnesinformationen. Während die schiere Erkennung eines Wortes unbewusst abläuft, erfolgt der Zugriff auf die Bedeutung des Wortes auf einer viel höheren Gehirnebene, und auch dessen sind wir uns nicht bewusst. Andere Aspekte des Wortes können ebenfalls unbewusst berechnet werden, so sein Klang, sein emotionaler Gehalt oder die Frage, ob wir es irrtümlich ausgesprochen haben und den Irrtum korrigieren wollen. Ähnlich verhält es sich, wenn wir eine Zahl sehen: Dabei greifen wir mühelos auf die mathematischen Systeme unseres Gehirns zurück. Mit der Frage, wie solche unbewussten Verarbeitungsvorgänge ablaufen und wie weit sie reichen, schlägt die Wissenschaft sich nach wie vor herum.

Korrelation oder Kausalzusammenhang?

Wie unterscheiden wir zwischen Dingen, die vorbewusst sind und somit mit der bewussten Aktivität (dem neuronalen Korrelat des Bewusstseins) zusammenhängen, und solchen, die tatsächlich bewusste Aktivität *verursachen*? Wie codiert das Gehirn den eigentlichen Inhalt des Bewusstseins? Um in solchen Fragen neue Aufschlüsse zu gewinnen, brauchen wir filigranere Methoden.

Daniel Salzman, der heute an der Columbia University arbeitet, und

William Newsome von der Stanford University griffen mit elektrischer Stimulation in die Informationsverarbeitungswege im Gehirn von Tieren ein.[5] Die Tiere waren darauf trainiert, anzugeben, ob Punkte auf einem Bildschirm nach links oder nach rechts wanderten. Wenn Salzman und Newsome einen winzigen Bereich des Gehirnareals stimulieren, das der visuellen Wahrnehmung von Bewegungen dient, konnten sie in der Wahrnehmung der bewegten Punkte durch die Tiere eine geringfügige Veränderung herbeiführen. Sie führte dazu, dass die Tiere, was die Bewegungsrichtung der Punkte anging, plötzlich anderer Ansicht waren. Die Punkte bewegten sich beispielsweise in Wirklichkeit nach rechts, aber wenn Newsome und Salzman bestimmte Gehirnzellen stimulierten, die sich um die nach links gerichtete Bewegung kümmerten, überlegten es sich die Tiere plötzlich anders und gaben an, die Punkte würden nach links wandern.

Parallel dazu beschäftigten sich Nikos Logothetis und Jeffrey Schall (1989) mit der *binokularen Rivalität*.[6] Damit meint man, dass den beiden Augen zwei verschiedene Bilder präsentiert werden. Unsere Wahrnehmung überlagert die beiden Bilder nicht, sondern sie wechselt vom einen zum anderen: Wir sind uns immer nur bewusst, jeweils ein Bild zu »sehen«. Das gleiche Phänomen gibt es auch bei Tieren. Affen wurden von Logothetis und Schall darauf trainiert, über die Wechsel zu »berichten«. Wie die Wissenschaftler dabei feststellten, sprechen manche Neuronen nur auf das physische Bild an, andere dagegen auf die Wahrnehmung durch das Tier. Wie wir bereits erfahren haben, besteht Wahrnehmung nicht nur aus einfachen Reaktionen auf sensorische Reize, sondern sie schließt auch kognitive Funktionen wie das Gedächtnis ein. Die Studie von Logothetis und Schall gab Anlass zu weiteren Arbeiten. Unter dem Strich lautet das Ergebnis: Die Zahl der Neuronen, die auf *Wahrnehmungsobjekte* – mentale Repräsentationen eines Objekts – eingestellt sind, wird auf dem Weg der Information von der primären Sehrinde zu den höheren Gehirnarealen immer größer.

Aus seinen und anderen Arbeiten zieht Logothetis den Schluss: »Allmählich setzt sich aus diesen Untersuchungen das komplexe Bild eines

Systems zusammen, in dem Bewusstseinszustände nicht nur als Reaktion auf externe Sinnesdaten erzeugt werden, sondern auch als Ergebnis interner ›Erwartungssignale‹, die auf früheren Erlebnissen beruhen.«[7] Und weiter erklärt er über den Nachweis der neuronalen Schaltkreise, die hinter dem Bewusstsein stehen: »Unser Erfolg bei der Identifikation von Neuronen, die Bewusstsein widerspiegeln, stellt einen guten Anfang dar.«

Auch wenn wir mit der biologischen Erforschung des Bewusstseins noch ganz am Anfang stehen, haben uns solche Experimente einige nützliche Muster für die Erkundung unterschiedlicher Bewusstseinszustände geliefert.

Die Biologie des Bewusstseins: eine Gesamtschau

Man ist leicht versucht zu schließen, dass die Fortpflanzung elektrischer Signale in den präfrontalen Cortex – die Weitergabe unbewusster Informationen in den globalen Arbeitsraum – das Bewusstsein repräsentiert, aber so einfach ist die Sache wahrscheinlich nicht. Ein Teil der Weitergabeaktivität repräsentiert tatsächlich das Bewusstsein, ein anderer jedoch repräsentiert unter Umständen nur Assoziationen.

Nehmen wir beispielsweise an, jemand, der nicht weiß, wer John Lennon war, würde ein Foto von ihm sehen. Im Gehirn dieser Person würde der übliche Prozess ablaufen: Von der Sehrinde würden Informationen an den präfrontalen Cortex weitergeleitet, und sie würde einen freundlich wirkenden Mann mit runder Brille und langen Haaren sehen. Weiß die betreffende Person dagegen, wer John Lennon war, bringt sie das Bild vielleicht mit dem Song »Eleanor Rigby« sowie mit Paul McCartney, George Harrison und Ringo Starr in Verbindung, den anderen Beatles. Diese zusätzliche Gehirnaktivität ist etwas anderes als die Wahrnehmung von Lennons Gesicht: Sie erkennt das Gesicht und assoziiert es mit Erinnerungen. Solche Assoziationen stellen wir unbewusst her, aber sie sind dennoch die Folge von Aktivitäten, die als Reaktion auf Informationen aus dem Sehsystem in den frontalen Arealen unseres Gehirns ablaufen.

Eine letzte, sehr wichtige Überlegung betrifft die Tatsache, dass das Bewusstsein auch mehr oder weniger unabhängig von ankommenden Reizen arbeiten kann. Im Allgemeinen stellen wir uns vor, dass das Gehirn sensorischen Input empfängt und daraufhin einen Output erzeugt. Häufig stimmt das, aber denken wir einmal an Folgendes: Selbst in völliger Dunkelheit und ohne jeden visuellen Reiz halten wir sehr komplexe Aktivitätszustände aufrecht, die auf hohen Ebenen des Cortex ihren Ursprung haben und demnach von oben nach unten gerichtet sind – sie sind kognitiver Natur. Und wenn wir träumen, nehmen wir unter Umständen sehr farbige, emotional anregende Ereignisse wahr, obwohl manche Signale aus der Außenwelt blockiert sind und den Cortex nicht erreichen. Manchmal denken und planen wir, während wir die äußeren Ereignisse aus unserer Umgebung ausblenden. Selbst wenn wir tagträumen und uns zukünftige Ereignisse ausmalen, blockiert unser Gehirn vorübergehend sensorische Reize und spielt stattdessen mit Gedanken, die in unserem Inneren erzeugt werden. Solche Gedanken und Tagträume entstehen unabhängig und ohne den Import äußerer Reize. Natürlich kann unser Gehirn durch ein lautes Geräusch oder den Geruch von Rauch wieder auf den Boden zurückgeholt werden, aber während wir uns auf unsere inneren Gedanken konzentrieren – was wir häufig tun –, hält unser Gehirn neue sensorische Reize von uns fern.

Entscheidungsfindung

Die lebenswichtige Fähigkeit, gute Entscheidungen zu treffen, hängt sowohl von unbewussten als auch von bewussten mentalen Verarbeitungsprozessen ab. In Kapitel 8 war von der wichtigen Rolle der Gefühle für die Entscheidungsfindung die Rede. Hier gehen wir einen Schritt weiter und beschäftigen uns mit mehreren Ideen aus Kognitionspsychologie und Biologie, die unsere Kenntnisse über das Zusammenwirken bewusster und unbewusster Prozesse bei der Entscheidungsfindung erweitert haben.

Der Kognitionspsychologe Timothy Wilson formulierte die Vorstellung von einem *adaptiven Unbewussten*, einer Gruppe kognitiver Prozesse, die auf hohem Niveau angesiedelt sind und Freuds Vorbewusstem ähneln.[8] Das adaptive Unbewusste interpretiert Informationen sehr schnell und ohne dass wir uns dessen bewusst sind; damit ist es für unser Überleben unentbehrlich. Während wir uns bewusst auf die Vorgänge in unserer Umgebung konzentrieren, sorgt das adaptive Unbewusste dafür, dass ein Teil unseres Geistes verfolgt, was anderswo vorgeht; damit sorgt es dafür, dass wir nichts Wichtiges verpassen. Das adaptive Unbewusste erfüllt mehrere Funktionen, und eine davon ist die Entscheidungsfindung.[9]

Wenn Menschen vor einer wichtigen Entscheidung stehen, nehmen sie nicht selten ein Blatt Papier und stellen eine Liste der Pros und Kontras auf, die ihnen bei der Entscheidung helfen soll. Wie sich aber in Experimenten gezeigt hat, ist dies möglicherweise nicht der beste Weg der Entscheidungsfindung. Mit einem übermäßig starken Bewusstsein redet man sich unter Umständen selbst ein, man würde etwas bevorzugen, was man in Wirklichkeit nicht mag. Am besten nimmt man sich vor, im Zusammenhang mit der Entscheidung so viele Informationen wie möglich zu sammeln und sie unbewusst »sacken« zu lassen. Dann kristallisiert sich eine Vorliebe heraus. Schlaf hilft, die Gefühle ins Gleichgewicht zu bringen – wenn es um eine wichtige Entscheidung geht, sollte man also buchstäblich darüber schlafen. Die Quintessenz: Unsere bewussten Entscheidungen beruhen auf Informationen, die vom Unbewussten ausgewählt werden.

Das adaptive Unbewusste ist zwar ein sehr kluges, hochentwickeltes System von Prozessen, perfekt ist es aber nicht. Es kategorisiert sehr schnell und ist manchmal ein wenig starr. Einer Denkschule zufolge ist dies zum Teil die Ursache von Vorurteilen. Wir reagieren schnell auf einen Reiz, und das auf der Grundlage früherer Erfahrungen, die vielleicht auf die neue Situation gar nicht zutreffen. In solchen neuen Situationen greift unter Umständen das Bewusstsein ein und korrigiert ein vorschnelles Urteil, indem es sagt: »Moment mal. Diese schnelle, negative Reaktion könnte falsch sein. Ich muss noch einmal darüber nachdenken.« Das adaptive Unbewusste lenkt uns in Verbindung mit dem Bewusstsein so, dass wir zur klügsten Spezies auf Erden werden. Interessant ist die Frage, wie weit wir diese beiden mentalen Prozesse, die sich für den Umgang mit unterschiedlich gearteten Informationen entwickelt haben, in der Evolution zurückverfolgen können.

Welche biologische Rolle das adaptive Unbewusste für die Entscheidungsfindung spielt, zeigte sich in einem einfachen Experiment von Benjamin Libet an der University of California in San Francisco. Der deutsche Neurologe Hans Helmut Kornhuber hatte nachgewiesen, was geschieht, wenn wir eine willkürliche Bewegung – beispielsweise das Heben einer Hand – in Gang setzen: Wir produzieren ein *Bereitschaftspotenzial*, ein elektrisches Signal, das sich an der Schädeloberfläche nachweisen lässt. Das Bereitschaftspotenzial zeigt sich einen Sekundenbruchteil vor der eigentlichen Bewegung.

Libet trieb das Experiment noch einen Schritt weiter. Er forderte seine Versuchspersonen auf, bewusst eine Bewegung zu »wollen« und genau anzugeben, wann dieses Wollen auftrat. Er war sicher, es werde sich vor dem Bereitschaftspotenzial zeigen, dem Signal, dass die Aktivität begonnen hatte. Zu seiner Überraschung musste er aber feststellen, dass es erst *nach* dem Bereitschaftspotenzial einsetzte. Indem Libet den Durchschnittswert aus einer Reihe von Versuchsdurchgängen bildete, konnte er in das Gehirn einer Person blicken und feststellen, dass diese zur Bewegung ansetzte, bevor sie sich dessen überhaupt bewusst war.[10]

Dieser erstaunliche Befund könnte die Vermutung nahelegen, dass wir unseren unbewussten Instinkten und Bestrebungen ausgeliefert sind. In Wirklichkeit geht die Aktivität in unserem Gehirn aber der *Entscheidung* zur Bewegung voraus, nicht jedoch der Bewegung selbst. Wie Libet erklärt, setzt der Prozess, eine willkürliche Handlung in Gang zu setzen, sehr frühzeitig in einem unbewussten Teil des Gehirns ein; aber unmittelbar bevor die Tätigkeit beginnt, genehmigt oder verbietet das Bewusstsein, das langsamer ins Spiel kommt, die Handlung. In den 150 Millisekunden, bevor wir einen Finger heben, bestimmt also unser

Bewusstsein darüber, ob wir ihn tatsächlich bewegen oder nicht. Libet hatte gezeigt, dass die Aktivität im Gehirn der Wahrnehmung ebenso wie jeder unserer Handlungen vorausgeht. Was das Wesen der Gehirnaktivität im Zusammenhang mit dem Bewusstsein betrifft, müssen wir also unsere Vorstellungen verfeinern.

In den 1970er-Jahren spielten Daniel Kahneman und Amos Tversky erstmals mit dem Gedanken, intuitives Denken könne ein Zwischenschritt zwischen Wahrnehmung und gezieltem Nachdenken sein. Sie gingen der Frage nach, wie Menschen ihre Entscheidungen treffen, und dabei wurde ihnen allmählich klar, dass unbewusste Fehler beim gezielten Nachdenken unser Urteilsvermögen stark verzerren und unser Verhalten beeinflussen.[11] Ihre Arbeiten wurden zu einem Teil des Rahmens für das neue Fachgebiet der Verhaltensökonomie.

Tversky und Kahneman identifizierten mentale Abkürzungen, die zwar schnelles Handeln erlauben, aber zu nicht ganz optimalen Urteilen führen können. So wird die Entscheidungsfindung beispielsweise dadurch beeinflusst, wie die Alternativen beschrieben oder formuliert werden. Wenn wir eine Alternative formulieren, messen wir den Verlusten weit weniger Gewicht bei als ebenso großen Gewinnen. Braucht ein Patient beispielsweise eine Operation, wird er sich dem Eingriff mit viel größerer Wahrscheinlichkeit unterziehen, wenn der Arzt ihm sagt, dass 90 Prozent der Patienten problemlos überleben, statt zu erklären, dass zehn Prozent der Patienten sterben. Die Zahlen sind die gleichen, aber da wir risikoscheu sind, hören wir von einer hohen Überlebenswahrscheinlichkeit viel lieber als von einer geringen Wahrscheinlichkeit zu sterben.

Im weiteren Verlauf beschrieb Kahneman zwei allgemeine Denksysteme.[12] Das *System 1* ist im Wesentlichen unbewusst, schnell, automatisch und intuitiv – ganz ähnlich wie das adaptive Unbewusste oder das »heiße« Denken, wie Walter Mischel, ein führender Kognitionspsychologe, es nennt. Das System 1 nutzt ganz allgemein weniger Assoziationen oder Metaphern und erzeugt einen schnellen Rohentwurf für eine Antwort auf ein Problem oder eine Situation. Nach Kahnemans Ansicht erfordern einige unserer am höchsten qualifizierten Tätigkeiten eine große Portion

Intuition: Das gilt für das Schachspiel auf Meisterniveau ebenso wie für die Einschätzung zwischenmenschlicher Situationen. Aber die Intuition ist anfällig für Voreingenommenheiten und Fehler.

Das *System 2* dagegen ist bewusstseinsbasiert, langsam, willkürlich und analytisch wie Mischels »kühles« Denken. Das System 2 bewertet eine Situation mithilfe fester Überzeugungen und einer vernünftigen Abwägung von Alternativen. Kahneman vertritt die Ansicht, dass wir mit dem System 2 das bewusste, vernünftige Ich gleichsetzen, das auswählt und entscheidet, was wir denken und tun, während unser Leben in Wirklichkeit vom System 1 gelenkt wird.

Ein eindeutiges Beispiel für die Systembiologie der Entscheidungsfindung ergab sich aus der Erforschung unbewusster Emotionen, bewusster Gefühle und ihrer körperlichen Ausdrucksformen. Bis gegen Ende des 19. Jahrhunderts hielt man eine Emotion für die Folge eines ganz bestimmten Ablaufs: Ein Mensch erkennt eine beängstigende Situation, die Erkenntnis lässt in der Großhirnrinde das bewusste Erlebnis der Angst entstehen, und die Angst setzt unbewusste Veränderungen im vegetativen Nervensystem in Gang, was zu einer Pulsbeschleunigung, einer Verengung der Blutgefäße, höherem Blutdruck und feuchten Handflächen führt.

Aber wie wir bereits erfahren haben, stellte William James diesen Ablauf 1884 auf den Kopf. Er erkannte, dass das Gehirn nicht nur mit dem Körper kommuniziert, sondern dass der Körper – was ebenso wichtig ist – auch in Verbindung zum Gehirn steht. Er erklärte, unser bewusstes Erleben einer Emotion finde erst *nach* der physiologischen Reaktion des Organismus statt. Wenn wir also einen Bären auf unserem Weg sitzen sehen, bewerten wir nicht bewusst die Aggressivität des Tieres und haben dann Angst, wir laufen vielmehr instinktiv weg, und erst später gelangt die Angst in unser Bewusstsein.

In jüngerer Zeit konnten drei Wissenschaftlerteams unabhängig voneinander James' Theorie bestätigen.[13] Mit bildgebenden Verfahren entdeckten sie die vordere Inselrinde, einen kleinen Abschnitt der Großhirnrinde, der zwischen dem Scheitel- und dem Schläfenlappen liegt. In der Inselrinde werden unsere Gefühle repräsentiert – mit ihr nehmen wir bewusst die Reaktion des Körpers auf emotional aufgeladene Reize wahr. Die Inselrinde bewertet und integriert nicht nur die Bedeutung solcher Anreize für Emotionen oder Motivation, sondern sie koordiniert auch die äußeren Sinnesinformationen und unsere inneren Motivationszustände. Dieses Bewusstsein für den körperlichen Zustand ist ein Maß für unsere emotionale Ichwahrnehmung, für das Gefühl, dass »ich bin«.

Von Joseph LeDoux, einem Pionier der neurobiologischen Erforschung von Emotionen, der uns in Kapitel 8 bereits begegnet ist, stammt ein interessanter Befund: Ein Reiz kann auf zwei Wegen in die Amygdala gelangen. Der erste ist ein schneller, direkter Weg, der unbewusste Sinnesdaten verarbeitet und die sensorischen Aspekte eines Ereignisses automatisch verknüpft. Auf dem zweiten Weg fließen Informationen über mehrere Zwischenstationen in die Großhirnrinde, einschließlich der Inselrinde, und können dort zur bewussten Verarbeitung von Informationen beitragen. LeDoux vertritt die Ansicht, dass der direkte und der indirekte Weg gemeinsam sowohl die unmittelbare, unbewusste Reaktion auf eine Situation als auch ihre spätere, bewusste Verfeinerung vermitteln.

Ausgehend von solchen Studien, sind wir heute in der Lage, unter die Oberfläche des mentalen Lebens hinabzutauchen und zu untersuchen, wie bewusste und unbewusste Erlebnisse zusammenhängen. Tatsächlich stammen einige besonders faszinierende aktuelle Erkenntnisse aus Studien, die das Bewusstsein in Anlehnung an James' Gedanken anhand seiner Rolle für andere mentale Prozesse erforschen. So konnten Elliott Wimmer und Daphna Shohamy mit bildgebenden Verfahren zeigen, dass die gleichen Mechanismen im Hippocampus, die am bewussten Abruf von Erinnerungen mitwirken, auch unbewusste Entscheidungen leiten und in eine bestimmte Richtung lenken können.[14]

In ihrer Studie zeigten Wimmer und Shohamy den Versuchspersonen zunächst eine Reihe von Bildpaaren. Dann präsentierten sie den Teilnehmern nach der Methode des konditionierten Lernens einige Bilder in Verbindung mit einer finanziellen Belohnung. Am Ende schließlich zeigten sie den Teilnehmern die Bilder, die sie *nicht* mit einer Belohnung gekoppelt hatten, und fragten, welche Bilder bevorzugt wurden. Die Studienteilnehmer bevorzugten dabei tendenziell Bilder, die zuvor im Paar mit einem »Belohnungsbild« gezeigt worden waren, obwohl sie sich an die ursprünglichen Paare nicht bewusst erinnern konnten. Daraus zogen die Wissenschaftler den Schluss, dass der Hippocampus die Assoziation des aktuell gezeigten Bildes mit seinem ursprünglichen Partner reaktivieren kann und es in Zusammenarbeit mit dem Streifenhügel mit der Erinnerung an die Belohnung verknüpft, sodass die Entscheidung des Versuchsteilnehmers in eine bestimmte Richtung gelenkt wird.

Nachdem nun klar war, dass biologische Vorgänge an der Entscheidungsfindung beteiligt sind, wandten Newsome und andere Neurowissenschaftler solche wirtschaftswissenschaftlichen Modelle bei Tieren auf der Ebene der Zellen an, um so zu verstehen, welchen Regeln die Entscheidungsfindung unterliegt. Parallel dazu nahmen Wirtschaftswissenschaftler die Ergebnisse solcher Studien in ihre Theorien auf.

Was die Erforschung der Entscheidungsfindung anging, haben Neurowissenschaftler durch Untersuchung einzelner Nervenzellen an Primaten gute Fortschritte erzielt. Ein entscheidender Befund ist beispielhaft in den Arbeiten von Michael Shadlen zu erkennen: Neuronen in den Assoziationsfeldern der Großhirnrinde, die an der Entscheidungsfindung mitwirken, haben ganz andere Reaktionseigenschaften als Neuronen in den sensorischen Arealen. Sensorische Neuronen sprechen auf einen aktuellen Reiz an, Assoziationsneuronen dagegen sind länger aktiv, vermutlich weil sie zu dem Mechanismus gehören, der die Wahrnehmung mit vorläufigen Handlungsplänen verknüpft.[15]

Shadlens Befunde deuten darauf hin, dass Assoziationsneuronen genau nachvollziehen, welche Wahrscheinlichkeiten im Zusammenhang mit einer Entscheidung stehen. Wenn ein Affe beispielsweise merkt, dass immer mehr Anhaltspunkte darauf hindeuten, dass irgendwo auf der rechten Seite eine Belohnung ausgeben wird, steigt die neuronale Aktivität, die eine Entscheidung für die rechte Seite begünstigt. Auf diese Weise kann der Affe immer mehr Indizien sammeln und eine Entscheidung treffen, wenn die Wahrscheinlichkeit, dass sie richtig ist, eine Schwelle von beispielsweise 90 Prozent überschreitet. Die Aktivität der Neuronen und die von ihnen vorangetriebene Entscheidung können sehr schnell eintreten – oft in weniger als einer Sekunde. Unter geeigneten Umständen können also auch schnelle Entscheidungen auf nahezu optimale Weise fallen. Das ist vielleicht eine Erklärung dafür, warum die Denkweise des schnellen, unbewussten Systems 1 in der Evolution überlebt hat: Sie ist unter manchen Bedingungen vielleicht fehleranfällig, unter anderen dient sie aber stark der Anpassung.

Psychoanalyse und die neue Biologie des Geistes

In der ersten Hälfte des 20. Jahrhunderts lieferte die Psychoanalyse bemerkenswerte neue Erkenntnisse über unbewusste geistige Prozesse, psychischen Determinismus (Vorherbestimmtheit), kindliche Sexualität und – vielleicht am wichtigsten – die Irrationalität der Motive von Menschen. Sie war ein so neuartiger, leistungsfähiger Ansatz, dass nicht nur Freud, sondern auch andere intelligente und kreative Psychoanalytiker jahrelang behaupten konnten, psychotherapeutische Begegnungen zwischen Patient und Analytiker seien der beste Hintergrund für die wissenschaftliche Erforschung des menschlichen Geistes.

In der zweiten Hälfte des 20. Jahrhunderts jedoch erbrachte die Psychoanalyse weniger eindrucksvolle Leistungen. Das psychoanalytische Denken machte zwar weiterhin Fortschritte, brillante neue Erkenntnisse gab es aber kaum. Am wichtigsten und enttäuschendsten war, dass sich die Psychoanalyse wissenschaftlich nicht weiterentwickelte. Insbesondere entwickelte sie keine objektiven Methoden, um die von ihr formulierten, spannenden Ideen zu überprüfen. Entsprechend verlor sie mit dem Übergang zum 21. Jahrhundert an Einfluss.

Was war die Ursache für diesen bedauernswerten Niedergang? Erstens hatte die Psychoanalyse ihre Forschungskraft zum größten Teil erschöpft. Freud hörte den Patienten sorgfältig zu, und das auf neue Art und Weise. Außerdem präsentierte er ein vorläufiges Schema, mit dem er in ihren scheinbar unzusammenhängenden, widersprüchlichen Assoziationen einen Sinn finden wollte. Heute jedoch gibt es, was die Theorie angeht, kaum noch etwas Neues einfach dadurch zu lernen, dass man einzelnen Patienten aufmerksam zuhört. Außerdem ist die klinische Beobachtung einzelner Patienten in einem Umfeld, das für die Voreingenommenheit des Beobachters so anfällig ist wie eine psychoanalytische Beziehung, keine ausreichende Grundlage für eine wissenschaftliche Erforschung des Geistes.

Zweitens wird die Psychoanalyse zwar häufig selbst als wissenschaftliches Fachgebiet bezeichnet, sie hat sich aber nur in seltenen Fällen wissenschaftlicher Methoden bedient und es im Laufe der Jahre versäumt, ihre Annahmen überprüfbaren Experimenten zu unterwerfen. Ideen hervorzubringen, gelang der Psychoanalyse traditionell viel besser als sie zu überprüfen. Das liegt zum Teil daran, dass die in psychoanalytischen Sitzungen gesammelten Daten, von seltenen Ausnahmen abgesehen, privater Natur sind: Kommentare des Patienten, Assoziationen, Schweigen, Körperhaltungen, Bewegungen und andere Verhaltensweisen sind geschützt. Die Privatsphäre ist sogar von zentraler Bedeutung für den Aufbau des Vertrauens, das in der psychoanalytischen Situation notwendig ist. Deshalb verfügen wir in der Regel nur über die subjektiven Berichte der Analytiker über das, was nach ihrer Auffassung in den Sitzungen abgelaufen ist. Solche Berichte sind aber nicht mit wissenschaftlichen Daten zu vergleichen.

Drittens haben die Psychoanalytiker, von einigen bemerkenswerten Ausnahmen abgesehen, nicht zur Kenntnis genommen, wie sich die Kenntnisse über die Biologie des Gehirns und die Verhaltenssteuerung in den letzten 50 Jahren weiterentwickelt haben.

Wenn die Psychoanalyse ihre intellektuelle Kraft und ihren Einfluss wiedergewinnen soll, was sicher wünschenswert wäre, wird sie sich konstruktiv mit der neuen Biologie des Geistes auseinandersetzen müssen. Begrifflich könnte die neue Biologie die Psychoanalyse mit einer wissenschaftlichen Grundlage für zukünftiges Wachstum ausstatten. Im Hinblick auf Experimente könnten biologische Erkenntnisse als Anreiz für die Forschung dienen, das heißt für die Überprüfung gezielter Gedanken über die Verarbeitung mentaler Prozesse und Verhaltensweisen durch das Gehirn. Mit bildgebenden Verfahren wurde gezeigt, dass die Psychoanalyse wie andere Formen der Psychotherapie eine biologische Behandlung ist – sie erzeugt tatsächlich nachweisbare, dauerhafte physische Veränderungen in Gehirn und Verhalten. Nun müssen wir herausfinden, wie das geschieht.

Glücklicherweise haben einige Mitglieder der Psychoanalytikergemeinde mittlerweile erkannt, dass empirische Forschung für die Zukunft ihres Fachgebiets unentbehrlich ist. Deshalb sind in den letzten Jahrzehnten zwei Trends zu beobachten. Der erste ist die zuvor erwähnte Bemühung, die Psychoanalyse mit der neuen Biologie des Geistes in Einklang zu bringen. Und zweitens beharrt man auf evidenzbasierter Psychotherapie, wie wir sie in Kapitel 3 kennengelernt haben. Da nahezu alle mentalen Funktionen das Wechselspiel zwischen bewussten und unbewussten Prozessen erfordern, kann die neue Biologie des Geistes eine wertvolle Verbindung zwischen der psychoanalytischen Theorie und der modernen kognitiven Neurowissenschaft herstellen. Eine solche Verbindung würde die Möglichkeit schaffen, dass die kognitive Neurowissenschaft psychoanalytische Theorien über das Unbewusste untersucht, abwandelt und erforderlichenfalls widerlegt. Umgekehrt könnten die Gedanken der Psychoanalyse auf diese Weise die kognitive Neurowissenschaft bereichern.

Mit Dehaenes pragmatischem Ansatz könnte man beispielsweise der Frage nachgehen, wie Freuds triebhaftes Unbewusstes in die Landkarte der modernen biologischen Erkenntnisse über Sozialverhalten und Aggression passt. Gelangen solche unbewussten Prozesse in die Großhirnrinde, obwohl sie nicht das Bewusstsein erreichen? Welche neuronalen Systeme steuern Abwehrmechanismen wie Sublimation, Verdrängung und Verzerrung?

Die Biologie des 21. Jahrhunderts befindet sich bereits in einer guten Ausgangsposition, um manche Fragen nach dem Wesen bewusster und unbewusster mentaler Prozesse zu beantworten, aber diese Antworten werden noch reichhaltiger und noch bedeutsamer sein, wenn sie durch eine Synthese der neuen Biologie des Geistes und der Psychoanalyse gewonnen werden. Eine solche Synthese wird viel zu unserem Verständnis psychischer Störungen beitragen und so auch unser Wissen über die neuronalen Schaltkreise der gesunden Gehirnfunktion bereichern. Und neue Erkenntnisse über die gesunde Gehirnfunktion versetzen uns besser in die Lage, Menschen mit Störungen und Erkrankungen des Gehirns zu verstehen und für sie effiziente Therapieverfahren zu entwickeln.

Wie geht es weiter?

Das Bewusstsein bleibt ein Rätsel. Wir wissen, dass es nicht unveränderlich ist, dass Bewusstseinszustände schwanken. Außerdem gehört zu Bewusstsein auch, dass unbewusst wahrgenommene Informationen weiten Teilen der Großhirnrinde verfügbar gemacht werden, insbesondere dem präfrontalen Cortex, jenen Gehirnteil, der für die Integration von Wahrnehmung, Erinnerung und Kognition verantwortlich ist. Das Wesen des Bewusstseins zu ergründen – herauszufinden, wie wir aus den unbewussten Tätigkeiten im Gehirn unsere Selbstwahrnehmung beziehen – ist eine der größten wissenschaftlichen Herausforderungen des 21. Jahrhunderts; Antworten werden weder schnell noch einfach zu erhalten sein.

Psychische Erkrankungen können zwar zu Störungen in vielen Aspekten unseres bewussten Erlebens führen – in Kognition, Erinnerung, Stimmungslage, zwischenmenschlichen Beziehungen, Willensentscheidungen und Verhalten –, aber das meiste, was wir bisher aus solchen Krankheiten über das Bewusstsein gelernt haben, gilt für die Wechselbeziehungen zwischen bewussten und unbewussten Prozessen. Dieses Wechselspiel wird höchstwahrscheinlich von entscheidender Bedeutung sein, wenn wir eines Tages begreifen, wie das Bewusstsein entsteht.

Zum Schluss: Der Kreis schließt sich

Über das Gehirn, seine Krankheiten und Störungen haben wir in den letzten 100 Jahren mehr gelernt als in der gesamten Menschheitsgeschichte zuvor. Die Entschlüsselung des menschlichen Genoms hat uns gezeigt, wie Gene den Aufbau des Gehirns diktieren, wir haben neue Erkenntnisse über die molekularen Reaktionswege gewonnen, die bestimmten Gehirnfunktionen wie dem Gedächtnis zugrunde liegen, und wir wissen mehr darüber, wie defekte Gene zu Störungen solcher Funktionen – beispielsweise der Alzheimer-Krankheit – beitragen. Darüber hinaus haben wir begriffen, in welchem Maß Wechselwirkungen zwischen Genen und Umwelt solche Krankheiten beeinflussen können und welche Rolle beispielsweise Stress für affektive Störungen und die posttraumatische Belastungsstörung spielt.

Ebenso bemerkenswert sind die Umwälzungen, die neue bildgebende Verfahren mit sich gebracht haben. Wissenschaftler können heute ganz bestimmte mentale Prozesse beobachten und mentale Störungen auf bestimmte Regionen und Kombinationen von Regionen im Gehirn zurückführen, während die betroffene Person wach ist – aktive Nervenzellen leuchten auf und schaffen bunt gefärbte Landkarten der Gehirnfunktionen. Und schließlich haben Tiermodelle von Krankheiten uns auch für die Forschung an menschlichen Patienten neue Wege gewiesen.

Wie wir erfahren haben, sind Störungen der Gehirnfunktion die Folge, wenn ein Teil der Schaltkreise im Gehirn – in dem Netzwerk seiner Neuronen und Synapsen – überaktiv, inaktiv oder nicht zu effizienter Kommunikation in der Lage ist. Die Fehlfunktion kann auf Verletzungen, Veränderungen in den Synapsenverknüpfungen oder eine fehlerhafte Verdrahtung des Gehirns während der Entwicklung zurückgehen. Je nachdem, welche Abschnitte des Gehirns betroffen sind, verändern solche Störungen unser Erleben – Emotionen, Kognition, Erinnerung, zwischenmenschliche Beziehungen, Kreativität, Entscheidungsfreiheit, Bewegungen oder, in den meisten Fällen, eine Kombination aller dieser Aspekte unseres Wesens.

Vor allem dank der Fortschritte in der Genetik sowie bei bildgebenden Verfahren und Tierversuchen konnten Wissenschaftler, die sich mit Störungen des Gehirns beschäftigen, mehrere allgemeine Prinzipien der normalen Hirnfunktion bestätigen. So konnte man mit bildgebenden Verfahren zeigen, dass die linke und die rechte Gehirnhälfte für unterschiedliche Aspekte der mentalen Funktionen zuständig sind und sich gegenseitig hemmen. Insbesondere kann eine Schädigung der linken Hemisphäre die kreativen Fähigkeiten der rechten freisetzen. Oder allgemeiner gesagt: Wenn ein neuronaler Schaltkreis im Gehirn abgeschaltet wird, kann ein anderer, der normalerweise durch den inaktivierten Schaltkreis gehemmt ist, aktiver werden.

Ebenso hat man einige überraschende Verbindungen zwischen Krankheiten entdeckt, zwischen denen früher kein Zusammenhang zu bestehen schien, weil sie durch sehr unterschiedliche Verhaltensweisen gekennzeichnet sind. Mehrere Bewegungs- und Gedächtnisstörungen wie die Parkinson- und die Alzheimer-Krankheit entstehen durch falsch gefaltete Proteine. Die Symptome dieser Krankheiten sind sehr unterschiedlich, weil jeweils andere Proteine und die von ihnen ausgeübten Funktionen betroffen sind. Ähnlich verhält es sich mit Autismus und Schizophrenie: Für beide ist das Ausdünnen der Synapsen verantwortlich, die Beseitigung überzähliger Dendriten an den Neuronen. Beim Autismus werden nicht genügend Dendriten entfernt, bei der Schizophrenie sind es zu viele. Ein anderes Beispiel sind die drei Krankheiten Autismus, Schizophrenie und bipolare Störung, die genetische Varianten gemeinsam haben. Das heißt, einige Gene, die ein Schizophrenierisiko schaffen, steigern auch das Risiko für die bipolare Störung, und andere Gene, die zu einem erhöhten Schizophrenierisiko führen, schaffen auch ein Risiko für Störungen aus dem autistischen Formenkreis.

Damit wir uns in der Welt zurechtfinden, ist das Wechselspiel zwischen unbewussten und bewussten mentalen Prozessen von entscheidender Bedeutung. Besonders deutlich erkennen wir dies bei Kreativität und Entscheidungsfindung. Unsere angeborene Kreativität – auf allen Gebieten – hängt davon ab, dass wir die Bande des Bewusstseins lockern und Zugang zu unserem Unbewussten finden. Das fällt manchen Menschen leichter als anderen. Prinzhorns schizophrene Künstler mit ihren herabgesetzten Hemmschwellen und ihren sozialen Einschränkungen hatten ungehinderten Zugang zu ihren unbewussten Konflikten und Sehnsüchten, die surrealistischen Künstler dagegen mussten Wege entwickeln, um die gleichen Eigenschaften bei sich selbst anzuzapfen. Anders verhält es sich beim Zusammenhang zwischen Entscheidungsfindung und unseren unbewussten Emotionen. Hier wissen wir weder dass wir sie haben noch dass wir sie brauchen. Aber wie sich in Studien gezeigt hat, fällt es Menschen, bei denen die für Emotionen zuständigen Gehirnregionen geschädigt sind, sehr schwer, Entscheidungen zu fällen.

Die neue Biologie des Geistes bedeutete für unsere Erkenntnisse über das Gehirn und seine Störungen eine Umwälzung. Aber welchen Einfluss wird die Synthese aus moderner Kognitionspsychologie und Neurowissenschaft in Zukunft auf unser Leben haben?

Die neue Biologie des Geistes wird in der medizinischen Praxis zu einem radikalen Wandel führen, und das auf zweierlei Weise. Erstens werden Neurologie und Psychiatrie zu einem gemeinsamen medizinischen Fachgebiet zusammenwachsen, das sich zunehmend auf den Patienten als Individuum mit einer ganz bestimmten genetischen Disposition für Gesundheit und Krankheit konzentriert. Mit dieser Zielrichtung werden wir uns in Richtung einer biologisch orientierten, personalisierten

Medizin bewegen. Und zweitens werden wir zum ersten Mal eine in allen Schritten nachvollziehbare biologische Erklärung für die Prozesse haben, die bei Störungen und Erkrankungen des Gehirns fehlerhaft sind, aber auch für Prozesse, die zur sexuellen Differenzierung des Gehirns und der Geschlechtsidentität führen.

Die personalisierte Medizin mit ihrem Schwergewicht auf klinischer DNA-Analyse – der Suche nach kleinen, individuellen genetischen Unterschieden – wird wahrscheinlich auch zeigen, bei wem das Risiko für eine bestimmte Erkrankung besteht, und das wiederum wird uns in die Lage versetzen, den Verlauf dieser Krankheit durch Ernährung, chirurgische Eingriffe, körperliche Betätigung oder Medikamente schon Jahre vor dem Auftreten der ersten Symptome zu beeinflussen. Derzeit werden neugeborene Kinder vor allem im Hinblick auf behandelbare genetische Erkrankungen wie die Phenylketonurie untersucht. In nicht allzu ferner Zukunft wird man vielleicht auch Kinder identifizieren, bei denen ein hohes Risiko für Schizophrenie, Depression oder Multiple Sklerose besteht, und dann wird man mit einer entsprechenden Behandlung den Veränderungen vorbeugen, die sich ansonsten später im Leben einstellen würden. Auch Menschen im mittleren und höheren Alter könnten davon profitieren, wenn man ihr individuelles Risikoprofil für spät ausbrechende Krankheiten wie Alzheimer oder Parkinson ermittelt. DNA-Tests könnten uns sogar in die Lage versetzen, die individuelle Reaktion auf Medikamente, einschließlich aller Nebenwirkungen, vorherzusagen und so maßgeschneiderte Wirkstoffe für die Bedürfnisse einzelner Patienten zu entwickeln.

Meine eigenen Arbeiten haben gezeigt, dass das Lernen – Erfahrung – die Verknüpfungen zwischen den Neuronen im Gehirn verändert. Demnach ist das Gehirn jedes Menschen ein wenig anders als das Gehirn jedes anderen. Selbst eineiige Zwillinge haben trotz ihres identischen Genoms geringfügig unterschiedliche Gehirne, weil sie unterschiedlichen Erfahrungen ausgesetzt waren. Wenn wir die Gehirnfunktion weiter erhellen, werden bildgebende Verfahren höchstwahrscheinlich eine biologische Grundlage für die Individualität unseres Geisteslebens nachweisen. Wenn das geschieht, wird uns ein leistungsfähiger neuer Weg offenstehen, um Störungen und Erkrankungen des Gehirns zu diagnostizieren und die Ergebnisse verschiedener Therapieverfahren zu bewerten, darunter auch unterschiedliche Formen der Psychotherapie.

In diesem Licht betrachtet, sind Kenntnisse über die biologischen Grundlagen von Störungen des Gehirns nur ein Teil der fortgesetzten Bemühungen aller Wissenschaftlergenerationen, das Denken und Handeln der Menschen unter neuen Gesichtspunkten zu verstehen. Es ist ein Vorhaben, das uns zu einem neuen Humanismus führt, das auf Erkenntnissen darüber aufbaut, wie unsere biologische Individualität unser Erleben der Welt und unser Verständnis füreinander bereichert.

ANHANG

Anmerkungen

Eine allgemeine Einführung in die Biologie des Gehirns ist Eric R. Kandel et al., *Principles of Neural Science*, 5. A. New York, McGraw Hill, 2013

Einleitung

1. René Descartes: *The Philosophical Writing of Descartes*. Üb. v. John Cottingham, Robert Stoothoff und Dugald Murdoch, Bd. 1. Cambridge, Cambridge University Press, 1985
2. John R. Searle: *The Mystery of Consciousness*. New York, The New York Review of Books, 1997
3. Charles R. Darwin: *The Expression of the Emotions in Man and Animals*. London, John Murray, 1872 [dt. *Der Ausdruck der Gemütsbewegungen bei dem Menschen und den Tieren*. Üb. v. V. Carus; diverse Ausgaben]

Kapitel 1: Was uns Störungen des Gehirns über die menschliche Natur verraten

1. Eric R. Kandel, A. J. Hudspeth: The Brain and Behavior, in Kandel et al.: *Principles of Neural Science*, 5. A., S. 5–20
2. William M. Landau et al.: The Local Circulation of the Living Brain: Values in the Unanesthetized and Anesthetized Cat. *Transactions of the American Neurological Association* 80 (1955), S. 125–129
3. Louis Sokoloff: Relation between Physiological Function and Energy Metabolism in the Central Nervous System. *Journal of Neurochemistry* 29 (1977), S. 13–26

Kapitel 2: Unsere höchst soziale Natur: der autistische Formenkreis

Für eine allgemeine Darstellung des Autismus: Uta Frith et al.: Autism and Other Developmental Disorders Affecting Cognition, in Kandel et al.: *Principles of Neural Science*, S. 1425–1440

1. David Premack, Guy Woodruff: Does the Chimpanzee Have a Theory of Mind? *Behavioral and Brain Sciences* 1, 4 (1978), S. 515–526
2. Simon Baron-Cohen, Alan M. Leslie, Uta Frith: Does the Autistic Child Have a »Theory of Mind«? *Cognition* 21 (1985), S. 37–46
3. Uta Frith: Looking Back. https://sites.google.com/site/utafrith/looking-back- (abgerufen am 3.7.2018)
4. Kevin A. Pelphrey, Elizabeth J. Carter: Brain Mechanisms for Social Perception: Lessons from Autism and Typical Development. *Annals of the New York Academy of Sciences* 1145 (2008), S.283–299
5. Leslie A. Brothers: The Social Brain: A Project for Integrating Primate Behavior and Neurophysiology in a New Domain. *Concepts in Neuroscience* 1 (2002), S. 27–51
6. Stephen J. Gotts et al.: Fractionation of Social Brain Circuits in Autism Spectrum Disorders. *Brain* 135, 9 (2012), S. 2711–2725
7. Cynthia M. Schumann et al.: Longitudinal Magnetic Resonance Imaging Study of Cortical Development through Early Childhood in Autism. *Journal of Neuroscience* 30, 12 (2010), S. 4419–4427
8. Leo Kanner: Autistic Disturbances of Affective Contact. *The Nervous Child: Journal of Psychopathology, Psychotherapy, Mental Hygiene, and Guidance of the Child* 2 (1943), S. 217–250
9. Alison Singer, persönliche Mitteilung, 24. März 2017
10. ebd.
11. Erin McKinney: The Best Way I Can Describe What It's Like to Have Autism. *The Mighty*, 13. April 2015, https://themighty.com/2015/04/what-its-like-to-have-autism-2/ (abgerufen am 3.7.2018)
12. ebd.
13. ebd.
14. Beate Hermelin: *Bright Splinters of the Mind: A Personal Story of Research with Autistic Savants*. London, Jessica Kingsley Publishers, 2001 [dt. *Rätselhafte Begabungen: eine Entdeckungsreise in die faszinierende Welt außergewöhnlicher Autisten.* Üb. v. C. Trunk. Stuttgart, Klett-Cotta, 2002]
15. Stephan J. Sanders et al.: Multiple Recurrent De Novo CNVs, Including Duplications of the 7q11.23 Williams Syndrome Region, Are Strongly Associated with Autism. *Neuron* 70, 5 (2011), S. 863–885

16. Thomas R. Insel, Russell D. Fernald: How the Brain Processes Social Information: Searching for the Social Brain. *Annual Review of Neuroscience* 27 (2004), S. 697–722
17. Niklas Krumm et al.: A De Novo Convergence of Autism Genetics and Molecular Neuroscience. *Trends in Neuroscience* 37, 2 (2014), S. 95–105
18. Augustine Kong et al.: Rate of De Novo Mutations and the Importance of Father's Age to Disease Risk. *Nature* 488 (2012), S. 471–475
19. Guomei Tang et al.: Loss of mTOR-Dependent Macroautophagy Causes Autistic-like Synaptic Pruning Deficits. *Neuron* 83, 5 (2014), S. 1131–1143
20. Mario De Bono, Cornelia I. Bargmann: Natural Variation in a Neuropeptide Y Receptor Homolog Modifies Social Behavior and Food Response in *C. elegans*. *Cell* 94, 5 (1998), S. 679–689
21. Thomas R. Insel: The Challenge of Translation in Social Neuroscience: A Review of Oxytocin, Vasopressin, and Affiliative Behavior. *Neuron* 65, 6 (2010), S. 768–779
22. ebd.
23. Sarina M. Rodrigues et al.: Oxytocin Receptor Genetic Variation Relates to Empathy and Stress Reactivity in Humans. *PNAS* 106, 50 (2009), S. 21437–21441
24. Simon L. Evans et al.: Intranasal Oxytocin Effects on Social Cognition: A Critique. *Brain Research* 1580 (2014), S. 69–77
25. G. Tang et al.: Loss of mTOR-Dependent Macroautophagy.

Kapitel 3: Emotionen und die Integrität des Ichs: Depression und bipolare Störung

1. William Styron: *Darkness Visible: A Memoir of Madness*. New York, Random House, 1990; Nachdruck Vintage, 1992, S. 62 [dt. *Sturz in die Nacht: die Geschichte einer Depression*. Üb. v. W. Winkler. Köln, Kiepenheuer & Witsch, 1991, S. 60]
2. Andrew Solomon: Depression, Too, Is a Thing with Feathers. *Contemporary Psychoanalysis* 44, 4 (2008), S. 509–530
3. Helen S. Mayberg: Targeted Electrode-Based Modulation of Neural Circuits for Depression. *Journal of Clinical Investigation* 119, 4 (2009), S. 717–725
4. Eric R. Kandel: The New Science of Mind. *Gray Matter, Sunday Review, New York Times*, 6. September 2013
5. Mayberg: Targeted Electrode-Based Modulation
6. Francisco López-Muñoz, Cecilio Alamo: Monoaminergic Neurotransmission: The History of the Discovery of Antidepressants from 1950s until Today. *Current Pharmaceutical Design* 15, 14 (2009), S. 1563–1586

7. Ronald S. Duman, George K. Aghajanian: Synaptic Dysfunction in Depression: Potential Therapeutic Targets. *Science* 338, 6103 (2012), S. 68–72
8. Sigmund Freud, Josef Breuer: Der Fall Anna O, in: *Studien über Hysterie*. Frankfurt a. M., Fischer, 1991
9. Steven Roose, Arnold M. Cooper, Peter Fonagy: The Scientific Basis of Psychotherapy, in: *Psychiatry*, 3. A., Hrsg. Allan Tasman et al. Chichester, John Wiley and Sons, 2008, S. 289–300
10. Aaron T. Beck et al.: *Cognitive Therapy of Depression*. New York, Guilford Press, 1979 [dt. *Kognitive Therapie der Depression*. Üb. v. G. Bronder u. B. Stein. Weinheim, Beltz, 1999]
11. ebd.
12. Kay Redfield Jamison: *An Unquiet Mind: A Memoir of Moods and Madness*. New York, Alfred A. Knopf, 1995, S. 89 [dt. *Meine ruhelose Seele*. Üb. v. K. Sonntag. München, Goldmann, 1999, S. 106]
13. Solomon: Depression, Too, Is a Thing with Feathers
14. Mayberg: Targeted Electrode-Based Modulation
15. Sidney H. Kennedy et al.: Deep Brain Stimulation for Treatment-Resistant Depression: Follow-Up After 3 to 6 Years. *American Journal of Psychiatry* 168, 5 (2011), S. 502–510
16. Jamison: *An Unquiet Mind*, S. 67 [dt. *Meine ruhelose Seele*, S. 81]
17. Jane Collingwood: Bipolar Disorder Genes Uncovered. *Psych Central*, 17. Mai 2016, https://psychcentral.com/lib/bipolar-disorder-genes-uncovered/

Kapitel 4: Die Fähigkeit, zu denken, Entscheidungen zu treffen und umzusetzen: Schizophrenie

Eine allgemeine Darstellung der Schizophrenie findet sich in Steven E. Hyman, Jonathan D. Cohen: Disorders of Thought and Volition: Schizophrenia, in Kandel et al.: *Principles of Neural Science*, S. 1389–1401

1. Elyn R. Saks: *The Center Cannot Hold: My Journey through Madness*. New York, Hyperion, 2007, S. 1–2
2. Irwin Feinberg: Cortical Pruning and the Development of Schizophrenia. *Schizophrenia Bulletin* 16, 4 (1990), S. 567–568
3. Jill R. Glausier, David A. Lewis: Dendritic Spine Pathology in Schizophrenia. *Neuroscience* 251 (2013), S. 90–107
4. Daniel H. Geschwind, Jonathan Flint: Genetics and Genomics of Psychiatric Disease. *Science* 349, 6255 (2015), S. 1489–1494
5. David St. Clair et al.: Association within a Family of a Balanced Autosomal Translocation with Major Mental Illness. *Lancet* 336, 8706 (1990), S. 13–16

6. Qiang Wang et al.: The Psychiatric Disease Risk Factors DISC1 and TNIK Interact to Regulate Synapse Composition and Function. *Molecular Psychiatry* 16, 10 (2011), S. 1006–1023
7. Aswin Sekar et al.: Schizophrenia Risk from Complex Variation of Complement Component 4. *Nature* 530, 7589 (2016), S. 177–183
8. Ryan S. Dhindsa, David B. Goldstein: Schizophrenia: From Genetics to Physiology at Last. *Nature* 530, 7589 (2016), S. 162–163
9. Christoph Kellendonk et al.: Transient and Selective Overexpression of Dopamine D2 Receptors in the Striatum Causes Persistent Abnormalities in Prefrontal Cortex Functioning. *Neuron* 49, 4 (2006), S. 603–615.

Kapitel 5: Das Lagerhaus des Ichs: Gedächtnis und Demenz

1. Larry R. Squire, John T. Wixted: The Cognitive Neuroscience of Human Memory Since H. M. *Annual Review of Neuroscience* 34 (2011), S. 259–288
2. Eric R. Kandel: The Molecular Biology of Memory Storage: A Dialogue Between Genes and Synapses. *Science* 294, 5544 (2001), S. 1030–1038
3. D. O. Hebb: *The Organization of Behavior: A Neuropsychological Theory*. New York, John Wiley and Sons, 1949
4. Bengt Gustafsson, Holger Wigström: Physiological Mechanisms Underlying Long-Term Potentiation. *Trends in Neurosciences* 11, 4 (1988), S. 156–162
5. Elias Pavlopoulos et al.: Molecular Mechanism for Age-Related Memory Loss: The Histone-Binding Protein RbAp48. *Science Translational Medicine* 5, 200 (2013), 200ra115.
6. ebd.
7. ebd.
8. Franck Oury et al.: Maternal and Offspring Pools of Osteocalcin Influence Brain Development and Functions. *Cell* 155, 1 (2013), S. 228–241
9. Stylianos Kosmidis et al.: Administration of Osteocalcin in the DG/CA3 Hippocampal Region Enhances Cognitive Functions and Ameliorates Age-Related Memory Loss via a RbAp48/CREB/BDNF Pathway (in Vorbereitung)
10. ebd.
11. Rita Guerreiro, John Hardy: Genetics of Alzheimer's Disease. *Neurotherapeutics* 11, 4 (2014), S. 732–737
12. R. Sherrington et al.: Alzheimer's Disease Associated with Mutations in Presenilin 2 is Rare and Variably Penetrant. *Human Molecular Genetics* 5, 7 (1996), S. 985–988

13. Thorlakur Jonsson et al.: A Mutation in APP Protects against Alzheimer's Disease and Age-Related Cognitive Decline. *Nature* 488, 7409 (2012), S. 96–99
14. Bruce L. Miller: *Frontotemporal Dementia.* Contemporary Neurology Series. Oxford, Oxford University Press, 2013

Kapitel 6: Unsere angeborene Kreativität: psychische Störungen und Kunst

1. Ann Temkin, persönliche Mitteilung, 2016
2. Howard Gardner: *Multiple Intelligences: New Horizons.* New York, Basic Books, 2006
3. Benjamin Baird et al.: Inspired by Distraction: Mind Wandering Facilitates Creative Incubation. *Psychological Science* 23, 10 (2012), S. 1117–1122
4. Ernst Kris: *Psychoanalytic Explorations in Art.* New York, International Universities Press, 1952
5. Bruce L. Miller et al.: Emergence of Artistic Talent in Frontotemporal Dementia. *Neurology* 51, 4 (1998), S. 978–982
6. John Kounios, Mark Beeman: The Aha! Moment: The Cognitive Neuroscience of Insight. *Current Directions in Psychological Science* 18, 4 (2009), S. 210–216
7. Charles J. Limb, Allen R. Braun: Neural Substrates of Spontaneous Musical Performance: An fMRI Study of Jazz Improvisation. *PLOS One* 3, 2 (2008), e1679
8. Philippe Pinel: Medico-Philosophical Treatise on Mental Alienation or Mania (1801). *Vertex* 19, 82 (2008), S. 397–400
9. Benjamin Rush: *Medical Inquiries and Observations, upon the Diseases of the Mind.* Philadelphia, Kimber and Richardson, 1812
10. Cesare Lombroso: *The Man of Genius.* London, W. Scott, 1891 [dt. *Genie und Irrsinn in ihren Beziehungen zum Gesetz, zur Kritik und zur Geschichte.* Nach der 4. Aufl. des ital. Originaltexts. Üb. v. A. Courth. Leipzig, Reclam, 1920]
11. Rudolf Arnheim: The Artistry of Psychotics. *American Scientist* 74, 1 (1986), S. 48–54
12. Thomas Röske, Ingrid von Beyme: *Surrealismus und Wahnsinn.* Heidelberg, Sammlung Prinzhorn, 2009
13. Hans Prinzhorn: *Bildnerei der Geisteskranken: ein Beitrag zur Psychologie und Psychopathologie der Gestaltung,* 3. A. Heidelberg, Springer, 1983
14. ebd., S. 339
15. ebd., S. 337

16. ebd., S. VII
17. ebd., S. 192
18. ebd., S. 233
19. ebd., S. 205
20. ebd., S. 217
21. Birgit Teichmann, Universität Heidelberg, persönliche Mitteilung, 12. Mai 2009
22. Danielle Knafo: Revisiting Ernst Kris' Concept of Regression in the Service of the Ego in Art. *Psychoanalytic Review* 19, 1 (2002), S. 24–49
23. Kay Redfield Jamison: *Touched with Fire: Manic-Depressive Illness and the Artistic Temperament.* New York, The Free Press, 1993
24. Nancy C. Andreasen: Secrets of the Creative Brain. *The Atlantic,* Juli/August 2014, https://www.theatlantic.com/magazine/archive/2014/07/secrets-of-the-creative-brain/372299/ (abgerufen am 3.7.2018)
25. Jamison: *Touched with Fire*
26. Ruth Richards et al.: Creativity in Manic-Depressives, Cyclothymes, Their Normal Relatives, and Control Subjects. *Journal of Abnormal Psychology* 97, 3 (1988), S. 281–288
27. Catherine Best et al.: The Relationship Between Subthreshold Autistic Traits, Ambiguous Figure Perception and Divergent Thinking. *Journal of Autism and Developmental Disorders* 45, 12 (2015), S. 4064–4073
28. Oliver Sacks: *An Anthropologist on Mars: Seven Paradoxical Tales.* New York, Alfred A. Knopf, 1995, S. 203 [dt. *Eine Anthropologin auf dem Mars: Sieben paradoxe Geschichten.* Üb. v. H. Kober. Reinbek, Rowohlt, 1997, S. 288]
29. ebd.
30. David T. Lykken: The Genetics of Genius, in: Andrew Steptoe, Hrsg., *Genius and Mind: Studies of Creativity and Temperament.* Oxford, Oxford University Press, 1998, S. 15–37
31. Francesca Happé, Uta Frith: The Beautiful Otherness of the Autistic Mind. *Philosophical Transactions of the Royal Society B: Biological Sciences* 364, 1522 (2009), S. 1346–1350
32. Darold A. Treffert: The Savant Syndrome: An Extraordinary Condition. A Synopsis: Past, Present, Future. *Philosophical Transactions of the Royal Society B: Biological Sciences* 364, 1522 (2009), S. 1351–1357
33. Allan Snyder: Explaining and Inducing Savant Skills: Privileged Access to Lower Level, Less-Processed Information. *Philosophical Transactions of the Royal Society B: Biological Sciences* 364, 1522 (2009), S. 1399–1405

34. Pia Kontos: The Painterly Hand: Rethinking Creativity, Selfhood, and Memory in Dementia. Workshop 4: Memory and/in Late-Life Creativity. London, King's College, 2012
35. Bruce L. Miller et al.: Enhanced Artistic Creativity with Temporal Lobe Degeneration. *Lancet* 348, 9043 (1996), S. 1744–1745
36. Wil S. Hylton: The Mysterious Metamorphosis of Chuck Close. *The New York Times Magazine*, 13. Juli 2016
37. ebd.
38. ebd.
39. Rudolf Arnheim: The Artistry of Psychotics, in: *To the Rescue of Art: Twenty-Six Essays*. Berkeley, University of California Press, 1992, S. 144–154
40. Andreasen: Secrets of the Creative Brain
41. Jamison: *Touched with Fire*, S. 88
42. Andreason, Secrets of the Creative Brain
43. ebd.
44. Robert A. Power et al.: Polygenic Risk Scores for Schizophrenia and Bipolar Disorder Predict Creativity. *Nature Neuroscience* 18, 7 (2015), S. 953–955
45. Ian Sample: New Study Claims to Find Genetic Link Between Creativity and Mental Illness. *The Guardian*, 8. Juni 2015, https://www.theguardian.com/science/2015/jun/08/new-study-claims-to-find-genetic-link-between-creativity-and-mental-illness (abgerufen am 3.7.2018)
46. Andreason, Secrets of the Creative Brain

Kapitel 7: Bewegung: Parkinson- und Huntington-Krankheit

1. Charles S. Sherrington: *The Integrative Action of the Nervous System*. New Haven, CT, Yale University Press, 1906
2. James Parkinson: An Essay on the Shaking Palsy (1817). *Journal of Neuropsychiatry and Clinical Neurosciences* 14, 2 (2002), S. 223–236
3. Arvid Carlsson, Margit Lindqvist, Tor Magnusson: 3,4-Dihydroxyphenylalanine and 5-hydroxytryptophan as Reserpine Antagonists. *Nature* 180, 4596 (1957), S. 1200
4. A. Carlsson: Biochemical and Pharmacological Aspects of Parkinsonism. *Acta Neurologica Scandinavica, Supplementum* 51 (1972), S. 11–42
5. A. Carlsson, B. Winblad: Influence of Age and Time Interval between Death and Autopsy on Dopamine and 3-Methoxytyramine Levels in Human Basal Ganglia. *Journal of Neural Transmission* 38, 3–4 (1976), S. 271–276

6. H. Ehringer, O. Hornykiewicz: Distribution of Noradrenaline and Dopamine (3-Hydroxytyramine) in the Human Brain and Their Behavior in Diseases of the Extrapyramidal System. *Parkinsonism and Related Disorders* 4, 2 (1998), S. 53–57
7. George C. Cotzias, Melvin H. Van Woert, Lewis M. Schiffer: Aromatic Amino Acids and Modification of Parkinsonism. *New England Journal of Medicine* 276, 7 (1967), S. 374–379
8. Hagai Bergman, Thomas Wichmann, Mahlon R. DeLong: Reversal of Experimental Parkinsonism by Lesions of the Subthalamic Nucleus. *Science*, 249 (1990), S. 1436–1438
9. Mahlon R. DeLong: Primate Models of Movement Disorders of Basal Ganglia Origin. *Trends in Neurosciences* 13, 7 (1990), S. 281–285
10. D. Housman, J. R. Gusella: Application of Recombinant DNA Techniques to Neurogenetic Disorders. *Research Publications – Association for Research in Nervous and Mental Disorders* 60 (1983), S. 167–172
11. The Huntington's Disease Collaborative Research Group: A Novel Gene Containing a Trinucleotide Repeat That Is Expanded and Unstable on Huntington's Disease Chromosomes. *Cell* 72 (1993), S. 971–983
12. Stanley B. Prusiner: Novel Proteinaceous Infectious Particles Cause Scrapie. *Science* 216, 4542 (1982), S. 136–144
13. Stanley B. Prusiner: *Madness and Memory: The Discovery of Prions – A New Biological Principle of Disease*. New Haven, CT, Yale University Press, 2014, S. X
14. Mel B. Feany, Welcome W. Bender: A Drosophila Model of Parkinson's Disease. *Nature* 404, 6776 (2000), S. 394–398

Kapitel 8: Das Wechselspiel zwischen bewussten und unbewussten Gefühlen: Angst, posttraumatischer Stress und falsche Entscheidungsprozesse

1. William James: What Is an Emotion? *Mind* 9, 34 (April 1, 1884), S. 190
2. Aristoteles, Lesley Brown (Hrsg.), David Ross (Übers.): *The Nicomachean Ethics*. Oxford, Oxford University Press, 2009 [dt. *Nikomachische Ethik*. Üb. v. A. Lasson. Jena, Diederichs 1909, S. 41]
3. Sandra Blakeslee: Using Rats to Trace Anatomy of Fear, Biology of Emotion. *New York Times*, 5. November 1996
4. Edna B. Foa, Carmen P. McLean: The Efficacy of Exposure Therapy for Anxiety-Related Disorders and Its Underlying Mechanisms: The Case of OCD and PTSD. *Annual Review of Clinical Psychology* 12 (2016), S. 1–28

5. Barbara O. Rothbaum et al.: Virtual Reality Exposure Therapy for Vietnam Veterans with Posttraumatic Stress Disorder. *Journal of Clinical Psychiatry* 62, 8 (2001), S. 617–622.
6. Mark Mayford, Steven A. Siegelbaum, Eric R. Kandel: Synapses and Memory Storage. *Cold Spring Harbor Perspectives in Biology* 4, 6 (2012), a005751
7. Alain Brunet et al.: Effect of Post-Retrieval Propranolol on Psychophysiologic Responding during Subsequent Script-Driven Traumatic Imagery in Post-Traumatic Stress Disorder. *Journal of Psychiatric Research* 42, 6 (2008), S. 503–506
8. William James: *The Principles of Psychology*, Bd. 2. New York, Henry Holt and Company, 1913, S. 389–390
9. Antonio R. Damasio: *Descartes' Error: Emotion, Reason, and the Human Brain.* New York, G. P. Putnam's Sons, 1994, S. 34ff. [dt. *Descartes' Irrtum*. Üb. v. H. Kober. Berlin, List 2004, S. 64]
10. ebd., S. 43 [75]
11. ebd., S. 44f. [76]
12. Joshua D. Greene et al.: An fMRI Investigation of Emotional Engagement in Moral Judgment. *Science* 293 (2001), S. 2105–2108
13. Kent A. Kiehl, Morris B. Hoffman: The Criminal Psychopath: History, Neuroscience, Treatment, and Economics. *Jurimetrics* 51 (2011), S. 355–397
14. ebd., siehe auch L. M. Cope et al.: Abnormal Brain Structure in Youth Who Commit Homicide. *NeuroImage Clinical* 4 (2014), S. 800–807, und das Gespräch mit Kent Kiehl in: Mike Bush, Young Killers' Brains Are Different, Study Shows. *Albuquerque Journal*, 9. Juni 2014

Kapitel 9: Lustprinzip und Wahlfreiheit: Suchterkrankungen

1. James Olds, Peter Milner: Positive Reinforcement Produced by Electrical Stimulation of Septal Area and Other Regions of Rat Brain. *Journal of Comparative and Physiological Psychology* 47, 6 (1954), S. 419–427
2. Wolfram Schultz: Neuronal Reward and Decision Signals: From Theories to Data. *Physiological Reviews* 95, 3 (2015), S. 853–951
3. Nora D. Volkow et al.: Dopamine in Drug Abuse and Addiction: Results of Imaging Studies and Treatment Implications. *Archives of Neurology* 64, 11 (2007), S. 1575–1579
4. Lee N. Robins: Vietnam Veterans' Rapid Recovery from Heroin Addiction: A Fluke or Normal Expectation? *Addiction* 88, 8 (1993), S. 1041–1054

5. N. D. Volkow, Joanna S. Fowler, Gene-Jack Wang: The Addicted Human Brain: Insights from Imaging Studies. *Journal of Clinical Investigation* 111, 10 (2003), S. 1444–1451
6. N. D. Volkow, George F. Koob, A. Thomas McLellan: Neurobiologic Advances from the Brain Disease Model of Addiction. *New England Journal of Medicine* 374, 4 (2016), S. 363–371
7. Eric J. Nestler: On a Quest to Understand and Alter Abnormally Expressed Genes That Promote Addiction. *Brain and Behavior Research Foundation Quarterly* (September 2015), S. 10–11
8. Eric R. Kandel: The Molecular Biology of Memory: cAMP, PKA, CRE, CREB-1, CREB-2, and CPEB. *Molecular Brain* 5 (2012), S. 14
9. Jocelyn Selim: Molecular Psychiatrist Eric Nestler: It's a Hard Habit to Break. *Discover*, Oktober 2001, http://discovermagazine.com/2001/oct/breakdialogue (abgerufen am 3.7.2018)
10. Nestler, On a Quest to Understand, S. 10–11
11. Eric J. Nestler: Genes and Addiction. *Nature Genetics* 26, 3 (2000), S. 277–281
12. Eric R. Kandel, Denise B. Kandel: A Molecular Basis for Nicotine As a Gateway Drug. *New England Journal of Medicine* 371 (2014), S. 932–943
13. Yan-You Huang et al.: Nicotine Primes the Effect of Cocaine on the Induction of LTP in the Amygdala. *Neuropharmacology* 74 (2013), S. 126–134
14. Kyle S. Burger, Eric Stice: Frequent Ice Cream Consumption Is Associated with Reduced Striatal Response to Receipt of an Ice Cream–Based Milkshake. *American Journal of Clinical Nutrition* 95, 4 (2012), S. 810–817
15. Nicholas A. Christakis, James H. Fowler: The Spread of Obesity in a Large Social Network over 32 Years. *New England Journal of Medicine* 357 (2007), S. 370–379
16. Josh Katz: Drug Deaths in America Are Rising Faster Than Ever. *The New York Times*, 5. Juni 2017

Kapitel 10: Sexuelle Differenzierung des Gehirns und Geschlechtsidentität

1. Norman Spack: How I Help Transgender Teens Become Who They Want to Be. TED, November 2013, www.ted.com/talks/norman_spack_how_i_help_transgender_teens_become_who_they_want_to_be (abgerufen am 3.7.2018); Abby Ellin: Elective Surgery, Needed to Survive. *The New York Times*, 9. August 2017

1. David J. Anderson: Optogenetics, Sex, and Violence in the Brain: Implications for Psychiatry. *Biological Psychiatry* 71, 12 (2012), S. 1081–1089; Joseph F. Bergan, Yoram Ben-Shaul, Catherine Dulac: Sex-Specific Processing of Social Cues in the Medial Amygdala. *eLife* 3 (2014), e02743
2. Dick F. Swaab, Alicia Garcia-Falgueras: Sexual Differentiation of the Human Brain in Relation to Gender Identity and Sexual Orientation. *Functional Neurology* 24, 1 (2009), S. 17–28
3. Deborah Rudacille: *The Riddle of Gender: Science, Activism, and Transgender Rights.* New York, Pantheon, 2005, S. 21–22
4. ebd., S. 23
5. ebd., S. 24
6. ebd., S. 27
7. Sam Maddox: Barres Elected to National Academy of Sciences. *Research News*, Christopher and Dana Reeve Foundation, 2. Mai 2013, www.spinalcordinjury-paralysis.org/blogs/18/1601 (abgerufen am 3.7.2018)
8. Rudacille: *The Riddle of Gender*, S. 28–29
9. Caitlyn Jenner: *The Secrets of My Life.* New York, Grand Central Publishing, 2017 [dt. *Mein großes Geheimnis.* Üb. v. K. Borchardt. Höfen, Hannibal 2017, Prolog]
10. Diane Ehrensaft: Gender Nonconforming Youth: Current Perspectives. *Adolescent Health, Medicine and Therapeutics* 8 (2017), S. 57–67
11. Sara Reardon: Largest Ever Study of Transgender Teenagers Set to Kick Off. *Nature News*, 31. März 2016, https://www.nature.com/news/largest-ever-study-of-transgender-teenagers-set-to-kick-off-1.19637 (abgerufen am 3.7.2018)
12. D. F. Swaab, A. Garcia-Falgueras, Sexual Differentiation of the Human Brain

Kapitel 11: Bewusstsein: das letzte große Rätsel des Gehirns

1. Hyosang Lee et al.: Scalable Control of Mounting and Attack by Esr1+ Neurons in the Ventromedial Hypothalamus. *Nature* 509 (2014), S. 627–632
2. Bernard J. Baars: *A Cognitive Theory of Consciousness.* Cambridge, Cambridge University Press, 1988
3. Stanislas Dehaene: *Consciousness and the Brain: Deciphering How the Brain Codes Our Thoughts.* New York, Viking, 2014 [dt. *Denken: wie das Gehirn Bewusstsein schafft.* Üb. v. H. Reuter. München, Knaus, 2014]
4. ebd.

5. C. D. Salzman et al.: Microstimulation in Visual Area MT: Effects on Direction Discrimination Performance. *Journal of Neuroscience* 12, 6 (1992), S. 2331–2355; C. D. Salzman, William T. Newsome: Neural Mechanisms for Forming a Perceptual Decision. *Science* 264, 5156 (1994), S. 231–237
6. N. K. Logothetis, Jeffrey D. Schall: Neuronal Correlates of Subjective Visual Perception. *Science* 245, 4919 (1989), S. 761–763
7. N. K. Logothetis: Vision: A Window into Consciousness. *Scientific American*, 1. September 2006, https://www.scientificamerican.com/article/vision-a-window-into-consciousness/ (abgerufen am 3.7.2018) [dt. Das Sehen: ein Fenster zum Bewusstsein. *Spektrum der Wissenschaft Magazin*, 1. Januar 2000]
8. Timothy D. Wilson: *Strangers to Ourselves: Discovering the Adaptive Unconscious*. Cambridge, MA, Harvard University Press, 2002 [dt. *Gestatten, mein Name ist Ich: das adaptive Unbewusste – eine psychologische Entdeckungsreise*. Üb. v. H. Kober. München, Pendo, 2007]
9. Timothy D. Wilson, Jonathan W. Schooler: Thinking Too Much: Introspection Can Reduce the Quality of Preferences and Decisions. *Journal of Personality and Social Psychology* 60, 2 (1991), S. 181–192
10. Benjamin Libet et al.: Time of Conscious Intention to Act in Relation to Onset of Cerebral Activity (Readiness-Potential): The Unconscious Initiation of a Freely Voluntary Act. *Brain* 106 (1983), S. 623–642
11. Amos Tversky, Daniel Kahneman: The Framing of Decisions and the Psychology of Choice. *Science* 211, 4481 (1981), S. 453–458
12. Daniel Kahneman: *Thinking, Fast and Slow*. New York, Farrar, Straus and Giroux, 2011 [dt. *Schnelles Denken, langsames Denken*. Üb. v. T. Schmidt. München, Siedler, 2012]
13. A. D. (Bud) Craig: How Do You Feel – Now? The Anterior Insula and Human Awareness. *Nature Reviews Neuroscience* 10 (2009), S. 59–70; Hugo D. Critchley et al.: Neural Systems Supporting Interoceptive Awareness. *Nature Neuroscience* 7, 2 (2004), S. 189–195
14. G. Elliott Wimmer, Daphna Shohamy: Preference by Association: How Memory Mechanisms in the Hippocampus Bias Decisions. *Science* 338, 6104 (2012), S. 270–273
15. Michael N. Shadlen, Roozbeh Kiani: Consciousness As a Decision to Engage, in: Stanislas Dehaene, Yves Christen, Hrsg., *Characterizing Consciousness: From Cognition to the Clinic?* Berlin, Springer Verlag, 2011, S. 27–46

Danksagung

Den hervorragenden kritischen Kommentaren meines Verlegers Eric Chinski habe ich sehr viel zu verdanken; er brachte das Buch in mehrfacher Hinsicht in eine neue Form. Ich danke auch meinen Kollegen und Kolleginnen an der Columbia University: Tom Jessell, Scott Small, Daniel Salzman, Mickey Goldberg und Eleanor Simpson lasen einen frühen Entwurf genau und mit großem Sachverstand. Zutiefst dankbar bin ich wiederum meiner großartigen Lektorin Blair Burns Potter: Wir haben schon bei früheren Büchern zusammengearbeitet, und auch dieses Mal brachte sie ihren kritischen Blick und ihr kenntnisreiches Lektorat ein. Und schließlich danke ich Sarah Mack für ihre redaktionelle Arbeit und die Entwicklung der Abbildungen, sowie Pauline Henick, die geduldig die vielen Versionen dieses Buches tippte und es versiert bis zur Fertigstellung begleitete.

Personenregister

Adorno, Theodor W. 204
Adrian, Edgar 30 f., 212
Aghajanian, George 96
Alzheimer, Alois 159 f.
Anderson, David 285, 303 f.
Andreasen, Nancy 198, 204 f., 207
Anna O. 98
Aristoteles 151, 237
Arnheim, Rudolf 186, 204
Asperger, Hans 58–60
Auguste D. 159

Baars, Bernard 307, 310 f.
Bargmann, Cornelia »Cori« 75
Baron-Cohen, Simon 51 f.
Barres, Ben 290–295
Beck, Aaron T. 99 f., 102
Bellmer, Hans 197
Benabid, Alim-Louis 104, 217
Benzer, Seymour 226
Bernheim, Mary 94
Bettelheim, Bruno 61
Bleuler, Eugen 59, 72, 122
Braun, Allen 183
Breuer, Josef 98
Broca, Pierre Paul 22, 24 f.
Brothers, Leslie 56
Brunet, Alain 246
Burger, Kyle 272
Byron, George Gordon
(*siehe* Lord Byron)

Cade, John 109 f.
Cajal, Santiago Ramón y 26–29
Carlsson, Arvid 213 f., 261 f.
Casson, Sir Hugh 200
Cézanne, Paul 194
Charpentier, Paul 123
Christakis, Nicholas A. 272 f.
Churchland, Patricia 12
Close, Chuck 175–178, 180 f., 203 f.
Cooper, Arnold 98
Cotzias, George 215
Crick, Francis 299

Dale, Henry Hallett 33
Dalí, Salvador 196 f.
Damasio, Antonio 234, 248–250, 257
Darwin, Charles 12 f., 81, 232 f., 239, 257, 268
de Kooning, Willem 202
de la Tour, Georges 54 f.
Dehaene, Stanislas 307, 311, 326
Delay, Jean 124
DeLong, Mahlon Robert 104, 216 f.
Deniker, Pierre 124
Descartes, René 12, 35, 257
Doherty, Martin 199

Economo, Constantin von 305 f.
Ehrensaft, Diane 297
Elliot 248 f., 253
Ernst, Max 194, 196

Feinberg, Irwin 130
Feldberg, Wilhelm Siegmund 33
Foa, Edna B. 245
Fonagy, Peter 98
Fowler, James 272 f.
Freud, Sigmund 15, 21, 98 f., 194, 299, 301–304, 309, 318, 324, 326
Freygang, Walter 43
Frith, Uta 51, 201

Gage, Phineas 17 f., 249 f., 253 f.
Garcia-Falgueras, Alicia 289, 297
Gardner, Howard 181
Giordano, Simona 297
Glausier, Jill 131
Golgi, Camillo 26, 29
Gombrich, Ernst 179
Gotts, Stephen 56
Greene, Joshua 250, 252, 254 f.
Gusella, James F. 219
Gustafsson, Bengt 153

H. M. (*siehe* Henry Molaison)
Happé, Francesca 201
Hardy, John 164–166
Hebb, Donald Olding 153
Helmholtz, Hermann von 308
Hermelin, Beate 65
Hippokrates von Kos 85
Hitler, Adolf 11
Hornykiewicz, Oleh 214
Housman, David 219
Hume, David 151
Huntington, George 219
Hylton, Wil S. 203 f.

Insel, Thomas Roland 69, 75

Jackson, John Hughlings 171, 177, 182, 202
James, William 234, 237 f., 246 f., 257, 321 f.
Jamison, Kay Redfield 102, 108, 198, 205
Jelinek, Elfriede 60
Jenner, Caitlyn (geb. als William Bruce Jenner) 290, 294 f.

Jennings, Carol 164
Jonsson, Thorlakur 166
Jung-Beeman, Mark 183

Kahlo, Frida 195 f.
Kahneman, Daniel 320 f.
Kallmann, Franz Josef 35, 38 f.
Kandel, Denise 271
Kanner, Leo 58 f.
Karsenty, Gerard 157
Kellendonk, Christoph 141
Kerouac, Jack 122
Kety, Seymour Solomon 42 f.
Kiehl, Kent 254–256
Kornhuber, Hans Helmut 319
Kosmidis, Stylianos 157
Kounios, John 183
Kraepelin, Emil 21 f., 82–84, 116, 121 f., 159 f., 185, 193
Kris, Ernst 179, 181

Landau, William 43
LeDoux, Joseph 239, 245, 322
Lennon, John 316
Leslie, Alan 51 f.
Levine, Amir 271
Lewis, David 131
Lewy, Frederic 213
Libet, Benjamin 319 f.
Lichtenstein, Roy 180
Limb, Charles 183
Locke, John 151
Logothetis, Nikos 315
Lombroso, Cesare 184 f.
Lord Byron 198

Magoun, Horace Winchell 305 f.
Masson, André 196
Mayberg, Helen S. 90, 92 f., 103, 105
McCarroll, Steven 139 f.
McKinney, Erin 63 f.
Mebes, Heinrich Hermann 195 f.
Mill, John Stuart 151
Miller, Bruce 171, 182, 202
Milner, Brenda 147, 149
Milner, Peter 262
Mischel, Walter 320 f.
Molaison, Henry 147–150
Moog, Peter 189 f.
Morgan, Thomas Hunt 226
Moruzzi, Giuseppe 305 f.
Munch, Edvard 198

Nadia 65, 200
Nasar, Sylvia 205
Nash, John Forbes 122, 205
Natterer, August 190–192, 196 f.
Nestler, Eric Jonathan 268–270
Newsome, William 315, 323

Olds, James 262
Orth, Viktor 190 f.

Parkinson, James 213, 215
Pawlow, Iwan Petrowitsch 151–152, 239, 263
Pelphrey, Kevin 53
Penfield, Wilder 24 f., 146 f.
Picasso, Pablo 186, 197

Pick, Arnold 168
Pinel, Philippe 21, 34, 84, 184
Platon 12
Power, Robert 206
Premack, David 50
Prinzhorn, Hans 185 f., 188–190, 193 f., 197, 331
Prusiner, Stanley 172, 222, 225

Raichle, Marcus E. 42
Richards, Ruth 198
Riegl, Alois 179, 185
Robins, Lee 266
Rodrigues, Sarina 76
Roose, Steven 98
Rosenthal, Stephen 297
Röske, Thomas 188, 192, 195–197
Rothbaum, Barbara 245
Rousseau, Henri 186 f.
Rowland, Lewis 43
Rudacille, Deborah 291, 294
Rush, Benjamin 184 f.

Sacks, Oliver 200
Saks, Elyn 119
Salzman, Daniel 314 f.
Schall, Jeffrey 315
Schildkraut, Joseph 205
Schooler, Jonathan 181
Schultz, Wolfram 263
Scoville, William 147–149
Searle, John 12, 307
Sekar, Aswin 139 f.
Shadlen, Michael 323
Shakespeare, William 85
Sherrington, Charles Scott 211 f.
Shohamy, Daphna 322
Simpson, Eleanor 141
Singer, Alison 60 f.
Small, Scott 155 f.
Snyder, Allan 201
Sokoloff, Louis 43
Sokrates 12
Solomon, Andrew 86 f., 102
Spack, Norman 285
Squire, Larry Ryan 149 f., 152
St. Clair, David 137
State, Matthew 67
Stefánsson, Kári 206
Stevens, Beth 139 f.
Stice, Eric 272
Styron, William 86
Sultzer, David 77
Swaab, Dick 289, 297

Temkin, Ann 180
Thanatos 301
The Beatles 316
Treffert, Darold 201
Tretiakoff, Konstantin 213
Tversky, Amos 320

van Gogh, Vincent 111 f., 198
Volkow, Nora 265–267

Wain, Louis 116 f.
Weldon, L. D. 295
Wernicke, Carl 22–25
Wexler, Milton 219
Wigström, Holger 153
Wilmanns, Karl 185

Wilson, Brian 122
Wilson, E. O. 75
Wilson, Timothy 318
Wiltshire, Stephen 200 f.
Wimmer, Elliott 322
Woodruff, Guy 50
Woolf, Virginia 198
Wundt, Wilhelm 121

Sachregister

Abweichung, genetische 66, 128, 134 f.
Affe 217, 263, 268, 315, 323
Aggression 81, 89, 98 f., 194, 243, 253, 284 f., 301, 303 f., 326
Alzheimer-Demenz 122
Alzheimer-Krankheit 14 f., 45 f., 83, 146, 154–156, 158–161, 163–170, 172, 174, 179, 198, 201–204, 207, 210, 221, 226, 229, 329 f., 332
Amygdala 56, 58, 81, 84, 89, 91 f., 126 f., 151, 153 f., 235–238, 240–242, 244 f., 247, 255, 261, 303, 322
Androgenresistenz, komplette 289
Angst 13, 34, 36, 46, 63, 88, 108 f., 120 f., 153, 158, 186, 204, 226, 232 f., 237–242, 245–247, 257, 259, 267, 280, 294, 303, 308, 321
Angstreaktion 89, 232, 237 f., 240–242, 246
Angststörung 92, 136, 232, 241 f., 244 f., 257
Angstzustand (*siehe* Angst)
Asperger-Syndrom 60
Autismus 14, 39, 44, 46, 49–54, 56, 58–69, 71–74, 77 f., 83, 112, 115, 134–136, 143, 172, 174, 179, 201, 207, 330 f.
Autismusrisiko 70, 72

Belohnung 239, 260, 262–264, 267 f., 270 f., 301, 322 f.
Belohnungseffekt 265, 268 f., 272
Belohnungssystem 218, 260 f., 263–265, 267–270, 272–275
Bewusstsein 13–15, 17, 33, 35, 145, 207, 238, 295, 299 f., 302, 304, 306–308, 310–312, 314, 316–322, 326 f., 331
Bewusstseinsebene 237, 305
Bewusstseinsinhalt 306 f.
Bewusstseinsstörung 299
Bewusstseinszustand 299 f., 316, 327

Chromosom 37, 67, 69, 73, 113, 134, 136 f., 139, 164, 219, 226, 281 f., 288
Complete androgen insensitivity syndrome (CAIS) (*siehe* komplette Androgenresistenz)
Cortex, präfrontaler 81, 89, 91 f., 95, 97, 126, 129 f., 132, 139, 141, 160, 183 f., 236–238, 242, 248, 250, 253 f., 261, 264, 274, 312 f., 316, 327
Cortisol 88 f., 97, 238
Creutzfeldt-Jakob-Krankheit 172, 221 f., 229 f.

Dadaismus 174, 193 f., 196
Dementia praecox 83, 122
Demenz 83, 118, 122, 168, 171, 219
frontotemporale 45, 146, 168–172, 174, 182, 198, 202–204, 207, 210, 222, 229
Dendriten 27–29, 31, 33, 41, 118, 130 f., 161, 330
Depression 14, 19, 34, 36, 40 f., 46 f., 63, 78, 80, 83–86, 88–97, 99–107, 109, 111 f., 114 f., 123, 132, 137, 142 f., 146, 168, 172, 174, 198, 205, 218, 242–244, 268 f., 280, 332
Diabetes 135, 167, 266, 270
Differenzierung, sexuelle 279 f., 282, 289, 297, 332
DNA 37, 66–68, 70 f., 113, 134, 136, 225–226, 244, 281, 332
Dopamin 91, 96, 110, 125 f., 141, 157, 213–217, 227–229, 259–264, 268, 271 f., 276
Dopaminkonzentration 265, 267
Dopaminmangel 125
Dopaminproduktion 125, 129, 140, 229
Dopaminrezeptoren 125, 127, 140, 265, 272
Dopaminspiegel 125, 127, 214 f., 265
Drogensucht 20, 268, 270–272, 274, 276

Emotion 13, 18–19, 50, 58, 60 f., 69, 79–82, 91, 93, 111, 113 f., 154, 184, 192, 200, 231–238, 240 f., 243, 246–250, 253–255, 257, 259–261, 268, 275, 287, 302 f., 314, 317, 321 f., 330 f.
Empathie 53, 56, 200, 254, 258
Entscheidungsfähigkeit 276, 296
Entscheidungsfindung 11, 18, 26, 58, 91, 145, 207, 231 f., 247–257, 276, 293, 296, 300, 303, 317–324, 327, 331
Entscheidungsfreiheit 330
Entscheidungsprozesse 89, 92, 257, 302
Enzym 94, 113, 161 f.
Epilepsie 19, 24 f., 146 f., 149
Erkrankung, manisch-depressive 83, 198
Essen 169, 259 f., 271 f., 303
Evolution 12 f., 19, 49, 75, 227, 232 f., 239, 263, 284, 294, 319, 324

Feedback-Neuronen 211 f.
Freude 207, 233, 301

Gedächtnis 11, 14, 38, 45, 114 f., 145–147, 149–152, 154 f., 157, 159 f., 175, 183, 190, 200 f., 287, 309, 315, 329
Gedächtnisschwäche (*siehe* Gedächtnisstörung)
Gedächtnisstörung 89, 146, 149, 159, 339
Gedächtnisverlust 46, 146, 149, 154–158, 161, 167, 202
Gehirn, soziales 49 f., 56–58, 73, 77 f.
Genetik 20, 22, 35 f., 38–40, 50, 62, 65 f., 70–72, 75, 77 f., 83, 107, 112–116, 128, 135 f., 139–141, 143, 164, 166, 198 f., 206, 210, 222, 226, 230, 243, 258, 270, 276 f., 280 f., 285–288, 330–332
der frontotemporalen Demenz 170
der Schizophrenie 133, 135
Genom 38, 44, 70 f., 74, 77, 134, 139, 164, 282, 329, 332
Geschlecht 106, 122, 219, 279–283, 286, 288–297
Geschlechtsdimorphismen 287 f.
Geschlechtsidentität 15, 279–281, 286–291, 294, 297, 332
Geschlechtsorgan 281, 289
Geschlechtsumwandlung 293, 295 f.
Gesichtserkennung 56, 69, 175, 316
Gewalt 105, 246, 253, 256 f.
Glück 81, 235, 260, 262, 264, 267–268, 273–275, 294
Glücksgefühl (siehe Glück)

Halluzination 46, 106, 116 f., 123 f., 191
Herzinfarkt 127, 135, 167
Hippocampus 38, 42, 47, 89, 91 f., 95, 97, 126 f., 131 f., 147 f., 153, 155 f., 158, 160 f., 167, 219, 242, 255, 261, 322 f.
Hormon 75–77, 89, 157, 238, 280, 282–286, 289 f., 293–294, 296 f.
Huntington-Krankheit 40, 45, 78, 146, 172, 210, 219–221, 229 f.
Hypothalamus 76, 81, 88 f., 91 f., 219, 235 f., 287, 303

Ichbewusstsein 13, 16
IQ 65, 205, 248

Kind 21, 49–54, 58–63, 68–73, 76, 98 f., 118, 128–130, 134, 164, 169, 175, 189 f., 197, 232 f., 242, 244, 256, 273, 280 f., 288, 290 f., 295–298, 332
Kindheit (siehe Kind)
Kreativität 14 f., 45, 111 f., 171–174, 177, 180–185, 188 f., 194, 197–200, 202–207, 234, 330 f.
Kunst 17, 111, 117, 171 f., 174 f., 184–186, 188, 192–195, 197, 200 f., 203

Leitungsbahn
dopaminerge 125–129
mesolimbische 125 f., 140 f., 261 f.
nigrostriatale 125–127, 215
Lernen 11, 36, 51, 101, 145, 149–153, 157, 240, 263, 322, 332

Libido 91
Lustgefühl 260, 267
Lustprinzip 301

Manie 41, 80, 105–107, 109, 111, 137, 198
Maus 36, 44, 75–77, 89, 137–143, 155–158, 220, 229, 239, 245 f., 268 f., 271, 285–288
Melancholie 80
Monoamine 94
Monoaminhypothese 95
Monoaminoxidase 94
Motivation 47, 118, 122, 141, 264, 267, 274, 322
Multiple Sklerose 47, 332
Musik 65, 69, 171, 183 f., 200 f., 203, 206, 265, 307
Muskeln 31, 167, 209–212, 228, 238
Mutation, genetische 73, 170, 288
Mutter 25, 37, 44, 61 f., 71, 75 f., 86, 146, 281

Nervensystem 26, 29–30, 52, 89, 212, 230, 237, 321
Neurofibrillenknäuel 160, 163
Neurologie 21, 34, 47, 159, 177, 209–210, 331
Neuronen 11, 14, 26 f., 29–31, 33, 41, 45 f., 73, 89 f., 94, 97, 101, 105, 110 f., 114, 118, 125 f., 130, 138, 152 f., 159–161, 163, 166, 211–214, 217, 222 f., 227–230, 237, 260 f., 263 f., 268, 271, 276, 304, 308, 315 f., 323 f., 330, 332
Neurotransmitter 33, 43, 90, 94–97, 125, 157, 214, 246, 260, 262
  modulierende 96, 110, 127
  vermittelnde 96, 110
Neurowissenschaft 12, 147, 149, 212, 256, 289, 300, 310, 326, 331
Nucleus accumbens 91, 126, 261 f.
Nucleus centralis 241
Nucleus subthalamicus 216 f.

Orientierung, sexuelle 15, 280, 289, 297
Östrogen 285

Panikattacke 190, 241 f.
Paranoia 117, 190, 197
Parkinson-Krankheit 15, 45 f., 104 f., 124–127, 146, 172, 210, 213–219, 221, 226–230, 330, 332
Posttraumatische Belastungsstörung (PTBS) 15, 232, 241–243, 257, 259, 329
Protein 37, 45, 66, 70, 73, 90, 137–140, 146, 156 f., 160 f., 163, 165 f., 170–172, 210, 214, 220–225, 227–230, 330
Proteinfaltung 45, 146, 163, 172, 210, 214, 230
Proteinfaltungsstörungen 210, 221, 226, 229
Psychiatrie 18, 21, 59, 82, 101, 121, 168, 184 f., 331
Psychoanalyse 98 f., 300, 324–327
Psychotherapie 21, 36, 46, 80, 84, 90, 98 f., 101–104, 107 f., 111, 114,

122 f., 128, 142, 232, 244 f., 326, 333
Pubertät 130, 282, 285, 289, 291, 295–297

Ratte 89, 239, 262, 268 f.
Rauchen 271, 273
Risiko, genetisches 133, 135

Schizophrenie 14 f., 34, 36, 39, 42, 44, 46 f., 59, 67, 72 f., 78, 83 f., 94, 112, 115–119, 122–143, 146, 168, 172, 174, 185, 188, 190, 192 f., 205–207, 214, 330–332
Schlaf 42, 84, 89, 91, 304–306, 318
Schläfenlappen 25, 56, 81, 146–148, 150 f., 169 f., 175, 321
Schlaganfall 34, 88, 135, 167, 210
Schmerz 25, 61, 85 f., 104 f., 108, 238, 301, 307
Schwangerschaft 129 f., 282, 283, 289
Schwankungen der Kopienzahl 66–69, 134 f.
Sehrinde 23, 43, 312 f., 315 f.
Selbstmord 93, 111, 243, 293
Selbstmordgedanken 85, 96
Selbstmordversuch 85, 93, 96
Serotonin 90, 94–97, 110, 127, 157, 214
Serotoninspiegel 95, 214
Serotonintransporter 90
Sex 263, 271, 304
Sexualität 99, 279, 297, 301, 303 f., 324
Sinne 18, 31, 211
Sinnesdaten 316, 322
Sinnesinformation 32, 91, 179 f., 211, 240, 305 f., 314, 322
Sinnesorgan 19, 211, 238
Sinnessystem 301, 305 f., 308
Sprache 17, 19, 22–25, 30, 49, 58, 60, 65, 150, 171, 177, 186, 201, 250
Störung 94
affektive 80, 82, 84 f., 91 f., 111–114, 137, 142, 205, 239
bipolare 14 f., 34, 36, 39 f., 46, 72, 78, 80, 83–85, 90–92, 96, 102, 105–115, 132, 134–136, 142 f., 172, 174, 188, 198 f., 205–207, 331
genetisch bedingte 40, 62, 66, 74, 198
psychische 18, 21, 24, 34–36, 39, 44, 46 f., 72, 80, 83–85, 90, 128, 136 f., 140, 142, 173, 204, 206, 243 f., 260, 327
Stress 44, 63 f., 86, 88 f., 95, 97, 107, 111, 128 f., 244, 246, 253, 268, 287, 329
Striatum 126 f., 141, 236, 329
Substantia nigra 125 f., 213–216, 261
Sucht 35, 46, 169, 259 f., 263–271, 273–277
Suchterkrankung (siehe Sucht)
Suchtmittel 263–265, 267–269, 271, 274 f.
Suchtmittelmissbrauch 105, 243
Synapsen 14, 27–29, 31, 33, 46, 56, 73 f., 77 f., 89 f., 92, 94–97, 125, 130–132, 139 f., 153 f., 159, 246, 264, 330

Synapsenverknüpfungen 45, 89 f., 95, 118, 130, 152, 154, 245 f., 330
System, motorisches 209–211, 216

Tau-Protein 163, 170
Testosteron 282, 285, 288 f., 294
Thalamus 132, 216, 219, 240, 306, 310 f.
Tiefe Hirnstimulation 104 f., 114, 217 f., 230
Tod 34, 86, 93, 159, 215, 242, 252, 259, 276, 305
Todestrieb 301
Transgender 280, 290, 295 f., 298
Traurigkeit 80 f., 85, 92, 249

Umgebung 231, 255, 314, 317 f.
Unbewusste, das 99, 174, 181 f., 194 f., 206 f., 234, 301, 308, 318–320, 326, 331
Urteile, moralische 232, 250, 252–257, 300

Vater 37, 59, 70–72, 76, 134, 164, 190, 248, 281, 286
Veranlagung, genetische 243
Vergnügen 46, 272
Vision 186, 190
Vorbewusste, das 302, 309, 318

Wahnvorstellungen 46, 106, 116–118, 123 f., 190, 193
Wahrnehmung 12, 15, 18, 29, 33, 58, 63, 79, 108, 116, 145, 180, 200, 207, 234, 238, 246, 275, 286, 300 f., 304, 307, 310–316, 320, 323, 327
Wille 20, 238, 255, 259, 261, 276
Williams-Syndrom 67–69
Wunsch 50, 57, 59, 63, 81, 176, 180, 182, 192, 259, 288, 302
Wut 61, 233, 238

Zwilling 39 f., 65, 112, 133, 243, 332

Bildnachweis

Soweit nicht anders angegeben, wurden die meisten Illustrationen von Sarah Mack erstellt oder angepasst.
Die Gehirnillustrationen stammen von Terese Winslow.

S. 26: Die Golgi-Färbung. Foto von Bob Jacobs.
S. 51: Foto von Uta Frith. Mit freundlicher Genehmigung.
S. 55: Augenbewegungen bei einem autistischen und einem neurotypischen Menschen. Abdruck mit Genehmigung von Springer; mit freundlicher Genehmigung von Kevin A. Pelphrey.
S. 55: Georges de la Tour, *Der Falschspieler mit dem Karo-Ass.*
S. 57: Theorie des Geistes. Abdruck mit Genehmigung von Elsevier Books.
S. 68: Eine Einzelnucleotid-Abweichung. Abweichungen der Kopienzahl. Mit freundlicher Genehmigung von Chris Willcox.
S. 69: Foto eines Kindes mit Williams-Syndrom. Mit freundlicher Genehmigung von Terry Monkaba.
S. 69: Foto eines Kindes mit Autismus. Mit freundlicher Genehmigung von Ursa Hoogle.
S. 87: Foto von Andrew Solomon. Abdruck mit Genehmigung von Andrew Solomon; mit freundlicher Genehmigung von Timothy Greenfield-Sanders.
S. 108: Foto von Kay Redfield Jamison. Abdruck mit freundlicher Genehmigung.

S. 117: Katzenbilder des Künstlers Louis Wain.
S. 119: Foto von Elyn Saks. Mit freundlicher Genehmigung der USC Gould School of Law.
S. 148: Foto von H.M.
S. 148: Ein unversehrtes Gehirn im Vergleich zum Gehirn von H. M. Mit freundlicher Genehmigung von Press et al.
S. 160: Farbverstärktes Foto eines Amyloidplaques und eines neurofibrillären Knäuels im Gehirn. Foto von Nigel Cairns.
S. 162: Die Bildung von Amyloidplaques. Mit freundlicher Genehmigung von Chris Willcox.
S. 163: Verklumpung von Tau-Proteinen. Mit freundlicher Genehmigung von Chris Willcox.
S. 176: Chuck Close, *Großes Selbstporträt* © Chuck Close; mit freundlicher Genehmigung der Pace Gallery.
S. 178: Chuck Close, *Roy II* © Chuck Close; mit freundlicher Genehmigung der Pace Gallery.
S. 178: Ausschnitt aus *Roy II* © Chuck Close; mit freundlicher Genehmigung der Pace Gallery.
S. 187: Henri Rousseau, *Die schlafende Zigeunerin.*
S. 187: Henri Rousseau, *Die Flamingos.* Abdruck mit Genehmigung von Dennis Hallinan/Alamy Stock Photo.
S. 189: Peter Moog, *Altar mit Priester und Madonna.*
S. 191: Viktor Orth, *Dreimaster abends auf See.*
S. 192: August Natterer, *Weltachse und Hase.*
S. 195: Heinrich Hermann Mebes, *Das brütende Rebhuhn oder die herrschende Sünde.*
S. 195: Frida Kahlo, *Ohne Hoffnung* © Banco de México Diego Rivera Frida Kahlo Museums Trust/VG Bild-Kunst, Bonn 2019.
S. 196: August Natterer, *Weltachse und Hase.*
S. 196: Salvador Dalí, *Reue, oder Sphinx eingebettet in Sand.* Abdruck mit Genehmigung der Gala-Salvador Dalí Stiftung/Artists Rights Society (ARS).
S. 222: Anormal gefaltete Proteine.
S. 227: Das Gehirn einer Fruchtfliege. Abdruck mit Genehmigung der Columbia University; mit freundlicher Genehmigung von Pavan K. Auluck, H. Y. Edwin Chan, John Q. Trojanowski, Virginia M. Y. Lee und Nancy M. Bonini.
S. 233: Darwins Foto eines traurigen und eines fröhlichen Kindes.

Bildnachweis

S. 235: Die Valenz von Emotionen. Mit freundlicher Genehmigung von Paul Ekman.
S. 243: Foto eines Marine-Soldaten. Mit freundlicher Genehmigung der U.S. National Archives.
S. 250: Der rekonstruierte Weg der Eisenstange durch Gages Gehirn. Adaptiert, mit Genehmigung, nach H. Damasio et al. 1994.
S. 251: Das Waggonproblem. Mit freundlicher Genehmigung von Luigi Corvaglia.
S. 269: Der normale Belohnungsschaltkreis des Gehirns wird durch Suchterkrankungen gestört. Mit freundlicher Genehmigung von Eric Nestler.
S. 290: Foto von Ben Barres. Abdruck mit freundlicher Genehmigung.